Verplegen van verstandelijk gehandicapten

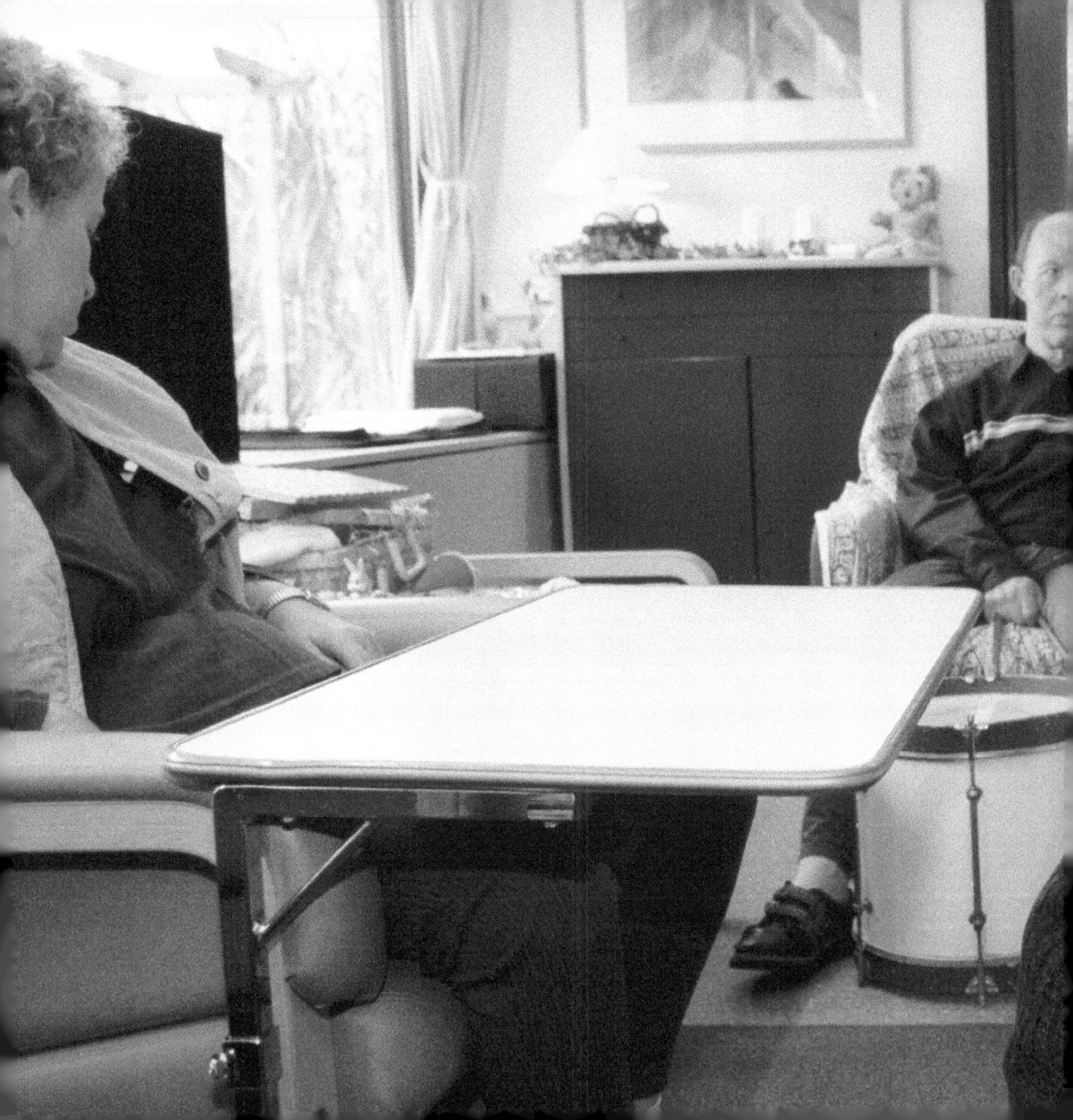

BOUWSTENEN VOOR GEZONDHEIDSZORGONDERWIJS

Verplegen van verstandelijk gehandicapten

drs. G.T.M. Burger

Tweede, herziene druk

Bohn Stafleu van Loghum
Houten 2005

© 2005 Bohn Stafleu van Loghum, Houten
Alle rechten voorbehouden. Niets uit deze uitgave mag worden verveelvoudigd, opgeslagen in een geautomatiseerd gegevensbestand, of openbaar gemaakt, in enige vorm of op enige wijze, hetzij elektronisch, mechanisch, door fotokopieën, opnamen, of enig andere manier, zonder voorafgaande schriftelijke toestemming van de uitgever.

Voor zover het maken van kopieën uit deze uitgave is toegestaan op grond van artikel 16b Auteurswet 1912 j° het Besluit van 20 juni 1974, Stb. 351, zoals gewijzigd bij Besluit van 23 augustus 1985, Stb. 471 en artikel 17 Auteurswet 1912, dient men de daarvoor wettelijk verschuldigde vergoedingen te voldoen aan de Stichting Reprorecht (Postbus 3060, 2130 KB Hoofddorp). Voor het overnemen van (een) gedeelte(n) uit deze uitgave in bloemlezingen, readers en andere compilatiewerken (artikel 16 Auteurswet 1912) dient men zich tot de uitgever te wenden.

ISBN 90 313 4360 9
NUR 897

Omslagontwerp en vormgeving: Twin Design, Culemborg
Foto's: Hans Oostrum Fotografie, Den Haag

Eerste druk, eerste oplage 1999
Eerste druk, tweede oplage 2002
Eerste druk, derde oplage 2004
Tweede druk 2005

Bohn Stafleu van Loghum
Het Spoor 2
Postbus 246
3990 GA Houten
www.bsl.nl

Distributeur in België:
Standaard Uitgeverij
Belgiëlei 147a
2018 Antwerpen
www.standaarduitgeverij.be

Woord vooraf

Dit boek, dat ten dele een bewerking is van *Psychische problemen bij verstandelijk gehandicapten*, biedt verpleegkundigen voorwaardelijke kennis voor de begeleiding van verstandelijk gehandicapte zorgvragers.
Vooral de specifieke kennis voor de doelgroep wordt aan de orde gesteld. Dit betekent dat een aantal belangrijke zaken bekend wordt verondersteld. Daarbij gaat het om verpleegkundige basiskennis, zoals methodisch werken, de verpleegkundige theorieën van Gordon en onderwerpen als 'validation' en ROT. Hoewel deze zaken op zich belangrijk zijn, zullen ze slechts summier aan de orde komen. Er bestaan voortreffelijke leerboeken waarin deze onderwerpen uitgebreid worden behandeld.

Veel aandacht wordt besteed aan het vaststellen van de hulpvraag en het gestalte geven aan de leefomgeving. Juist hier liggen accentverschillen in vergelijking met psychiatrie en algemene ziekenhuizen. Het accent ligt op praktische bruikbaarheid, de theoretische exercities staan in dienst daarvan en niet andersom.
De ruggengraat van dit boek wordt gevormd door uiteenlopende ervaringen: in de eerste plaats de indringende momenten die ik met verstandelijk gehandicapte mensen heb gedeeld, de honderden leerling-verpleegkundigen aan wier opleiding ik heb bijgedragen, de bij- en nascholingscursisten die mij zo vaak hebben bijgeschoold en de ontelbare discussies die ik met collega's heb gevoerd; daarnaast alles wat ik de afgelopen drieëntwintig jaar over het onderwerp heb gelezen. Vanwege mijn enigszins gulzige leesgewoonten zou een representatieve literatuurlijst geen redelijk doel dienen. Ik heb dan ook gekozen voor een korte lijst van literatuur die voor leefgroepmedewerkers bruikbaar is en die in de openbare bibliotheek te bemachtigen valt.

Dit boek kan worden gebruikt door verpleegkundigen van niveau 4 en niveau 5. Voor niveau 5-verpleegkundigen zijn aanvullende opdrachten (aangeduid met *B*) opgenomen.
In eerste instantie richt het boek zich op verpleegkundigen, maar ook andere professionele werkers kunnen er gebruik van maken. We mogen de verstandelijk-gehandicaptenzorg niet beschouwen als het exclusieve domein van de verpleging. Wel – en daar gaat dit boek over – doen zich met name binnen de intramurale verstandelijk-gehandicaptenzorg tal van situaties voor waarbij de kwaliteiten van verpleegkundigen node gemist kunnen worden. Het gaat dan vooral om complexe begeleidingssituaties waarbij vaardigheden op verschillende gebieden onmisbaar zijn.

In de meer dan twintig jaar dat ik werkzaam ben ten behoeve van de zorg voor verstandelijk gehandicapten ben ik regelmatig, vooral bij buitenstaanders, de opvatting tegengekomen dat de verstandelijk-gehandicaptenzorg voor verpleegkundigen een minder uitdagend, enigszins simpel makend werkveld zou zijn. Een andere opvatting die daarbij aansluit is dat verstandelijk gehandicapten 'gewone' mensen zijn. Normaal met hen omgaan – en dat kan iedereen wel – wordt gezien als een toereikende begeleidingsstrategie.
Dat is niet de werkelijkheid zoals ik die ervaren heb. Het is goed dat – in het kader van het nieuwe opleidingsstelsel – veel aspirant-verpleegkundigen kennis zullen maken met de fascinerende complexiteit van de zorg voor verstandelijk gehandicapten. Als mijn boek daaraan een kleine bijdrage kan leveren, zou mij dat een grote voldoening verschaffen.

Gerard Burger

Over de auteur

Drs. G.T.M. Burger studeerde onder andere orthopedagogiek. Hij begon in 1975 zijn werkzaamheden in de zorg voor verstandelijk gehandicapten in de Merwebolder te Sliedrecht. Tot zijn taken behoorden activiteitenbegeleiding en het opzetten en uitvoeren van trainingsprogramma's. De ervaringen die hij daarbij heeft opgedaan, zijn voor hem bepalend geweest voor zijn visie op de zorg voor verstandelijk gehandicapten.

Vanaf 1978 tot 1997 was hij verbonden aan een centrale opleiding voor leerling Z-verpleegkundigen (het RIVA) te Arnhem. Hij vervulde daar, als clusterhoofd agogische vakken, een aantal coördinerende taken en gaf bij- en nascholingen over het omgaan met moeilijk verstaanbaar gedrag. In 1993 publiceerde hij in de BGO-reeks *Psychische problemen bij verstandelijk gehandicapten*.

Op dit moment werkt hij als docent gedragswetenschappen bij de Academie Gezondheidszorg (HBO-V) van Saxion Hogeschool Deventer.

Redactionele verantwoording

De reeks leerboeken *Bouwstenen voor gezondheidszorgonderwijs* is ontwikkeld aan de hand van een curriculummodel. Dit curriculummodel sluit aan bij het rapport 'Gekwalificeerd voor de toekomst' waarin de kwalificatiestructuur en de eindtermen voor verpleging en verzorging beschreven worden.
Bij de ontwikkeling van dit curriculummodel en de daaraan gekoppelde opleidingsstructuur waren twee uitgangspunten belangrijk:
1 Een theoretisch uitgangspunt waarbij het *beroepsopleidingsprofiel* centraal staat, dat wil zeggen de eindtermen voor de onderscheiden kwalificatieniveaus.
2 Een praktisch uitgangspunt waarin de *beroepsprofielen* en de daarvan afgeleide functie- en taakprofielen centraal staan, dat wil zeggen de taken en de kwalificaties: het geheel van eisen betreffende kennis, vaardigheden en attitude dat organisaties aan medewerkers stellen.

Door kennis, vaardigheden en attitude (kwalificaties en eindtermen) te ordenen naar zorgsituaties en zorgcategorieën wordt de verpleegkundige voldoende toegerust voor zijn/haar functie. Dit betekent dat hij/zij de zorgvraag van de zorgvrager in een gegeven setting op adequate wijze kan beantwoorden.
Voor de opleiding tot verpleegkundige (kwalificatieniveau 4 en 5) ziet het curriculum er als volgt uit:

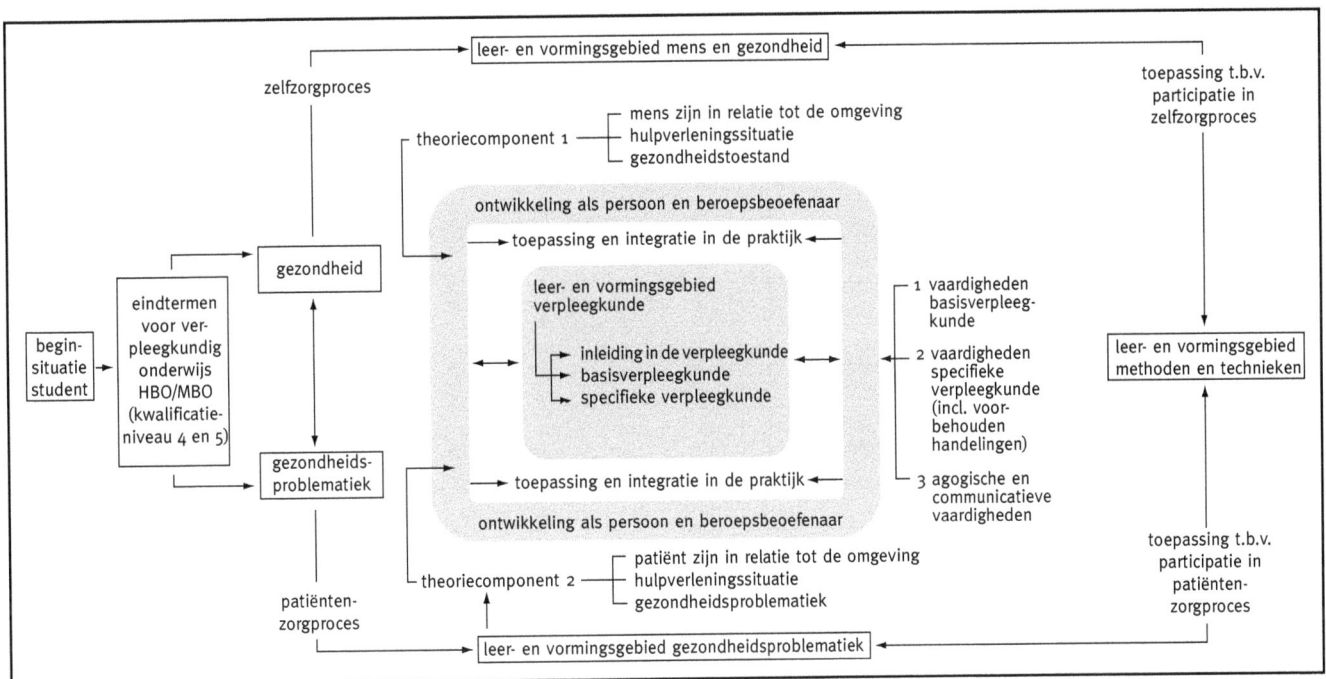

Leerdoelen en deelkwalificaties

leerdoelen deelkwalificaties (eindtermen)	Verplegen van verstandelijk gehandicapten		
	Hoofdstuk 1 Oriëntatie op zorgvragers met een verstandelijke handicap	Hoofdstuk 2 Veel voorkomende complicaties	Hoofdstuk 3 Het vaststellen van de hulpvraag
204: Interactie en beroepssituaties 01 functionele samenwerkingsrelatie met zorgvrager 02 respect tonen voor zorgvrager 03 functioneel handelen 04 zich assertief opstellen 06 omgaan in situaties van ernstig lijden, sterven en rouw			
408: Verplegen van verstandelijk gehandicapten 1 01 problematiek omschrijven 02 verpleegplan hanteren 03 basiszorg verlenen 04 verpleegtechnische handelingen uitvoeren 05 preventie en GVO toepassen 06 zorg coördineren 07 kwaliteitszorg en deskundigheid bevorderen	x	x x	x x
414: Psychiatrie en verstandelijk-gehandicaptenzorg 1 01 typering geven 02 politieke, maatschappelijke en juridische ontwikkelingen omschrijven 03 verpleegkundige zorg verlenen 04 preventie en GVO toepassen 05 zorg coördineren 06 kwaliteitszorg en deskundigheid bevorderen	x x	x	x

	Hoofdstuk 4 De basale strategie	Hoofdstuk 5 Behandel- strategieën	Hoofdstuk 6 Omgangs- strategieën	Hoofdstuk 7 Specifieke hulpvragen	Hoofdstuk 8 Organisatie van de zorg voor mensen met een verstande- lijke handicap
204:					
01			x		
02	x	x	x		
03			x		
04				x	
06				x	
408:					
01	x		x	x	x
02			x		
03	x	x	x	x	
04			x		
05		x	x	x	
06	x				
07					x
414:					
01			x		
02					
03	x			x	
04		x			
05					
06					x

Leerdoelen en deelkwalificaties

leerdoelen *deelkwalificaties* *(eindtermen)*	Verplegen van verstandelijk gehandicapten		
	Hoofdstuk 1 Oriëntatie op zorgvragers met een verstandelijke handicap	Hoofdstuk 2 Veel voorkomende complicaties	Hoofdstuk 3 Het vaststellen van de hulpvraag
508: Verplegen van verstandelijk gehandicapten 2 01 doel en organisatie typeren 02 verpleegkundige zorg plannen 03 basiszorg verlenen 04 preventie en GVO toepassen 05 zorg coördineren 06 verbeteren kwaliteit 07 deskundigheidsbevordering collega's			x x x
514: Psychiatrie en verstandelijk-gehandicaptenzorg 2 01 stoornissen, behandelwijzen en therapieën beschrijven 02 verpleegkundige zorg plannen 03 basiszorg verlenen 04 preventie en GVO toepassen 05 zorg coördineren 06 bijdrage leveren aan kwaliteitszorg en deskundigheidsbevordering	x	x	 x x

	Hoofdstuk 4 De basale strategie	Hoofdstuk 5 Behandel- strategieën	Hoofdstuk 6 Omgangs- strategieën	Hoofdstuk 7 Specifieke hulpvragen	Hoofdstuk 8 Organisatie van de zorg voor mensen met een verstande- lijke handicap
508: 01		x			x
02			x		
03	x	x	x	x	
04		x	x	x	
05	x				
06					x
07					
514: 01		x	x		
02					
03				x	
04			x		
05					
06					x

Curriculummodel

In het curriculummodel zien we alle elementen van het beroepsprofiel en het beroepsopleidingsprofiel terugkomen. Centraal staan de zorgsituaties (multidisciplinair aandachtsgebied) met daarbinnen omschreven verpleegsituaties (aandachtsgebied voor de verpleegkundige discipline). In alle zorgsituaties hebben we te maken met gezondheid en gezondheidsproblematiek. Enerzijds heeft de beroepsbeoefenaar te maken met een zelfzorgproces dat gericht is op het in stand houden c.q. ondersteunen van het gezond functioneren van de mens. Anderzijds heeft de beroepsbeoefenaar te maken met een patiëntenzorgproces dat gericht is op de begeleiding van de mens met gezondheidsproblematiek. Uiteraard hebben beide processen een nauwe relatie met elkaar. Voor het behalen van de eindtermen zijn vier leer- en vormingsgebieden nodig. Het centrale leer- en vormingsgebied is de verpleegkunde. Het is het geheel aan kennis, vaardigheden en attitudes waarmee het verpleegproces in de verschillende zorgsituaties vorm en inhoud gegeven wordt teneinde de gestelde doelen te bereiken.

De zorgsituaties en verpleegsituaties zijn uitgangspunt. De mens en zijn zorgbehoefte(n) en de zorgvrager en zijn verpleegbehoefte(n) staan in het denken, het handelen en de attitude van de verpleegkundige en de verzorgende centraal. Om inzicht te krijgen in de zorgsituaties (zorgvrager, zorgvraag en setting) en het verpleegproces vorm en inhoud te geven zijn de overige drie leer- en vormingsgebieden als ondersteuning nodig:

1 leer- en vormingsgebied mens en gezondheid
2 leer- en vormingsgebied gezondheidsproblematiek
3 leer- en vormingsgebied methoden en technieken.

Het leerboek *Verplegen van verstandelijk gehandicapten* behoort tot het leer- en vormingsgebied verpleegkunde. Het boek is bestemd voor de hoofd- en differentiatiefase van de opleiding tot verpleegkundige, kwalificatieniveau 4 en 5.
In de hoofdfase worden de specifieke beroepsgerichte aspecten behandeld. De basiszorg wordt daarbij toegepast op zorgcategorieën. Tijdens de differentiatie wordt een verdieping gegeven in een onderdeel of aspect van het beroep.
Het boek *Verplegen van verstandelijk gehandicapten* heeft betrekking op de volgende *deelkwalificaties*:

204: Interactie in beroepssituaties
408: Verplegen van verstandelijk gehandicapten 1
414: Psychiatrie en verstandelijk-gehandicaptenzorg 1
508: Verplegen van verstandelijk-gehandicapten 2
514: Psychiatrie en verstandelijk-gehandicaptenzorg 2

Hoe de leerdoelen van *Verplegen van verstandelijk gehandicapten* zijn verdeeld over de genoemde deelkwalificaties, wordt duidelijk gemaakt in het schema 'Leerdoelen en deelkwalificaties'.

Specifieke verpleegkunde: positionering binnen de BGO-reeks.

Het curriculummodel geeft de relaties weer tussen de verschillende leergebieden binnen het verpleegkundig onderwijs. Binnen het leergebied Verpleegkunde geldt de volgende opbouw:
– inleiding in de verpleegkunde
– aspecten van de verpleegkundige beroepsuitoefening
– basisverpleegkunde
– specifieke verpleegkunde
– specialistische verpleegkunde

In nevenstaand overzicht is aangegeven wat de relatie is tussen de vijf onderdelen van het leergebied Verpleegkunde.

Inleiding in de verpleegkunde en Aspecten van de verpleegkundige beroepsuitoefening (voor niveau 4 opgenomen in één boek) bieden randvoorwaarden voor een goede zorgverlening. Het plannen van zorg, ethische aspecten, kwaliteitszorg en verpleegkundige theorieën zijn hier voorbeelden van. De basisverpleegkunde bevat de generieke verpleegkundige deelkwalificaties en de specifieke verpleegkunde de deelkwalificaties gericht op categorieën zorgvragers (405 t/m 411 en 505 t/m 511).

Toelichting op het schema 'Leerdoelen en deelkwalificaties'

In het boek komen verschillende deelkwalificaties aan de orde. De eindtermen van 204, 414 en 514 zijn verspreid over meerdere boeken. In bovengenoemd schema zijn alleen die eindtermen opgenomen die in het boek ook aandacht krijgen.

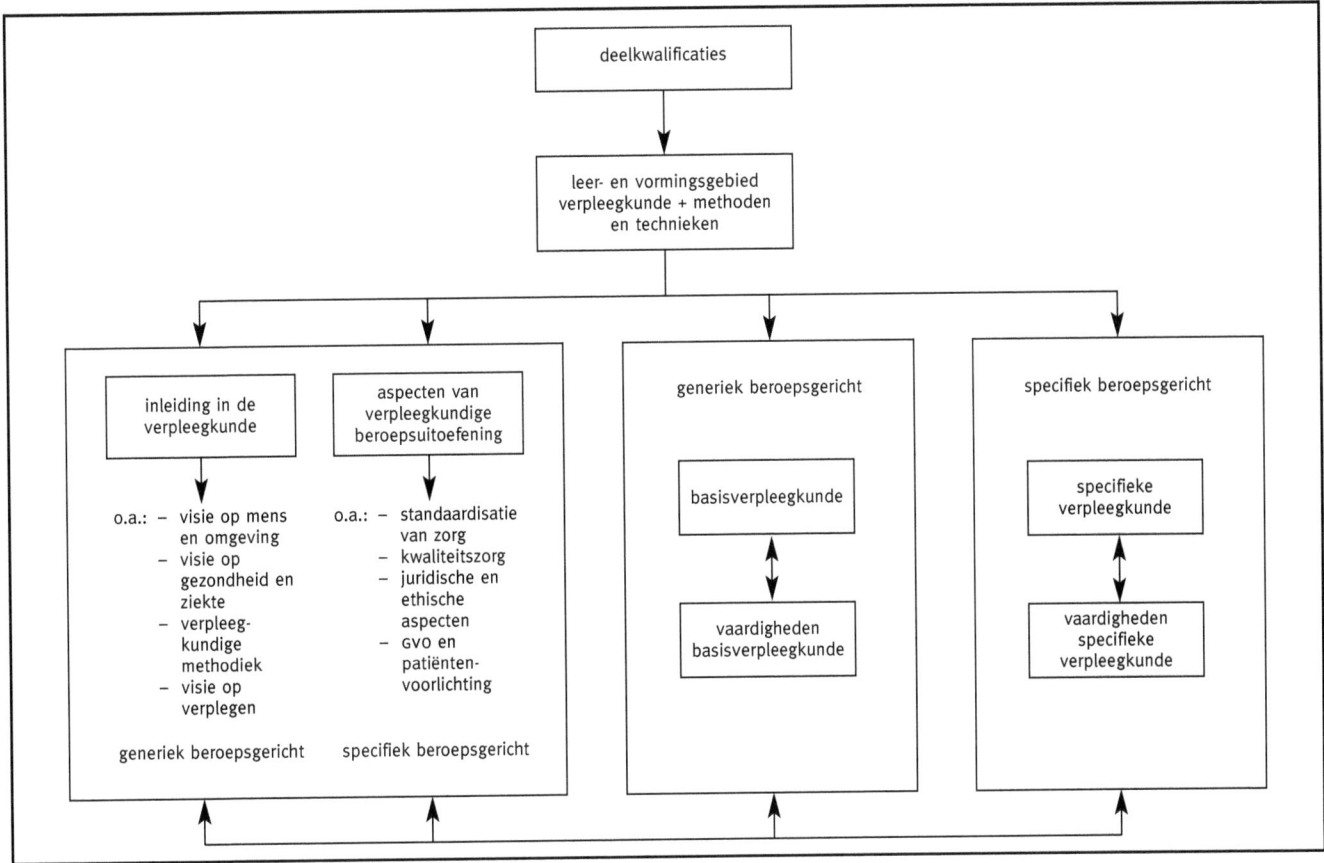

De relatie tussen de onderdelen van het leergebied Verpleegkunde

De inhoud en vorm van het verpleegkundig en verzorgend onderwijs zijn nog volop in ontwikkeling. Een verdere verfijning van de BGO-boeken en een nog betere afstemming op de eindtermen zal de komende jaren moeten plaatsvinden. Het is dan ook van groot belang voor de redactie en auteurs dat studenten en docenten reageren op de inhoud, structuur en vormgeving van dit boek. Zo kunnen we samen een goed fundament leggen onder de verpleegkundige beroepsuitoefening.

Wij wensen u veel succes toe.

Hoofdredactie BGO-reeks
drs. J.H.J. de Jong
drs. J.A.M. Kerstens

Inhoud

Woord vooraf	V
Over de auteur	VI
Redactionele verantwoording	VII

Hoofdstuk 1
Oriëntatie op zorgvragers met een verstandelijke handicap 2

Leerdoelen
1.1 Zorgverlening aan verstandelijk gehandicapten in het verleden en heden 3
    1.1.1 De periode vóór 1800 3
    1.1.2 De pioniers 4
    1.1.3 Het eugenetisch alarm 5
    1.1.4 Ontwikkeling tot de jaren zeventig 6
    1.1.5 De instituten onder vuur (1975-1990) 7
    1.1.6 1990 tot heden 8
1.2 Verstandelijke handicap 11
    1.2.1 Verschillende definities en opvattingen 11
    1.2.2 Oorzaken 11
    1.2.3 Syndromen 14
1.3 Verstandelijke handicap (mental retardation) volgens de DSM 20
1.4 De genuanceerde benadering van Timmers-Huigens 21
1.5 De gezondheidspatronen van Gordon 25
1.6 De verpleegkundige in de verstandelijk-gehandicaptenzorg 25
1.7 Samenvatting 26
Opdrachten 28

Hoofdstuk 2
Veel voorkomende complicaties 30

Leerdoelen
2.1 Bijkomende somatische problematiek 32
    2.1.1 Pijn 32
    2.1.2 Epilepsie 33
    2.1.3 Hydrocephalus 34
    2.1.4 Spina bifida 34
    2.1.5 Hormonale problemen 34
    2.1.6 Motorische stoornissen 34
    2.1.7 Zintuiglijke problemen 36
    2.1.8 Hartproblemen 37
    2.1.9 Gastro-oesofagale-reflux 37
    2.1.10 Schildklierafwijkingen 37
2.2 Organisch gekleurde beelden leidend tot typisch gedrag 38
    2.2.1 Dementie 39
    2.2.2 Aandachtstekortstoornis met hyperactiviteit (ADHD) 39
    2.2.3 Autisme 40
    2.2.4 Aan autisme verwante stoornis 41
2.3 Psychische stoornissen (somatisch, ontwikkelings- en leefomgevingsdomein) 42
    2.3.1 Psychische stoornissen vanuit het somatische domein 42
    2.3.2 Psychische stoornissen vanuit het ontwikkelingsdomein 45
    2.3.3 Psychische stoornissen vanuit de leefomgeving 52
Opdrachten 58

Hoofdstuk 3
Het vaststellen van de hulpvraag en het plannen van zorg — 60

Leerdoelen
3.1 Het verzamelen van gegevens vanuit verschillende domeinen — 61
   3.1.1 Het somatische domein — 61
   3.1.2 Het ontwikkelingsdomein — 62
   3.1.3 Het leefomgevingsdomein — 68
3.2 Integrale diagnostiek — 69
   3.2.1 Diagnostiek in de verstandelijk-gehandicaptenzorg — 69
   3.2.2 De formulering van de integrale diagnose — 72
   3.2.3 Wie zijn betrokken bij het totstandkomen van de integrale diagnose? — 73
3.3 Het plannen van de zorg — 74
   3.3.1 Hoe noemen we het? — 74
   3.3.2 Hoeveel papierwerk is nodig? — 74
   3.3.3 Het signaleringsplan en het persoonlijke ontwikkelingsplan (POP) — 75
Opdrachten — 78

Hoofdstuk 4
De basale strategie — 80

Leerdoelen
4.1 Het aanpassen van begeleiding op ervaringsordening — 81
   4.1.1 Mensen die lichaamsgebonden ordenen — 81
   4.1.2 Mensen die associatief ordenen — 82
   4.1.3 Mensen die structurerend en vormgevend ordenen — 82
4.2 Structurering — 82
   4.2.1 Structuur als beginsel — 82
   4.2.2 Structuur als continuüm — 84
4.3 De leefomgeving — 84
   4.3.1 De mens en zijn leefomgeving — 84
   4.3.2 De leefomgeving van verstandelijk gehandicapten — 85
   4.3.3 De leefomgeving van instituutsbewoners — 85
   4.3.4 Het realiseren van een optimale leefomgeving — 87
   4.3.5 De sociale omgeving — 88
   4.3.6 Activiteiten — 93
   4.3.7 De materiële omgeving — 96
4.4 Indicatie en conclusie — 102
Opdrachten — 103

Hoofdstuk 5
Behandelstrategieën — 106

Leerdoelen
5.1 Gedragsmodificatie — 107
   5.1.1 Respondente conditionering — 107
   5.1.2 Operante conditionering — 109
   5.1.3 Impliciete toepassing van gedragsmodificatie — 111
   5.1.4 Systematische toepassing van gedragsmodificatie — 112
   5.1.5 Indicatie en conclusie — 126
5.2 Relationele strategieën — 126
   5.2.1 Gentle teaching — 127
   5.2.2 Therapeutische relationele begeleidingsstrategieën — 131
5.3 Psychotherapie in het secundaire milieu — 134
   5.3.1 Psychotherapie bij verstandelijk gehandicapten — 134
   5.3.2 Psychomotorische therapie — 135
   5.3.3 Speltherapie — 135
   5.3.4 Indicatie en conclusie — 137
Opdrachten — 138

Hoofdstuk 6
Omgangsstrategieën — 128

Leerdoelen
6.1 Emotionele hantering — 129
   6.1.1 De EE-benadering — 129

	6.1.2 Hantering van emoties	145	
6.2	De zelfcontrolebenadering van Heijkoop	151	
	6.2.1 Heijkoops visie op probleemgedrag	151	
	6.2.2 De omgang met de zorgvrager	152	
	6.2.3 Indicatie en conclusie	156	
6.3	Video-interactieanalyse	156	
	6.3.1 Video-interactieanalyse in het kader van intensieve teambegeleiding	156	
6.4	Psychofarmaca	165	
	6.4.1 Psychofarmaca bij verstandelijk gehandicapten	165	
	6.4.2 De rol van de verpleegkundige	166	
	6.4.3 De middelen	167	
	6.4.4 Indicatie en conclusie	173	
Opdrachten		175	

Hoofdstuk 7
Specifieke hulpvragen 178

Leerdoelen
- 7.1 Begeleiding van zorgvragers met specifieke hulpvragen 179
  - 7.1.1 Begeleiding van ouder wordende zorgvragers 179
  - 7.1.2 Begeleiding van slechthorende en dove zorgvragers 182
  - 7.1.3 Begeleiding van slechtziende en blinde zorgvragers 185
  - 7.1.4 Begeleiding van motorisch gehandicapte zorgvragers 186
  - 7.1.5 Begeleiding van autistische zorgvragers 189
- 7.2 Begeleiding in bijzondere hulpverleningssituaties 191
  - 7.2.1 Omgaan met persoonsgerichte agressie 191
  - 7.2.2 Seksualiteit 195
  - 7.2.3 Ziekenhuisopname 198
  - 7.2.4 Stervensbegeleiding 200

Opdrachten 203

Hoofdstuk 8
Organisatie van de zorg voor mensen met een verstandelijke handicap 206

Leerdoelen
- 8.1 Voorzieningenstructuur 207
  - 8.1.1 Regionale organisatie 207
  - 8.1.2 Woonvoorzieningen (primair milieu) 207
  - 8.1.3 Voorzieningen voor onderwijs en dagbesteding 210
  - 8.1.4 Ondersteunende voorzieningen 212
  - 8.1.5 Belangenbehartigingsorganisaties 213
- 8.2 Wettelijke regelingen 213
  - 8.2.1 Wet op de geneeskundige behandelingsovereenkomst (WGBO) 215
  - 8.2.2 Wet bijzondere opnamen psychiatrische ziekenhuizen (Wet BOPZ) 215
  - 8.2.3 Kwaliteitswet zorginstellingen 216
  - 8.2.4 Persoonsgebonden budget (PGB) 216
  - 8.2.5 Beschermingsregelingen (curatele, mentoraat, beschermingsbewind) 217
  - 8.2.6 Wet klachtrecht cliënten zorgsector (WKCZ) 217
  - 8.2.7 Wet medezeggenschap cliënten zorginstellingen (WMCZ) 217
  - 8.2.8 Wet sociale werkvoorziening (WSW) 217
- 8.3 Adressen 218

Opdrachten 219

Literatuur 221

Register 223

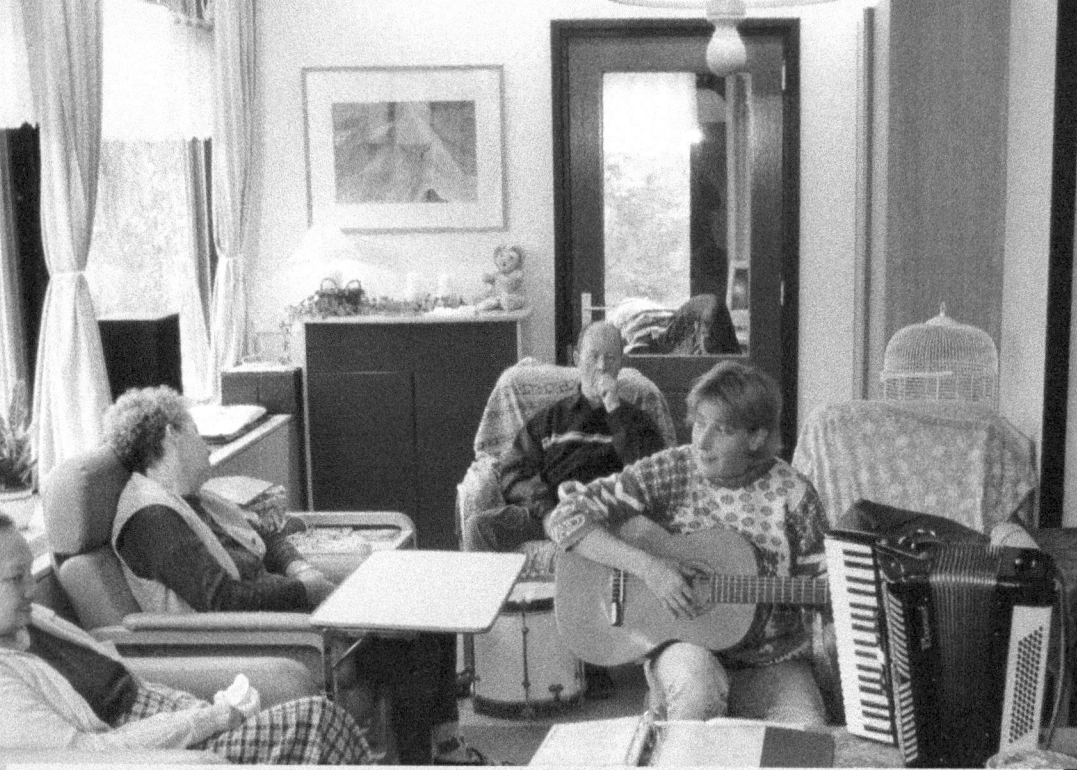

HOOFDSTUK 1

ORIËNTATIE OP ZORGVRAGERS MET EEN VERSTANDELIJKE HANDICAP

LEERDOELEN

Na bestudering van dit hoofdstuk kan de student:
- de geschiedenis van de zorg voor verstandelijk gehandicapten beschrijven in relatie tot veranderingen in de maatschappij
- een overzicht geven van de oorzaken van verstandelijke handicap
- een aantal syndromen beschrijven die gepaard gaan met verstandelijke handicap
- het fenomeen verstandelijke handicap beschrijven en aangeven welke problemen zich voordoen bij het gebruik van de verschillende termen
- beschrijven hoe de DSM-indeling voor verstandelijke handicap is opgebouwd
- de voor- en nadelen weergeven van de DSM-indeling
- aangeven hoe Timmers-Huigens het begrip ervaringsordening hanteert en hoe dit toegepast wordt bij verstandelijk gehandicapten
- een vergelijking maken tussen de benadering van Gordon en van Timmers-Huigens en daarbij de meerwaarde van beide benaderingen weergeven.

Dit oriënterende hoofdstuk begint met een schets van de geschiedenis van de zorg voor verstandelijk gehandicapten. Zorgopvattingen blijken een gevolg te zijn van maatschappelijke ontwikkelingen.
Vervolgens wordt ingegaan op verschillende oorzaken en syndromen van verstandelijke handicap. Ten slotte komt niveau-indeling aan de orde volgens de DSM en de verschillende manieren van ervaringsordenen volgens Timmers-Huigens. Er wordt een vergelijking gemaakt tussen de theorie van Timmers-Huigens en de verpleegkundige theorie van Gordon. De praktische bruikbaarheid van beide benaderingen voor de verstandelijk-gehandicaptenzorg wordt besproken.
Datgene wat in dit hoofdstuk naar voren komt, wordt in de volgende hoofdstukken uitgediept.

1.1 Zorgverlening aan verstandelijk gehandicapten in het verleden en heden

Verstandelijk gehandicapten zijn er altijd geweest, ook al werden ze in de geschiedenis niet altijd als een aparte groep gezien. De behandeling van verstandelijk gehandicapten is steeds mede afhankelijk van de normen en waarden die in een bepaalde samenleving gangbaar zijn. De geschiedenis laat zien dat er een beperkt aantal manieren is waarop maatschappijen en culturen tegen verstandelijk gehandicapten kunnen aankijken. Met enige variatie komen die manieren van kijken in verschillende samenlevingen terug.
Enige kennis van de geschiedenis van opvattingen over verstandelijk gehandicapten is vooral van belang omdat opvattingen uit het verleden soms weer opduiken in het heden, zij het enigszins vermomd. Dat zou nederig en alert moeten maken. Nederig, omdat zogenaamde moderne opvattingen ook in het verleden aanwezig zijn geweest, en alert, omdat niet-humane opvattingen altijd weer de neiging hebben terug te komen.
Pas na 1800 worden verstandelijk gehandicapten als een aparte groep mensen gezien. Het is dan ook zinnig een onderscheid te maken in de periode vóór 1800 en daarna.

1.1.1 De periode vóór 1800

De vroegste bronnen die iets vertellen over de kijk op verstandelijk gehandicapten en op hun behandeling kunnen we terugvinden in de bijbel en bij de klassieke Griekse en Romeinse schrijvers. Daarbij moeten we wel aantekenen dat het begrip 'verstandelijk gehandicapt' nog niet bestond, maar bepaalde beschrijvingen in die bronnen zijn waarschijnlijk van toepassing op deze groep mensen.
Bekend is dat in Sparta (een van de stadstaatjes uit de Oudgriekse geschiedenis) gehandicapte baby's onmiddellijk na de geboorte werden gedood. De Spartaanse samenleving was vooral gericht op het produceren van goede soldaten. Gehandicapten werden als waardeloos beschouwd.
Een wellicht humanere manier van omgang zien we aan de hoven van Romeinse keizers en vroegmiddeleeuwse koningen, waar we verstandelijk gehandicapten in de rol van nar aantreffen. Deze 'natuurlijke narren' werden beschouwd als curiosa en dienden tevens als statussymbolen. In latere tijden kwam deze vorm van vermaak ook voor het gewone volk beschikbaar. Tot in de negentiende eeuw werden mismaakte mensen op kermissen tentoongesteld en was het bezoek aan gestichten een volksvermaak (aapjes kijken).
Religie heeft zeker ook een rol gespeeld in het kijken naar afwijkenden. In de bijbel komt enerzijds de opvatting naar voren dat afwijkenden (onder wie waarschijnlijk verstandelijk gehandicapten) door de duivel bezeten zijn en anderzijds de opvatting dat ze op een speciale manier gezegend zijn. Zo zegt Jezus in de bergrede: "Zalig zijn de eenvoudigen van geest, want hunner is het koninkrijk der hemelen." Een soortgelijke opvatting is ook in de koran aanwezig. Dat heeft in de islamitische landen geleid tot opvang van verstandelijk gehandicapten bij moskeeën.

In het middeleeuwse West-Europa ontwikkelden de steden zich tot bevolkingsagglomeraties waarbinnen afwijkende mensen steeds meer begonnen op te vallen. Om hen op te vangen werden dolhuizen gesticht met de intentie om humane zorg te bieden. Later verwerden ze tot opbergplaatsen voor ongewenste elementen. De behandeling was ruw en mensonwaardig.

Tegen het einde van de Middeleeuwen won het idee terrein dat mensen met stoornissen door de duivel bezeten waren. Dat leidde tot heksenjachten en tot praktijken als levend verbranden, in kokende olie gooien, martelen en verdrinken, waarvan ook verstandelijk gehandicapten het slachtoffer werden. Toen men Luther een verstandelijk en lichamelijk gehandicapte liet zien en aan hem vroeg wat er met die persoon moest gebeuren, gaf hij als advies hem te verdrinken. Het was, zei Luther, alleen maar een 'massa carnis' (bonk vlees). Ook de beroemde zeventiende-eeuwse rechtsgeleerde Hugo de Groot meende dat mismaakt geborenen niet menselijk waren en dus onmiddellijk gedood mochten worden.

De wetenschappelijke en industriële revolutie die vanaf de achttiende eeuw plaatsvond, had tot gevolg dat verstandelijk gehandicapten voor het eerst als aparte groep gezien werden. Er verschenen, naast bovenvermelde visies (die steeds terugkeren), ook andere opvattingen.

1.1.2 De pioniers

In de achttiende eeuw werd de standenopvatting – de mens is door God in een bepaalde stand geplaatst en zal daarin zijn hele leven moeten blijven – langzamerhand verdrongen door de gedachte: elk mens heeft het recht op het ontwikkelen van zijn (wel of niet door God) gegeven mogelijkheden. Die gedachte zou voor de eerste pioniers van de verstandelijk-gehandicaptenzorg een leidraad zijn.

De groep verstandelijk gehandicapten was inmiddels nog opvallender geworden. De volgende factoren speelden daarbij een rol: de trek van het platteland naar de grote stad, de daarmee gepaard gaande veranderde gezinssituaties en de hoge productie-eisen die de beginnende industrieën stelden. Verstandelijk gehandicapten konden niet voldoen aan de nieuwe eisen en werden daardoor zichtbaar als bijzondere groep mensen.

Vanuit de wetenschap ontstond belangstelling voor het verschijnsel. In de beginfase waren de Fransen daarbij erg belangrijk: Pinel, Esquirol, Itard en Séquin. Zij waren allemaal artsen die bezield waren door Verlichtingsidealen. Zij geloofden in de vooruitgang van de mensheid en de maakbaarheid van de samenleving.

Ten tijde van de Franse Revolutie maakte Pinel, volgens de legende, de kettingen los van de mensen die in het Parijse dolhuis vastgeketend lagen. Zijn uitgangspunt was: 'Als je mensen menswaardig benadert, zullen zij zich ook als mens gaan gedragen.' (Vergelijk dit eens met 'moderne' bejegeningsopvattingen.)

Itard is beroemd geworden door zijn bemoeienissen met de opvoeding van een jongeman die naakt in de bossen van Aveyron rondzwierf, de 'wilde van Aveyron'. Itard stelde een opvoedingsplan op voor deze jongen, dat bestond uit gewenning aan het maatschappelijk leven via onder andere taal-, geheugen- en waarnemingsoefeningen. Zintuiglijke training stond centraal. Het aanvankelijke optimisme werd getemperd toen bleek dat de jongen niet 'normaal' werd. Maar mede door Itards experiment groeide de belangstelling voor de opvoeding van afwijkende kinderen.

In 1820 beschreef de psychiater Esquirol drie gradaties van verstandelijke handicap. Hij gebruikte de term 'idiotie' als algemene benaming voor de afwijking.

Eén van Itards leerlingen, Séquin, stichtte in 1838 een school voor 'idioten'. Zijn programma was gebaseerd op de ideeën van Itard. Ook hij legde de nadruk op zintuiglijke training, zij het minder nadrukkelijk dan zijn leermeester.

Een jaar later stichtte de Zwitser Guggenbühl in de buurt van Interlaken 'De Abendberg', een internaat voor verstandelijk gehandicapten. Cretinisme (een schildklierafwijking veroorzaakt door jodiumgebrek) kwam in bepaalde gebieden van Zwitserland veel voor en juist op deze groep richtte Guggenbühl zijn inspanningen. De begeleiding bestond uit een combinatie van somatische en pedagogische maatregelen.

Guggenbühl werd overladen met loftuitingen. Zelf meende hij een methode te hebben uitgevonden om verstandelijke handicap te kunnen genezen. De bezoekers stroomden uit de omringende landen toe en kwamen enthousiast naar hun eigen land terug. In heel Europa ontstonden initiatieven voor nieuwe instituten. Zo ook in Nederland waar koningin Sophie, na haar bezoek aan de Abendberg, haar hofpredikant Van Koetsveld opdracht gaf om een school voor 'idioten' te stichten in Den Haag.

Met de Abendberg liep het slecht af. Het instituut kwam in opspraak: er was een bewoner van een rots gevallen en zijn afwezigheid was niet opgemerkt totdat een boer het lijk vond. De timmerman die de kist moest maken voor een gestorven kind vertelde dat hij het lichaam in staat van ontbinding had aangetroffen. De Zwitserse regering stelde een onderzoekscommissie in die een vernietigend oordeel velde. Een pikant detail: Guggenbühl zou normale kinderen de Abendberg binnengesmokkeld hebben om die aan verbaasde bezoekers als genezen 'cretins' voor te stellen.

De opkomst en val van Guggenbühl wijst op een patroon dat systematisch terugkomt in de geschiedenis van de zorg voor verstandelijk gehandicapten: men begint met de beste bedoelingen en eindigt met mishandeling. Hadden de pioniers te hoge verwachtingen gewekt? Het is een feit dat de wetenschappelijke en maatschappelijke belangstelling voor verstandelijk gehandicapten in de tweede helft van de negentiende eeuw drastisch afnam. Er ontstond zelfs een negatieve sfeer rond deze mensen.

1.1.3 Het eugenetisch alarm

De Britse arts Langdon Down beschreef in 1866 het 'mongolisme'. Hij verklaarde dit beeld als een terugval van het hoogontwikkelde blanke ras naar een lager ontwikkeld Aziatisch ras. Mensen met het syndroom van Down (zoals het nu heet) hadden ongeveer het verstandelijke niveau en de bijbehorende raskenmerken van iemand uit Mongolië. Volgens Down werd de Mongoolse degeneratie veroorzaakt door tuberculose. Nu had Down zijn ideeën ontleend aan Robert Chambers, die op zijn beurt weer beïnvloed was door Malthus en Darwin.

Thomas Robert Malthus had in 1798 beweerd dat de bevolkingsgroei de productie van voedsel altijd zou overtreffen. Oorlogen, hongersnoden en ziekten dienden om een evenwicht te bereiken. Volgens Malthus zou het beter zijn als de arbeidende klassen zich niet zouden voortplanten.

De denkbeelden van Malthus waren goed te combineren met die van Charles Darwin wiens evolutietheorie werd geïnterpreteerd als de ontwikkelingsgang van de mensheid die bij de aap begon en via de Afrikaanse en Arische rassen uitmondde in het ontstaan van de superieur geachte blankeAriër.

In 1844 publiceerde Robert Chambers zijn *The vestiges of the Natural History of Creation*, waarin hij de door Down gebruikte etnische niveau-indeling introduceerde: Kaukasiërs, Ethiopiërs, Maleisiërs, Azteken en Mongolen. Na het foetale of negroïde stadium kwam het mongoloïde of infantiele stadium dat uiteindelijk uitmondde in het ontstaan van het volwassen blanke ras. In het verlengde van dit soort denkbeelden ontstond bezorgdheid over het veronderstelde dreigende afglijden (degenereren) naar een lager ontwikkelingsstadium.

Voor het kijken naar verstandelijk gehandicapten zijn deze opvattingen van grote betekenis geweest: ze werden gezien als gedegenereerden en/of rotte elementen die de gehele samenleving dreigden aan te tasten.

In 1883 luidde Francis Galton het 'eugenetisch alarm'. Als er geen drastische maatregelen werden genomen was de mensheid tot ondergang gedoemd. Die maatregelen werden samengevat met de term 'eugenetica' (goede voortplanting). Door gericht bepaalde groepen uit de bevolking van voortplanting uit te sluiten en juist andere groepen tot voortplanting te stimuleren kon het tij worden gekeerd.

Curieus in dit verband waren de onderzoekingen van Goddart naar de familie Kallikak. ('Kallikak' was een verzonnen naam, de combinatie van kalos = mooi en kakos = slecht.) Goddart volgde twee voortplantingslijnen van een soldaat uit de oorlog van Napoleon (Martin Kallikak). Eerst verwekte hij een kind bij een zwakbegaafde prostituee, later trouwde hij met iemand van goede komaf. De nakomelingen van de eerste vrouw ontwikkelden zich tot misdadigers en andere randfiguren in de samenleving. De nakomelingen van de tweede vrouw werden keurige burgers. Het bewijs was geleverd: via vermenging ontstond degeneratie.

De nieuwe 'wetenschappelijke' ontdekkingen hadden een grote weerslag op de praktijk van zorg. In plaats van verstandelijk gehandicapten op te voeden en te scholen, werd er nu voor gepleit om hen uit de maatschappij te halen om daarmee de maatschappij te beschermen: separatie als hygië-

nische maatregel. Er ontstonden grote instituten die vooral een opbergfunctie hadden. Gewerkt werd vanuit het separatiemodel (met een model wordt de combinatie van een visie op zorg met de daarop aansluitende praktijk aangeduid).
Tot aan de Tweede Wereldoorlog heeft de eugenetische gedachte veel invloed gehad. In de Verenigde Staten en de Scandinavische landen (maar nooit in Nederland) werden verstandelijk gehandicapten gesteriliseerd. In nazi-Duitsland gebeurde dat ook, maar daar ging men nog een stapje verder. Er werden plannen ontwikkeld om deze 'ongewenste elementen' uit te roeien. Door verzet vanuit de bevolking zijn deze plannen nooit volledig uitgevoerd.

1.1.4 Ontwikkeling tot de jaren zeventig

Baanbrekend is het werk geweest van Binet en Simon (1905) die de intelligentietest hebben ontwikkeld. Deze test gaf voor het eerst harde criteria in handen voor een niveau-indeling. Zij gebruikten daarvoor de termen idioot, imbeciel en debiel. Hoewel die termen tegenwoordig niet meer gebruikt worden, zijn de hedendaagse niveau-indelingen nog steeds gebaseerd op IQ (intelligentiequotiënt)-niveaus.
In de eerste helft van de twintigste eeuw bestond in Nederland slechts een handjevol specifieke instituten voor verstandelijk gehandicapten. Velen bleven thuis, een aantal kwam in de psychiatrie terecht. De specifieke intramurale zorg voor verstandelijk gehandicapten is in Nederland in vergelijking met andere landen laat op gang gekomen. In de psychiatrie was de biologische benadering dominant en zwakzinnigheid viel daarbinnen goed in te passen.
Een stroming die daarnaast in Nederland aanwezig was, was afkomstig uit de pedagogiek. Reeds in de jaren twintig ontstonden in het kader van begeleiding aan verstandelijk gehandicapten afkomstig uit het BLO-onderwijs, initiatieven tot maatschappelijke nazorg. Die inspanningen waren gericht op integratie in de samenleving, al werd dat in andere termen omschreven. De voorzieningen die in het leven werden geroepen, kregen later de benaming 'Sociaal-Pedagogische Dienst'. Deze instellingen, nu onder de naam MEE, vervullen tot op de dag van vandaag een spilfunctie in de zorg. Dit voorbeeld laat tevens zien dat de geschiedenis van de verstandelijk-gehandicaptenzorg genuanceerder is dan sommige schematische overzichten doen vermoeden.

Vanaf de jaren dertig kunnen we een toename bespeuren van de interesse van de medische wetenschap voor het verschijnsel verstandelijke handicap. In 1932 beschreef de Amsterdamse arts Cornelia de Lange het naar haar genoemde syndroom. In 1934 ontdekte Fölling de fenylketonurie (PKU).
Na de Tweede Wereldoorlog kwam de medische benadering tot grote bloei: de in de jaren vijftig ontdekte gedragsbeïnvloedende medicatie, het onderzoek naar chromosoomafwijkingen en allerlei stofwisselingsziekten. In het kielzog van de zich ontwikkelende verzorgingsstaat won de gedachte terrein dat verstandelijk gehandicapten recht hadden op een goede medische verzorging. Voor de begeleiding ontstond een nieuw soort verpleegkundige: de Z-verpleegkundige. Zwakzinnigheid werd gezien als een hersenziekte: oligofrenie (weinig hersenen). Men schiep een steriele omgeving waarin verpleegkundigen in hagelwitte uniformen onder leiding van artsen zorgden voor hun patiënten: het zogenaamde medische model. Het separatiemodel bleef gehandhaafd, maar werd geherinterpreteerd. De samenleving hoefde niet beschermd te worden tegen de zwakzinnigen, maar de zwakzinnigen moesten beschermd worden tegen de onveilige samenleving.

Vanaf de jaren zestig ontstonden allerlei nieuwe speciale instituten voor 'zwakzinnigen', die volgens het medische model waren opgezet. In rap tempo kwam een infrastructuur voor intramurale zorg tot stand. Deze ontstond, typerend voor die tijd waarin de verzuiling groot was, vanuit verschillende geloofsstromingen. Die ontwikkeling werd gestimuleerd doordat de Armenwet uit 1854 vervangen werd door de Algemene Bijstandswet uit 1963 en vervolgens door de AWBZ in 1967. De Armenwet bepaalde dat iemand alleen voor een kosteloze inrichtingsplaatsing in aanmerking kon komen als de familie de plaatsing niet kon bekostigen. Met de AWBZ werd het verblijf in een instituut voor iedereen gesubsidieerd. Ongeveer halverwege de jaren zestig ontstonden de eerste dagverblijven en gezinsvervangende tehuizen (GVT's). De groei van deze voorzieningen werd geremd, omdat zij aanvankelijk niet onder de AWBZ vielen. Toen dat wel gebeurde – bij de dagverblijven in 1974 en bij de GVT's in 1976 – begonnen ook deze voorzieningen fors te groeien.

Tegelijkertijd met het ontstaan van deze nieuwe instituten, kwamen nieuwe opvattingen de zorg binnen. De oude ontwikkelingsgedachte van Itard en Séquin maakte een spectaculaire comeback. Vanuit Amerika kwam de leertheoretische benadering overwaaien: door systematische training konden verstandelijk gehandicapten zich nog behoorlijk ver ontwikkelen. Die training werd gebaseerd op principes van operante en klassieke conditionering (zie hoofdstuk 5): stap voor stap en professioneel. De verstandelijk gehandicapte heette voortaan 'pupil'. Pedagogen, psychologen en activiteitenbegeleiders stroomden de zorg binnen. De verpleegkundige die eerder opdrachten van artsen kreeg, kreeg nu opdrachten van de pedagoog om allerlei af- en aanleerprogramma's uit te voeren.

Dit ontwikkelingsmodel bloeide in de periode van 1970 tot 1975. Omstreeks 1980 was er inmiddels een heel netwerk tot stand gebracht van nieuwe zwakzinnigenzorginstituten. Deze situatie werd langzamerhand als erg onnatuurlijk ervaren, nieuwe denkbeelden over zorg braken door.

1.1.5 De instituten onder vuur (1975-1990)

Een hoofdpunt van kritiek op de instituten was dat uitgegaan werd van de *defectvisie*. Het tekort stond centraal en niet de menselijke mogelijkheden. Dat leidde tot een leefomgeving die de critici van institutionalisering met 'verschraald' aanduidden. Er was sprake van een te kille, steriele omgeving met te weinig prikkels, verveling en het ontbreken van zinvolle activiteiten. De leertheoretische benadering deelde in die kritiek. Men vond de methoden onpersoonlijk en technocratisch. Verstandelijk gehandicapten werden als hondjes gedresseerd met buitensporige methoden die blijkbaar op een defectvisie stoelden. Deskundigen speelden een grote rol, de familie stond grotendeels buitenspel. Waren verstandelijk gehandicapten wel zo verschillend of werden ze zo vreemd, omdat ze onmenselijk behandeld werden?

De kritiek op de instituten kwam naar voren in twee markante verschijnselen:

– *De Dennendal-affaire.* Op Dennendal, de in 1969 van de psychiatrische inrichting Willem Arntshoeve afgesplitste afdeling voor verstandelijk gehandicapten, ontstond onder leiding van directeur Carel Muller een communeachtige manier van samenwonen van mensen met en zonder handicap. Het inrichtingsterrein werd omgevormd tot een vrije en tolerante leefomgeving voor mensen van diverse pluimage. Zo doorbrak men het isolement van de aanvankelijke bewoners. Dit proces werd met 'verdunning' aangeduid. Het experiment ging ten onder aan conflicten, zowel intern als met de buitenwereld. In 1974 kwam de politie het terrein op en ontruimde een van de paviljoens.

– *Pet met de Z.* In 1977 werd de actiegroep 'Pet met de Z' opgericht, naar aanleiding van het ontslag van vier groepsleiders. 'Pet met de Z' richtte zich met demonstraties en bezettingen tegen de inrichtingen, die volgens de actiegroep onmenselijk en autoritair waren. Gedurende vijf jaar zou de actiegroep met veel tamtam landelijk opereren.

Al met al was het klimaat halverwege de jaren zeventig rijp voor de normalisatievisie waarvoor Scandinavische auteurs als Bank-Mikkelsen en Bengt Nirje al in de jaren zestig propaganda maakten. Het principe was verbluffend eenvoudig: bied de verstandelijk gehandicapte een leven aan dat zoveel mogelijk lijkt op wat in de samenleving gebruikelijk is. Een leefomgeving, een dagprogramma, recht op mens-zijn waarin bijvoorbeeld ook ruimte moest zijn voor seksuele behoeften. In 1971 aanvaardde de Algemene Vergadering van de Verenigde Naties een verklaring over de 'Rechten van verstandelijk gehandicapten' met het normalisatiebeginsel als leidraad. Vanaf 1980 werd ook in Nederland de normalisatie die logischerwijs moest uitlopen op integratie in de maatschappij, als overheersend beginsel geaccepteerd. Alleen, en dat is typerend, de intramurale voorzieningenstructuur bleef voor een groot deel nog bestaan. Er ontstonden nieuwe voorzieningen: gezinsvervangende tehuizen, buitenwoningen, begeleide kamerbewoning, die in principe een gedifferentieerd antwoord op de hulpvraag mogelijk zouden moeten maken.

Een ander gevolg was dat de Z-verpleegkundige, die een aantal jaren bijna een monopoliepositie had, allerlei anders opgeleiden en soms ook nauwelijks opgeleiden om zich heen kreeg. Want als gewoon doen voldoende was, dan was daar toch geen opleiding voor nodig?

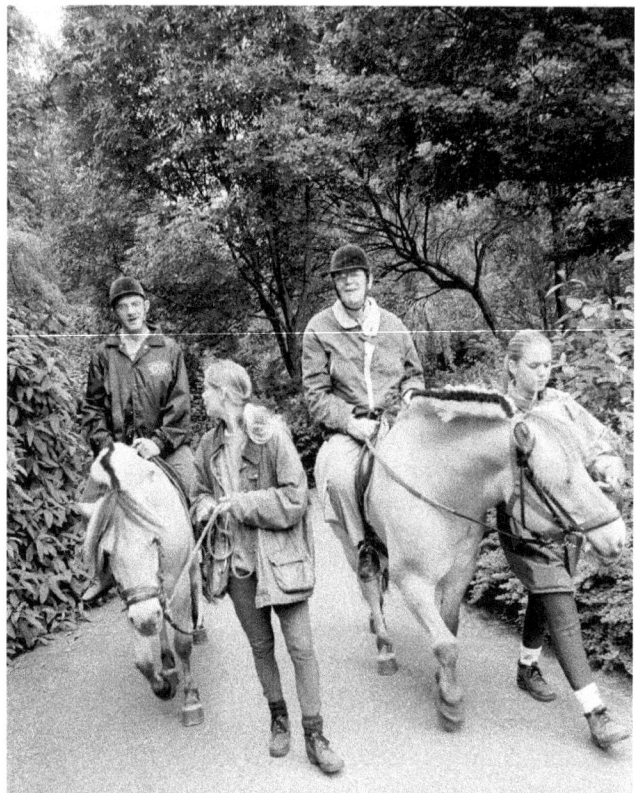

Afbeelding 1.1
Bied de verstandelijk gehandicapte een leven aan dat zo veel mogelijk lijkt op wat in de samenleving gebruikelijk is

Een ander gevolg van hiervoor geschetste ontwikkelingen is geweest dat leefgroepmedewerkers (met daarbinnen de verpleegkundigen als belangrijke groep) meer konden gaan meedenken over het beleid voor hun bewoners. De zorgvragers zelf werden (voor zover dat mogelijk was) ook meer bij de zorg betrokken. De zwakzinnige pupillen waren inmiddels bewoners gaan heten. De familie van de bewoner werd uitgenodigd om mee te denken en te praten.
De situatie was niet eenduidig: parallel aan de hierboven vermelde neiging om minder waarde te hechten aan vakkundigheid, ontstond hieraan tegengesteld juist een roep om professionalisering die zich bijvoorbeeld uitte in pleidooien voor methodisch werken.

1.1.6 1990 tot heden

De afgelopen jaren laten geen eenduidig beeld zien. De overheid probeert de integratie in de samenleving zoveel mogelijk te bevorderen, hetgeen leidt tot het drastisch teruglopen van bewonersaantallen in de intramurale voorzieningen. Mede omdat de instituten zelf allerlei kleinschalige voorzieningen aan het opzetten zijn, is het onderscheid tussen intra-, semi- en extramuraal snel aan het vervagen.
Een andere tendens is de juridisering van de zorg. Via de wetgeving probeert de overheid onder meer de positie van de zorgvrager te versterken.
De aanvankelijk sterke positie van de verpleegkundige in de zwakzinnigenzorg is afgebrokkeld en veranderd. De gevolgen van de invoering van het nieuwe opleidingsstelsel voor verpleegkundigen lijken op dit moment die verzwakking te vergroten.
De eugenetische visie is aan het terugkomen. Vruchtwaterpuncties om erfelijke afwijkingen op te sporen zijn maatschappelijk geaccepteerd. Euthanasie op pasgeboren meervoudig gehandicapten is niet langer onbespreekbaar.
Een ander gegeven is dat de naïeve interpretatie van het normalisatiebeginsel niet meer algemeen geaccepteerd wordt. De discussie over visie op zorg lijkt geen einde te nemen. Hoe die discussie kan verlopen en welke argumenten daarbij gehanteerd worden, illustreert het volgende discussiefragment.

Een criticus van het normalisatiebeginsel kan opmerkingen maken als de volgende:
"Zoveel mogelijk normaal, zoveel mogelijk integreren? Maar wat is mogelijk en wat is wenselijk? Verschilt dat niet per persoon? Het normalisatieprincipe gaat ervan uit dat aanpassing aan de heersende cultuur altijd wenselijk of mogelijk is. In onze cultuur wordt bijvoorbeeld autorijden als zeer normaal beschouwd. Jullie visie volgend zou ook elke verstandelijk gehandicapte een rijbewijs mogen hebben. Denken jullie dat verstandelijk gehandicapten even alert reageren in het verkeer als ieder ander? Jullie denken dat normalisering leidt tot een verhoogd welzijn. De veronderstelling dat hetgeen in een cultuur gebruikelijk is altijd zou bijdragen tot het welzijn van een zorgvrager, is absurd. Ook voor een verstandelijk gehandicapte geldt geen garan-

tie dat de toevallig ontstane cultuur optimale ruimte biedt voor ontplooiing."

Een voorstander van normalisatie zou als volgt hierop kunnen antwoorden:
"Elke groep in de samenleving die apart gezet wordt, zal vroeger of later onmenselijk behandeld gaan worden. De samenleving vervreemdt van die groep. Vervreemding leidt tot angst en de angst leidt tot verdere stigmatisering en uitstoting. De geschiedenis van de instituten bewijst tot welke excessen dit kan leiden. Normalisering en als facet daarvan integratie hebben krachtig bijgedragen tot het tot stand komen van een menswaardiger zorg. Apartheid is niet meer van deze tijd."

Het gesprek tussen voor- en tegenstanders van normalisatie gaat door, maar intussen is er wel een verschuiving opgetreden. Op dit moment is er een tendens om af te stappen van algemeen geldende, generaliserende visies en meer per persoon te bekijken welke zorg nodig is. Dat wil nog niet zeggen dat normalisering daarmee op zijn retour is. De individualisering weerspiegelt namelijk ook weer een tendens die in de hele maatschappij aanwezig is. Maar omdat verstandelijk gehandicapten sterk onderling kunnen verschillen, hoeft dit geen ongunstige ontwikkeling voor deze groep mensen te zijn. Belangrijker wordt in elk geval het onderzoek naar de hulpvraag en het ontwerpen van mogelijkheden om die hulpvraag te beantwoorden. Die individualisering van zorg komt naar voren in twee recente ontwikkelingen.

– Meer aandacht voor vastgelopen personen. In 1988 publiceerden de ouders van instituutsbewoner Jolanda Venema een schokkende foto waarop hun dochter naakt en vastgebonden was afgebeeld. De discussie die hierop in de media volgde vestigde de aandacht op een aanzienlijke groep zeer problematische bewoners. Dit leidde tot 'very intensive' care-projecten waarbij instituten extra faciliteiten kregen om deze bewoners te begeleiden. Er werd speciale opvang voor sterk gedragsgestoord licht verstandelijk gehandicapten (SGLVG) gecreëerd en er werden regionaal opererende consulententeams in het leven geroepen, die advies geven als de begeleiders geen uitweg meer zien.

– De keuze aan de consument. Het hedendaags taalgebruik neigt tot het hanteren van economische begrippen als 'vraag en aanbod' en 'consument'. Een ontwikkeling die in 1996 is ingezet betreft die van het *persoonsgebonden budget* (PGB, zie ook par. 8.2.4). Via het PGB krijgen zorgvragers, in de praktijk zijn dat hun ouders of wettelijke vertegenwoordigers, zelf de beschikking over een bepaald budget dat ze voor zorg mogen besteden. De ervaringen die hiermee tot nu toe zijn opgedaan, zijn verrassend positief.

De voortschrijdende tendens tot individualisering van de zorg krijgt ook gestalte in de opkomst van de begrippen: empowerment, community care en community support. *Empowerment*, een term afkomstig uit de wereld van managementtrainingen, heeft betrekking op het mobiliseren van de (onvermoede) krachten die elk mens in zich heeft. De nadruk ligt dus op de mogelijkheden en niet op de tekorten. Dat is ook het uitgangspunt bij *community care*, maar daarbij ligt het accent meer op deelneming aan de samenleving. Het ideaal is dat mensen met een beperking volwaardig burger kunnen zijn.
Omdat het woord 'care' (zorg) nog enigszins betuttelend klinkt, spreekt men ook wel over *community support*. 'Support' (ondersteuning) wijst er al op dat optimale maatschappelijke deelname niet vanzelfsprekend bereikt wordt, maar ook niet door voor de gehandicapte te beslissen. De ondersteuning wordt gericht op de eigen keuzes van de zorgvrager.
De uitgangspunten bij community support zijn:
– *De regie ligt bij de zorgvrager*
De ondersteuning is er vooral op gericht om duidelijkheid te krijgen over wat de persoon zelf wil. Alle beslissingen over het leven van de zorgvrager worden genomen in overleg met en met instemming van de zorgvrager. Samen met de zorgvrager wordt een persoonlijk ontwikkelplan opgesteld (ook wel een persoonlijk toekomstplan genoemd; in complexe begeleidingssituaties spreekt men bij voorkeur van een signaleringsplan, zie hoofdstuk 3).
– *Ondersteuning in de samenleving*
Mensen worden ondersteund in het opbouwen en onderhouden van contacten met anderen (familie, vrien-

den, kennissen) in de samenleving. Ze worden opgenomen in netwerken en maken daar zoveel mogelijk vanzelfsprekend deel van uit.
- *Ondersteuning van de samenleving*
De mensen die deel uitmaken van iemands leefomgeving, worden geholpen om te leren de zorgvrager te ondersteunen op een niet betuttelende manier. Dat geldt ook voor hen die betrokken zijn bij buurtvoorzieningen.
- *Recht op anders zijn*
Iemand met een verstandelijke beperking heeft net als anderen recht op individualiteit. Unieke behoeften en uitingen moeten gerespecteerd worden. Het is nadrukkelijk niet de bedoeling dat de gehandicapte zich volledig aanpast aan de maatschappelijke omgeving. Met behoud van eigenheid deelnemen aan de samenleving.
- *Uitgaan van mogelijkheden*
Zoveel mogelijk gaat men uit van de eigen competenties van de zorgvrager (empowerment). Ondersteuning wordt alleen geboden waar dit nodig is.

In een maatschappij die steeds diverser en individualistischer wordt en die hoge eisen stelt aan mensen, bijvoorbeeld voor deelname aan het arbeidsproces, is het een hele kunst om de juiste balans te vinden tussen overvraging en ondervraging. Een dilemma dat in de zorg steeds aan de orde is, ook als we community support als uitgangspunt nemen.
Het staat vast dat veel goedbedoelde zorg verstikkend kan werken op ontplooiingsmogelijkheden. Het andere uiterste, de verstandelijk gehandicapte aan zijn lot overlaten, is uiteraard minstens zo discutabel. Hoeveel 'support' is er nodig en wanneer?
Soms verliest men wel eens uit het oog, met de beste bedoelingen overigens, dat verstandelijk gehandicapten ook zichzelf kunnen overvragen. Het dilemma is dan: ga je mee in die overvraging (dan leren ze de grenzen zelf wel), of probeer je vanuit je begeleidingsrelatie invloed aan te wenden, zodat doelen realistischer worden en daardoor de kans op succes groter met navenant positief effect op het zelfbeeld? Per situatie kan deze afweging tot andere uitkomsten leiden. Het vraagt in alle gevallen veel kennis en inzet om community support adequaat gestalte te geven.
Voorbeeldige initiatieven op dit gebied worden door ouders ontplooid. Steeds vaker richten groepjes (van acht tot twaalf) ouders een stichting op met als doel een kleinschalige woonvoorziening voor hun kinderen in het leven te roepen en te houden. Via het PGB huren zij de nodige expertise in. De ervaringen tot nu tot zijn over het algemeen zeer positief. Zo'n groepje ouders opereert flexibel en kan de zorg precies toesnijden op hetgeen nodig is.
Over het algemeen gaat het om jonge, goed opgeleide ouders die hun kind liever niet in een instituut opgenomen zien. Een aantal heeft daar ook slechte ervaringen mee. Zij steunen op enthousiaste, vaak ervaren verpleegkundigen, die soms binnen de grootschalige instituten hun idealen onvoldoende hebben kunnen verwezenlijken. Een goede mix van professionaliteit en betrokkenheid zorgt ervoor dat er uitstekend tegemoet gekomen wordt aan de behoeften van de zorgvragers.
Voorwaarde is wel dat de maatschappij ruimte laat aan dit soort initiatieven. Dat is nog onzeker, want er is een nieuwe wet in de maak: de Wet maatschappelijke ondersteuning (WMO), die de AWBZ moet gaan vervangen. In de nieuwe wet, die als bezuinigingsmaatregel bedoeld is, worden verstandelijk gehandicapten niet als aparte doelgroep gezien. Ze worden op één hoop gegooid met bijvoorbeeld daklozen, bejaarden en probleemgezinnen. De gemeenten moeten de nieuwe wet gaan uitvoeren en mogen zelf bepalen waaraan ze het beperkte budget besteden. Ze worden daarbij aangespoord de zorg zoveel mogelijk bij familie en vrijwilligers te leggen. Het is maar de vraag of gemeentes PGB's gaan toekennen en of die eventuele 'gemeentelijke PGB's' voldoende zorgmogelijkheden bieden. Zullen verstandelijk gehandicapten die intensieve zorg nodig hebben, in de toekomst weer aangewezen zijn op de traditionele instituten, die namelijk wel volledig gefinancierd worden? Wat heeft de politiek (of beter: de maatschappij) over voor de met de mond beleden idealen van burgerschap en integratie?

De zorg voor verstandelijk gehandicapten is altijd een afspiegeling van maatschappij en cultuur. Onze cultuur laat tegenstrijdige tendensen zien: aan de ene kant is er ruimte en tolerantie voor mensen die anders zijn, aan de andere kant wil men prenataal voorkomen dat gehandicapten geboren worden en probeert men via plastische chirurgie 'mismaakten' toonbaar te maken.
Uiteindelijk roept het verschijnsel verstandelijke handicap

diepgaande (existentiële) vragen op omtrent het mens-zijn: Wat is de mens voor een wezen? Wanneer is een mens nog mens? Wat voor soort samenleving willen we eigenlijk?
Als we de geschiedenis bestuderen, zien we dat dit vragen van alle tijden zijn. Ook de 'moderne' opvattingen over zorg zijn vaak niets anders dan de herformulering van vroegere standpunten, maar dan aangepast aan huidige maatschappelijke ontwikkelingen.

> **VOORBEELD**
>
> Abu Mohammed ibn Zakariya Al-Razi (865-925) had de leiding in het ziekenhuis van Bagdad. Hij staat bekend als een pionier van de medische wetenschap, die onder andere als eerste de ziekte pokken beschreef en de werking van het placebo-effect. Hij had ook bijzonder veel aandacht voor geestelijke gezondheidszorg. Mensen met psychiatrische aandoeningen en verstandelijk gehandicapten moesten met respect en liefde worden bejegend. Hij zorgde ervoor dat ze onder begeleiding weer in de maatschappij konden functioneren. Iedere patiënt kreeg een bepaald geldbedrag, waarmee hij zelf zijn zorg kon regelen (een soort PGB).
> Al-Razi was zeer geliefd bij zijn patiënten. Arme mensen behandelde hij gratis, zijn vermogen schonk hij aan de armen. Hij is berooid gestorven. In de islamitische wereld wordt hij nog steeds hoog gewaardeerd.

Werken met verstandelijk gehandicapten betekent geconfronteerd worden met de grote vragen van het leven. Reflectie op deze existentiële vragen is persoonlijk. Je vindt de antwoorden niet in een boekje, er zijn geen eensluidende wetenschappelijke standpunten, mensen kunnen onafhankelijk van elkaar tot verschillende antwoorden komen. De vragen waarover het hier gaat, behoren tot het domein van levensbeschouwing en ethiek. Door systematische analyse en overdenking (reflectie) van situaties die existentiële vragen oproepen, kun je wel je visie op mens en zorg verdiepen. Die verdieping mag gevraagd worden van elke professionele werker in de zorg. Kennis van de huidige zorgopvattingen is hooguit het begin van dat verdiepingsproces.
De zorg voor verstandelijk gehandicapten daagt uit tot reflectie tot op het bot. Dat maakt een groei in levenswijsheid mogelijk, waartoe andere beroepssectoren (bijvoorbeeld de IT-sector of de commerciële sector) veel minder kansen bieden.

1.2 Verstandelijke handicap

1.2.1 Verschillende definities en opvattingen

In het voorafgaande is gebleken dat termen om de zorggroep aan te duiden een beperkte omlooptijd hebben. In tegenstelling tot de psychiatrie, waar begrippen als psychose en depressie over de jaren heen in gebruik blijven, neigen de termen voor mensen met een 'verstandelijke handicap' na enige tijd te veranderen. Die veranderingen hebben zeker te maken met visieveranderingen die weer nauw samenhangen met cultuurwijzigingen. Tot nadenken stemt het verschijnsel dat elke term die voor deze groep bedacht wordt vroeger of later een negatieve bijklank krijgt.
In de vorige eeuw was de term 'idioot' gebruikelijk, een neutraal woord voor een persoon die op zichzelf staat. Vervolgens verschijnen de termen 'achterlijk', 'imbeciel', 'debiel', 'zwakzinnig', 'oligofreen', 'pupil', 'geestelijk gehandicapt', 'mentaal geretardeerd', 'verstandelijk gehandicapt', 'mensen met een verstandelijke beperking' en 'mensen met mogelijkheden'. Die laatste, vage en versluierende omschrijving lijkt vooral ingegeven te zijn door het verlangen politiek correct te zijn. Ook de term 'budgethouders' is reeds gesignaleerd. Op dit moment bestaat er geen algemeen geaccepteerde aanduiding. Het meest gebruikelijk zijn 'verstandelijk gehandicapten' en 'mensen met een verstandelijke beperking'.

1.2.2 Oorzaken

Mensen met een verstandelijke handicap zijn niet 'ziek'. De verstandelijke handicap kan wel het gevolg zijn van een ziekte. Ook brengt verstandelijke handicap in veel gevallen een verhoogde lichamelijke en psychische kwetsbaarheid met zich mee. Kennis van oorzaken van verstandelijke handicap en van verschillende syndromen is een noodzakelijke voorwaarde om tot een goede zorgverlening te komen. Die oorzaken zijn verschillend en dat betekent dat ook de beelden en de problematiek verschillend zijn.

'De' verstandelijk gehandicapte bestaat niet. Opvallend zijn de onderlinge verschillen. Zogenaamde 'normale' mensen ondergaan vanaf hun vroegste jeugd een indringend aanpassingsproces waarbij zij steeds meer gesocialiseerd worden, dat wil zeggen: steeds meer gaan voldoen aan de verwachtingen die binnen een bepaalde cultuur heersen. Een van de boeiende aspecten van verstandelijk gehandicapten is dat zij minder gevoelig zijn voor socialisatie waardoor ze soms excentrieker overkomen.

Van oudsher verdelen we de oorzaken van verstandelijke handicap in drie groepen op basis van het moment van ontstaan van de handicap, te weten voor de geboorte, tijdens de geboorte en na de geboorte.

Voor de geboorte (prenataal)

De oorzaken vóór de geboorte liggen zowel op het gebied van omgevingsinvloeden als op genetisch gebied.

Voor de geboorte kunnen allerlei invloeden van buitenaf de handicap veroorzaken: infectieziekten, vergiftigingen waaronder alcohol en drugsgebruik, radioactieve straling en ondervoeding. Het genetische gebied omvat afwijkingen in het erfelijke materiaal die de handicap veroorzaken.

Infectieziekten

Gedurende de eerste drie maanden van de zwangerschap bestaat een kritieke periode voor de vorming van de belangrijkste organen. Als de moeder in die tijd rode hond krijgt, heeft dat ernstige gevolgen voor het ongeboren kind. Een verstandelijke handicap gepaard gaand met oogafwijkingen, doofheid en hartafwijkingen kunnen het gevolg zijn. Als de rode hond later in de zwangerschap optreedt, is er een kans dat de schade beperkt blijft tot gehoorstoornissen. Ook andere infectieziekten kunnen een verstandelijke handicap veroorzaken, bijvoorbeeld: toxoplasmose (veroorzaakt door het eten van rauw vlees) en cytomegalovirusinfectie. In de Derde Wereld is aids een veroorzaker van hersenafwijkingen.

Vergiftigingen

Medicijngebruik kan schadelijk zijn voor de ongeboren vrucht. Medicijnen die bloedverdunnend werken, zoals aspirine, kunnen bloedingen veroorzaken in de hersenen van het kind. Er zijn ook risico's verbonden aan het gebruik van anti-epileptica en het gebruik van vitaminepreparaten. Met name grote hoeveelheden vitamine A (in de lever) zijn zeer schadelijk.

Overmatig alcoholgebruik kan hersenbeschadiging veroorzaken. Naast microcefalie (abnormale kleinheid van de schedel) kunnen gedragsstoornissen en motorische stoornissen het gevolg zijn. De term foetaal alcoholsyndroom wordt hier wel eens gebruikt.

Ook het gebruik van harddrugs wordt over het algemeen als een risicofactor gezien.

Radioactieve straling

Blootstelling aan radioactieve straling kan ernstige schade veroorzaken bij het ongeboren kind. Enige voorzichtigheid bij het maken van röntgenfoto's is aan te raden, al zijn de huidige technieken subtieler dan die van een aantal jaren geleden.

Antagonismen

Afwijkend bloed van moeder en kind kan leiden tot resusantagonisme. Het ongeboren kind gaat dan antistoffen maken terwijl het tegelijkertijd de eigen rode bloedlichaampjes afbreekt.

Bloedarmoede ontstaat met daarbij een opeenstapeling van

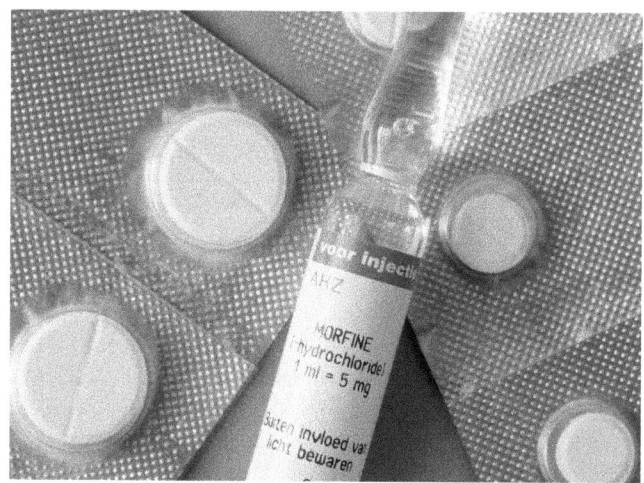

Afbeelding 1.2
Medicijngebruik kan schadelijk zijn voor de ongeboren vrucht

niet te verwerken afbraakstoffen van de rode bloedlichaampjes. Kernicterus (geelzucht) is het gevolg met risico op hersenbeschadigingen. Tijdige medische interventie kan de schadelijke gevolgen voorkomen.

Genetische afwijkingen

Erfelijke afwijkingen vormen een grote groep oorzaken van verstandelijke handicap. Stofwisselingsziekten vormen één categorie. Meestal is door het ontbreken of afwijkend zijn van een gen de aanmaak van een essentieel enzym of enzymsysteem gestoord. Door een speciaal dieet na de geboorte kan in sommige gevallen de verstandelijke handicap voorkomen worden (fenylketonurie).

Wat betreft de chromosoomafwijkingen kunnen we een onderscheid maken tussen *autosomaal recessief* erfelijke ziekten en *autosomaal dominant* erfelijke ziekten. De mens heeft 46 chromosomen: 22 paren van chromosomen en twee chromosomen die het geslacht bepalen; voor de vrouw 2 X-chromosomen, voor de man een X- en een Y-chromosoom. Bij autosomaal recessieve ziekten zijn bij de getroffen persoon beide chromosomen van een paar afwijkend. De vader en moeder hebben ook bij een van de twee van het betreffende chromosomenpaar een afwijking, maar bij hen wordt dat gecompenseerd door de andere gezonde chromosoom.

Bij autosomaal dominante ziekten is stoornis bij één chromosoom van één paar al voldoende om de ziekte te veroorzaken. De ernst van het ziektebeeld kan daarbij sterk variëren. Een voorbeeld is *tubereuze sclerose*.

Een derde groep is die van de geslachtsgebonden erfelijke ziekten. Hier gaat het om een afwijking bij een X-chromosoom. Bij meisjes komt zo'n afwijking meestal niet naar voren omdat ze nog een onbeschadigde X-chromosoom over hebben. Jongens hebben geen extra X-chromosoom (in plaats daarvan een Y-chromosoom) met als gevolg dat bij hen het ziektebeeld wel optreedt. Een voorbeeld hiervan is het *fragiele-X-syndroom*.

Een groep chromosoomafwijkingen waarbij de erfelijkheid over het algemeen een minder belangrijke rol speelt is die van de trisomieën. Hierbij zijn drie exemplaren van een chromosoom aanwezig in plaats van twee. Het bekendste voorbeeld is het *syndroom van Down* (trisomie 21, d.w.z. de 21e chromosoom is driemaal aanwezig). Daarnaast kunnen het *syndroom van Edwards* (trisomie 18) en het *syndroom van Patau* (trisomie 13) vermeld worden.

Het is ook mogelijk dat een stukje van een chromosoom ontbreekt of op een verkeerde plek is vastgeraakt. Zo ontbreekt bij het *cri du chat-syndroom* een stukje van het vijfde chromosoom. Dit soort afwijkingen leidt meestal tot ernstige afwijkingen.

Tijdens de geboorte (perinataal)

Bij de bevalling kunnen zich allerlei problemen voordoen, zoals zuurstofgebrek, hersenbloeding en hartstilstand. Gestoorde bloedtoevoer met als gevolg zuurstofgebrek kan door verschillende complicaties veroorzaakt worden: een afgeknelde navelstreng, abnormale ligging van het kind, een zeer langdurige bevalling. De verlostang is tegenwoordig vervangen door de zuignap, hetgeen het risico aanzienlijk verminderd heeft.

Een andere groep betreft de problemen van couveusekinderen. Een gedeelte van hen loopt een blijvende handicap op. Een onvoldoende ontplooiing van de longblaasjes is daarbij een van de oorzaken.

Na de geboorte (postnataal)

Een verstandelijke handicap kan het gevolg zijn van direct na de geboorte optredende geelzucht (kernicterus), kinderziekten, hersenvliesontstekingen, vergiftigingen en ongelukken. Bepaalde vaccinaties waaronder de kinkhoestvaccinatie en de nu afgeschafte pokkenvaccinatie kunnen bepaalde risico's met zich meebrengen.

Indien kinderen gedurende het eerste jaar ernstig emotioneel verwaarloosd worden (in Nederland gebeurt dit zelden) leidt dat tot het blokkeren van de ontwikkeling. Het kind wordt zeer kwetsbaar voor allerlei ziekten en loopt kans te sterven. Bij zeer langdurige verwaarlozing ontstaat een blijvende verstandelijke handicap die gepaard gaat met ernstige psychische problemen. Dit voorbeeld laat zien hoe de psychosociale leefomgeving invloed kan uitoefenen op de neurologische ontwikkeling.

Ook basisschoolkinderen en pubers kunnen verstandelijk gehandicapt raken door hersenvliesontstekingen, hersentumoren en vooral door verkeersongelukken. Voor deze groep geldt een specifiek probleem. Ze hebben een periode van normale ontwikkeling doorgemaakt en hebben daaraan soms nog herinneringen. Het geheugen hoeft niet aangetast te zijn. De grens voor verstandelijke handicap ligt – enigszins arbitrair – bij achttien jaar. Pubers die een hersenbeschadiging oplopen zijn evenwel eerder vergelijkbaar met mensen met verworven hersenletsel dan met degenen die vanaf de geboorte verstandelijk gehandicapt zijn.

1.2.3 Syndromen

Een aantal veel voorkomende ziektebeelden die verstandelijke handicap tot gevolg hebben, wordt nu diepgaander besproken. De oorzaken voor deze syndromen (een syndroom is een vaste combinatie van een aantal symptomen) liggen voor de geboorte.

Het Down-syndroom
Zoals hierboven al naar voren kwam is over het Down-syndroom veel gefantaseerd. Nog in 1924 beweerde de Engelse arts F. Crookshank in zijn *The mongol in our midst* dat mongolisme zou zijn ontstaan doordat de moeder gemeenschap had gehad met iemand van Aziatische afkomst.
In 1959 evenwel ontdekte de Franse geneticus Lejeune dat een fout bij de deling van het eenentwintigste chromosoom de oorzaak is van het ontstaan van het Down-syndroom. Sinds die tijd is de kennis over dit bekende beeld drastisch vermeerderd.
De meest voorkomende vorm van het Down-syndroom staat bekend als *trisomie-21*. Het eenentwintigste chromosoom is niet, zoals gebruikelijk is, in tweevoud, maar in drievoud in elke lichaamscel aanwezig. In sommige gevallen zijn er naast de cellen met trisomie-21 ook normale cellen aanwezig. In dat geval spreekt men van *mosaïcisme*.
Bij ongeveer vier procent van het aantal gevallen van het syndroom van Down is materiaal van het eenentwintigste chromosoom afgebroken en vastgeraakt op een ander chromosoom, zodat in de cellen het normale aantal van 46 chromosomen aanwezig is en daarbij het extra stuk chromosoom 21. Deze vorm heet *translocatie*.

Mensen met het Down-syndroom zijn altijd verstandelijk gehandicapt, hoewel de mate kan verschillen naargelang de ernst van de chromosomale afwijking. Verder is aangetoond dat de kans op het Down-syndroom stijgt met de leeftijd van de ouders. Bij vrouwen boven de veertig jaar is die kans ongeveer één procent, terwijl boven de vijfenveertig jaar de kans op twee procent ligt. Vanwege het verhoogde risico laten veel oudere aanstaande moeders een vruchtwaterpunctie verrichten. Op die manier is na te gaan of het ongeboren kind het Down-syndroom heeft. Indien dat het geval is, kan de moeder kiezen voor abortus, een beslissing die psychisch zeer belastend kan zijn.
Overigens zou in een kwart van de gevallen de oorzaak voor het ontstaan van het beeld bij de vader liggen. Ook is het niet uitgesloten dat jonge moeders een kind met het Down-syndroom krijgen. In een beperkt aantal gevallen spelen bijvoorbeeld erfelijke factoren een rol. Indien een moeder met het Down-syndroom een kind ter wereld brengt, hoeft dit kind niet altijd het Down-syndroom te hebben. De kans daarop is echter wel groot.

De kenmerken van mensen met het syndroom van Down zijn:
- kleine gestalte
- brede neusrug
- plooi aan de binnenkant van het oog
- dikke en gegroefde tong, vaak openhangende mond
- huidplooi over de breedte van de handpalm
- hartgebrek (in de helft van de gevallen aanwezig)
- gezichts- en gehoorproblemen (frequent aanwezig)
- in de vroege jeugd: verhoogde kans op leukemie
- motoriek: spierslapte (hypotonie) waardoor meer kans op spraakproblemen
- op latere leeftijd: ziekte van Alzheimer

Vanwege hun spierslapte hebben mensen met het syndroom van Down er moeite mee om hun gewrichten in bepaalde posities te brengen. Bewegingen zijn daardoor doorgaans weinig variabel en symmetrisch. De gewrichtsbanden worden gekenmerkt door gebrek aan stijfheid, vooral op jeugdige leeftijd. De merkwaardige houdingen waarin deze mensen soms kunnen zitten, zijn daarvan een gevolg. Men heeft wel eens geopperd dat sportbeoefening gevaarlijk zou zijn voor mensen met het Down-syndroom vanwege slappe nekwervelbanden. Dit standpunt beschouwen de meeste deskundigen inmiddels als achterhaald.

De hypotonie leidt ook tot een verminderde beheersing van de ademhaling, hetgeen de kans op spraakproblemen vergroot. Luchtweginfecties, chronische verkoudheid, oorontsteking en obstipatie komen veel voor.

Er bestaat een bijzonder verband tussen het Down-syndroom en (een vroege vorm van) de ziekte van Alzheimer. Aangenomen wordt dat praktisch alle mensen met het syndroom van Down, zeker vanaf hun vijftigste jaar, een zeer grote kans hebben op deze vorm van dementie.

Voorzichtig generaliserend kunnen we stellen dat mensen met het syndroom van Down over het algemeen goed begeleidbaar zijn. Ze zijn gevoelig voor sfeer, muziek en sociaal contact. Daarbij hoort de kanttekening dat velen niet voldoen aan dit stereotiepe beeld.

Het fragiele-X-syndroom

Het fragiele-X-syndroom is voor het eerst beschreven door Martin en Bell in 1943. In Nederland heeft het syndroom de laatste jaren grote bekendheid gekregen door publicaties van Curfs en Fryns. Vanaf 1969 is bekend dat de afwijking gelokaliseerd is bij het X-chromosoom. Sinds kort is het mogelijk de afwijking op DNA-niveau te onderzoeken, waardoor de aanwezigheid van de afwijking, vooral bij vrouwen, eenvoudiger is vast te stellen.

Het fragiele-X-syndroom is na het Down-syndroom de meest voorkomende chromosomale afwijking die kan leiden tot een verstandelijke handicap. Ongeveer acht procent van de mannelijke verstandelijk gehandicapten lijdt eraan. Bij vrouwen ligt dat percentage aanzienlijk lager, waarschijnlijk rond drie procent. Omdat de onderzoekstechnieken snel verbeteren en veel verstandelijk gehandicapten nog op deze afwijking onderzocht moeten worden, is het mogelijk dat in de toekomst de frequentiepercentages naar boven toe bijgesteld moeten worden.

Het fragiele-X-syndroom is een afwijking die op een tamelijk complexe manier erfelijk overgedragen wordt, waarbij de moeder – die doorgaans het syndroom niet zelf

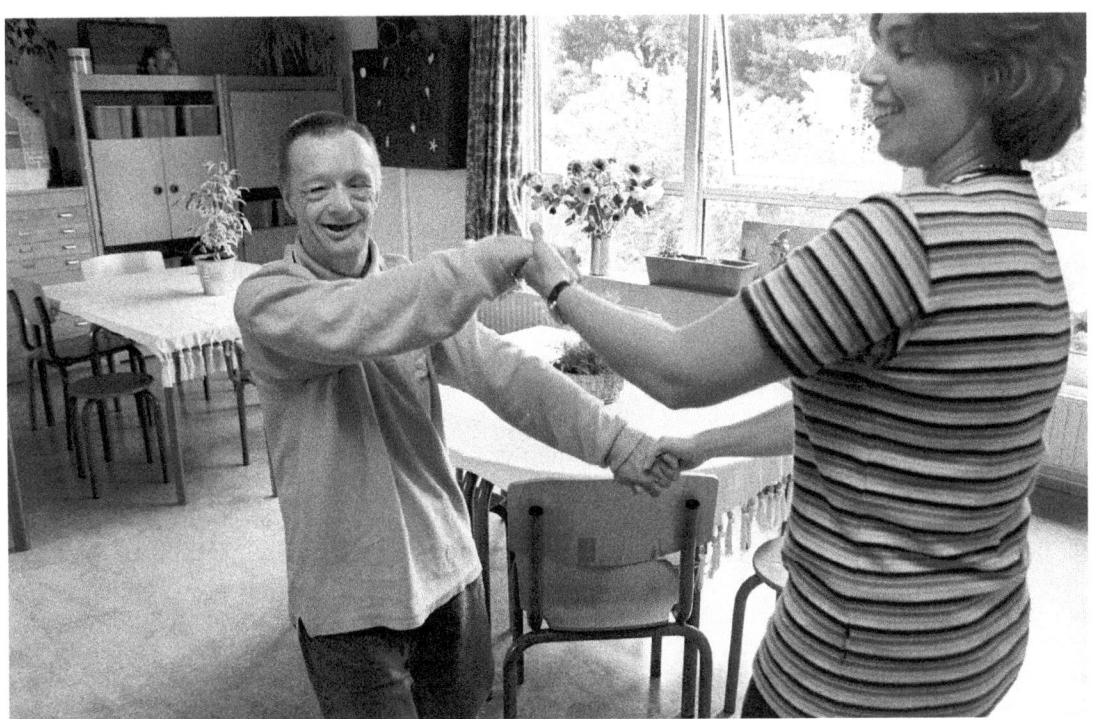

Afbeelding 1.3 Mensen met het syndroom van Down zijn over het algemeen goed te begeleiden, gevoelig voor sfeer, muziek en sociaal contact

heeft – als draagster fungeert. De chromosomale afwijking bestaat uit het merkwaardig gevormde, breekbaar aandoende ('fragiele') uiteinde van de lange arm van het X-chromosoom. Doordat vrouwen twee X-chromosomen hebben, waarvan er bij een draagster maar één is aangetast, compenseert het gezonde chromosoom veelal de tekorten van het andere chromosoom.

Bij lijders aan het fragiele-X-syndroom komt in veel gevallen een typische ontwikkeling naar voren. Als kind vertonen ze gedragsproblematiek. Ze ontwikkelen zich verstandelijk veel langzamer dan andere kinderen. Vanaf de puberteit lijkt die ontwikkeling tot stilstand te komen of althans veel moeizamer te verlopen. Het problematische gedrag vermindert. Volwassen fragiele-X-patiënten staan meestal bekend als rustige, tevreden mensen. Bij hen zijn ook de uiterlijke kenmerken van het syndroom het duidelijkst aanwezig:
- hoog voorhoofd
- lang gezicht met opvallende kin en grote oren.

De ernst van de verstandelijke handicap is bij mannen licht tot matig. Bij vrouwen is niet altijd sprake van een verstandelijke handicap.

De opvallendste gedragskenmerken van het fragiele-X-syndroom worden vooral bij jeugdige personen aangetroffen. Als gedragskenmerken worden genoemd:
- angstig en teruggetrokken gedrag
- contactgestoordheid
- hyperactiviteit en concentratiestoornis
- stereotypieën en zelfverwondend gedrag.

Niet al deze gedragingen hoeven tegelijkertijd aanwezig te zijn. Verder komt het nogal eens voor dat mensen met het fragiele-X-syndroom beschikken over een goed geheugen voor namen en gebeurtenissen.

Omdat het fragiele-X-syndroom in behoorlijk wat gevallen samengaat met autisme (ongeveer twintig procent van de lijders aan het fragiele-X-syndroom wordt ook als autistisch gediagnosticeerd), is het beeld van bijzonder belang voor het onderzoek naar autisme en de achtergronden daarvan. Daarbij is opvallend dan fragiele-X-autisten zich toch iets anders lijken te gedragen dan andere autisten: zij neigen tot het bewust vermijden van oogcontact, bijvoorbeeld door de andere kant op te kijken, terwijl andere autisten helemaal niet reageren op oogcontact. Dit soort observaties ondersteunt de veronderstelling dat autisme een verzamelgroep is van verschillende beelden.

Het Prader-Willi-syndroom

Het Prader-Willi-syndroom (PWS) heeft als oorzaak het ontbreken van een stukje van chromosoom 15. De afwijking doet zich voor bij het chromosoom 15 dat van de vader afkomstig is. Over de oorzaak van het syndroom is nog veel onduidelijk. Het gaat om een spontane afwijking: de herhalingskans bij volgende nakomelingen is klein.

Bij het Prader-Willi-syndroom is sprake van een gestoord functioneren van de hypothalamus en de hypofyse, gepaard gaande met een meestal licht tot matige verstandelijke handicap. Daarnaast zijn de kenmerken: gebrek aan spiercontrole bij de pasgeborene (hypotonie), onderontwikkelde geslachtsorganen en zwaarlijvigheid. De uiterlijke kenmerken zijn: een smal voorhoofd, breed uit elkaar staande, amandelvormige ogen, een zeer kleine kaak en een driehoeksvormige (tentvormige) mond met een dunne bovenlip. Als baby zijn ze meestal erg rustig en slapen ze veel. De zuigreflex is niet of nauwelijks aanwezig, waardoor sondevoeding in veel gevallen noodzakelijk is. Tussen twee en vijf jaar ontwikkelt zich een onverzadigbare eetlust die tot een zekere zwaarlijvigheid leidt.

Dikwijls blijft het motorische niveau achter bij het verstandelijke niveau. Ze gaan vaak niet uit zichzelf kruipen: extra stimulans is dan noodzakelijk. Oog- en tandproblemen (ook vanwege de abnormale gebitsvorming) komen nogal eens voor.

Het grootste probleem is de zeer moeilijk te reguleren vraatzucht. Een streng dieet is noodzakelijk (geen vet en geen suiker) en daarmee moet op zeer jeugdige leeftijd gestart worden. Daarom is het van groot belang dat het syndroom vroegtijdig wordt onderkend, hetgeen niet altijd even eenvoudig is.

Aan het einde van de kleuterjaren zijn de gedragsveranderingen opvallend. Van doorgaans vrij gemakkelijk ontwikkelen ze zich tot nauwelijks hanteerbaar. De gedragsproblematiek (negativistische opstelling, angstig gedrag, dwangmatigheid en zelfs psychotisch gedrag) kan beschouwd worden als een gevolg van het eetprobleem. Ook bepaalde vormen van zelfverwondend gedrag (wonden openkrabben) zijn bij PWS-pa-

tiënten gesignaleerd. Daarbij wordt wel eens verondersteld dat zij een hoge pijndrempel hebben: koorts treedt minder snel op, waardoor bij infecties de situatie onderschat kan worden.
Andere kenmerken zijn het onderontwikkeld blijven van de inwendige en uiterlijke geslachtsorganen en het veel voorkomen van epilepsie en narcolepsie (kortdurende aanvallen van slaapzucht).

Het Angelman-syndroom

In 1965 beschreef de Engelse kinderarts Harry Angelman drie kinderen met enkele opvallende kenmerken: een ernstige verstandelijke handicap, een houterig bewegingspatroon, epilepsie en opvallende lachbuien. Volgens hem bewogen ze als marionetten (puppets).
In 1967 werd het syndroom opnieuw beschreven. Nadruk werd gelegd op de opgewekte gelaatsuitdrukking en de houterige motoriek. De term 'happy puppet-syndroom' werd geïntroduceerd. Omdat ouders bezwaar maakten tegen de naam, spreekt men tegenwoordig over het Angelman-syndroom.
Het Angelman-syndroom is verwant met het Prader-Willi-syndroom. Ook hier gaat het om een afwijking in chromosoom 15. Bij Prader-Willi is het afwijkende chromosoom afkomstig van de vader, bij Angelman van de moeder. Kenmerken van dit syndroom zijn:
- ernstige verstandelijke handicap
- nauwelijks ontwikkelde spraak
- vertraagde motorische ontwikkeling (hypotonie)
- epilepsie (bij meer dan 80 procent)
- veel kans op slaap- en eetproblemen
- schokkerige, houterige bewegingen gecombineerd met lacherige mimiek
- uiterlijke kenmerken (vooral op latere leeftijd): klein hoofd, grote mond, smalle bovenlip, wijd uiteenstaande tanden, grote onderkaak
- hyperactief gedrag, veelal fladderbewegingen
- lage pigmentwaarden in ogen, haar en huid (ongeveer 50%)
- kans op automutilatie: bijten en haar uittrekken.

Het Lesch-Nyhan-syndroom

Het Lesch-Nyhan-syndroom is een ziektebeeld dat, evenals het hiervoor besproken fragiele-X-syndroom, gekoppeld is aan het X-chromosoom. Dat betekent dat het beeld bij vrouwen veel minder voorkomt dan bij mannen. Het gaat om een stofwisselingsziekte die leidt tot een overmatige productie van urinezuur. Het is een zeldzaam voorkomend ziektebeeld. Vooral verpleegkundigen die werken in intensieve zorgsituaties kunnen ermee te maken krijgen.
Bij de beschreven gevallen van mensen die lijden aan het Lesch-Nyhan-syndroom komt steeds het zeer hardnekkige zelfverwondende gedrag (automutilatie) naar voren, vooral het bijten op lippen en vingers en bonken met het hoofd. De automutilatie wordt daarbij meestal nog aangevuld met andere opvallende problematische gedragingen. Omdat het gedrag zeer moeilijk te beïnvloeden is, wordt verondersteld dat het verband tussen organiciteit en typisch gedrag zeer sterk is. Er zijn aanwijzingen dat dopaminetekorten de achtergrond vormen van het hardnekkige automutilatiepatroon.
Lesch-Nyhan-patiënten vertonen verder vaak de volgende kenmerken:
- gestoorde nierfunctie, nierstenen
- moeite met slikken en braken
- spasticiteit
- bloed in de urine.

Fenylketonurie (PKU)

Fenylketonurie is een stofwisselingsziekte die onbehandeld leidt tot een verstandelijke handicap. PKU-patiënten vertonen dikwijls agressief en onvoorspelbaar gedrag. Ook bizarre lichaamsbewegingen en psychosomatische verschijnselen zijn soms geconstateerd. Het verband tussen stofwisselingsproblemen (een vergiftigingsproces) en psychotische problematiek is ook voor andere typen verstandelijke handicap van belang.
Toch zijn er ook meldingen van tamelijk probleemloze PKU-patiënten. Een goed opgezet onderzoek is er tot nu toe nog niet geweest. Daar komt bij dat deze ziekte tegenwoordig snel vastgesteld kan worden (door middel van de hielprik bij pasgeboren baby's). De tamelijk effectieve behandeling bestaat uit een streng dieet.

Facomatosen

Onder de naam facomatosen vatten we een aantal ziektebeelden samen die neurologische afwijkingen opleveren van het centrale zenuwstelsel, typische huidafwijkingen, epilepsie en verstandelijke handicap. Vanwege de kenmerkende huidafwijkingen (vaak tumorachtige gezwellen) spreken we ook wel van *neurocutane syndromen*. Bekende beelden zijn: tubereuze sclerose, de ziekte van Sturge-Weber en neurofibromatosis (ziekte van Von Recklinghausen).

Tubereuze sclerose (ziekte van Bourneville) is een betrekkelijk veel voorkomende afwijking die onder andere samengaat met epilepsie en typische huidafwijkingen. Mensen met tubereuze sclerose vertonen nogal eens probleemgedrag, gecombineerd met bijvoorbeeld het ritmisch bewegen van de vingers, neuriën en onbeïnvloedbaarheid. Verder worden bij deze groep mensen soms psychotische gedragingen gesignaleerd. De epilepsie maakt het beeld gecompliceerd. Het gaat vaak om moeilijk te behandelen epilepsie, waarbij ook de effecten van de anti-epileptica het gedrag sterk kunnen beïnvloeden.

Een ander neurocutaan syndroom dat in de meeste gevallen verstandelijke handicap veroorzaakt is de *ziekte van Sturge-Weber*. Dit beeld kenmerkt zich door wijnvlekken in het gelaat en ernstige epilepsie.

Neurofibromatosis (ziekte van Von Recklinghausen) wordt gekenmerkt door gezwellen die ontstaan door woekering van bindweefselbestanddelen. Het beeld gaat gepaard met verstandelijke handicap, epilepsie, gezwelletjes op de huid en grijsbruine huidafwijkingen ('café au lait'-vlekken).

Het Cornelia de Lange-syndroom

Het naar haar genoemde syndroom werd in 1933 door de Amsterdamse kinderarts Cornelia de Lange beschreven. De genetische afwijking die het syndroom veroorzaakt, is recent (mei 2004) ontdekt. Het betreft een afwijkend gen in chromosoom 5. Een prenatale test is in ontwikkeling.
De kenmerken van het Cornelia de Lange-syndroom zijn:
- uiterlijk: klein hoofd, dunne wenkbrauwen, lange wimpers, smalle naar beneden gebogen lippen, laagstaande oren, afwijkende stand van de duim, sterke beharing, marmerachtige huid, kleine handen en voeten
- wisselend gedrag, zich uitend in dwangmatigheid, extreme gevoeligheid voor prikkels, grote moeite met concentratie
- zelfverwondend gedrag komt veelvuldig voor
- hardnekkige urineweginfecties (bij meisjes)
- zeer gevoelig voor luchtweginfecties, waardoor de toch al nauwe gehoorgangen snel verstopt raken
- sterk beperkte of niet aanwezige spraakontwikkeling
- scheelzien (strabismus) en/of myopie (bijziendheid)
- kans op hartafwijkingen
- vaak samen met schildklierproblemen en gastro-oesofageale reflux.

Cri du chat-syndroom

Een pasgeborene met het Cri du chat-syndroom huilt op een manier die lijkt op het miauwen van een kat. Het syndroom ontstaat ten gevolge van een afwijking in het vijfde chromosoom. Naast een ernstige verstandelijke handicap is ook sprake van motorische achterstand, een korte nek, microcefalie, een rond gezicht en hypertelorisme. (abnormale grote afstand tussen twee organen, bijvoorbeeld de ogen).
Bij dit syndroom komen regelmatig ernstige gedragsproblemen voor, zoals automutileren, hardnekkig rumineren (ophalen van reeds ingeslikt voedsel) en het doorslikken van oneetbare zaken (pica). Vaak worden ook een grote rusteloosheid en slaapproblemen gesignaleerd.

Williams-Beuren-syndroom

Een ontbrekend stukje van chromosoom 7 vormt de achtergrond voor het ontstaan van het Williams-Beuren-syndroom. Typisch zijn de vaak bol gevormde lippen en de kleine kin. Een overgevoeligheid voor geluiden naast een bijzondere begaafdheid voor muziek komen regelmatig bij dit syndroom voor.
Verder vallen mensen met Williams-Beuren-syndroom op door hun goede taal- en spraakontwikkeling en hun doorgaans vriendelijke karakter. Meestal zijn ze licht tot matig verstandelijk gehandicapt. In sommige gevallen is er sprake van een normale verstandelijke ontwikkeling.
Andere kenmerken:
- risico op hartafwijkingen
- motorische ontwikkeling traag als gevolg van spierzwakte en slappe gewrichtsbanden

- hoog calciumgehalte in bloed en urine (vitamine d vermijden!)
- vaak erg gesteld op gezelligheid, praten veel
- taal vaak beter ontwikkeld dan rekenvaardigheid
- verhoogd risico op hoge bloeddruk.

In de intramurale zorg komen bewoners met dit syndroom niet vaak voor. Veelal zijn zij in staat (begeleid) zelfstandig te wonen.

Rett-syndroom
Bij het syndroom van Rett vindt systematische afbraak van de witte stof in de hersenen plaats. Onbekende erfelijke factoren spelen een rol. De ziekte komt uitsluitend bij vrouwen voor.

De babytijd wordt gekenmerkt door een vertraagde ontwikkeling, ook van de schedel. In de peuterperiode gaan allerlei reeds verworven vaardigheden op het gebied van spraak en motoriek weer verloren. In deze periode kan spasticiteit sterk naar voren komen. Dwangmatig gedrag treedt op, met name wrijfbewegingen met de handen, naast een steeds meer in zichzelf gekeerd raken.

In de jaren die daarop volgen gaat de grove motoriek langzaam achteruit. Motorische problemen als scoliose (zijdelingse verkromming van de wervelkolom) en ataxie (coördinatiestoornis) van de romp komen veel voor. Ademhalingsproblemen zoals kortdurende ademstilstand (apnoe) en hyperventilatie kunnen optreden.

Na hun tiende jaar kunnen meisjes met het Rett-syndroom in een rolstoel belanden vanwege de verergering van de spasticiteit en het optreden van athetose (een spierafwijking die gekenmerkt wordt door heftige onwillekeurige bewegingen).

VCF-syndroom
Het velo-cardiofaciaal (VCF)-syndroom uit zich in afwijkingen aan gehemelte (velum), hart (cardio) en aangezicht (faciaal). Het syndroom gaat gepaard met het ontbreken van een stukje van chromosoom 22.
Kenmerken zijn:
- hartafwijkingen
- lip- en/of gehemeltespleet
- gevoeligheid voor infecties en een lage spierspanning
- hyperactiviteit en concentratiestoornissen
- veelal gestoorde spraak (opvallend nasaal).

Welke verschijnselen zich op welke manier openbaren, verschilt sterk van persoon tot persoon.

Edwards-syndroom
Het Edwards-syndroom, een trisomie-afwijking, kan, evenals het Down-syndroom, voorkomen als 'gewone' trisomie, translocatie of mozaïek. Het is een afwijking van het achttiende chromosoom.
Kinderen met het Edwards-syndroom hebben veelal een scala van inwendige defecten. Meestal vertonen hersenen, hart, nie-

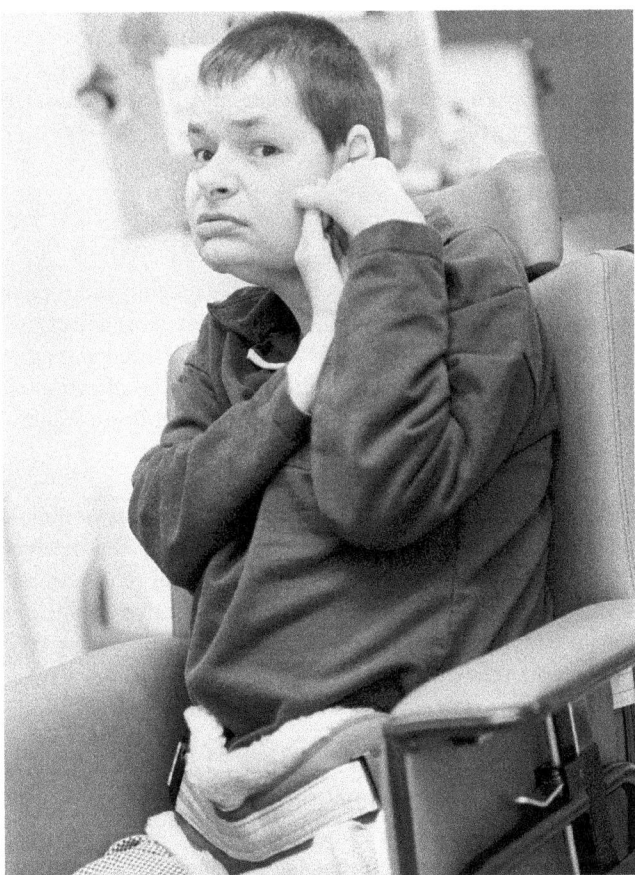

Afbeelding 1.4
Na hun tiende jaar kunnen meisjes met het Rett-syndroom in een rolstoel terechtkomen

ren en darmen ernstige afwijkingen. Er is een grote kans dat het kind gedurende het eerste levensjaar komt te overlijden. De uiterlijke kenmerken zijn: een relatief smal en hoog voorhoofd, een kleine mond, terugwijkende kin en laag ingeplante, enigszins puntige oren.

Syndroom van Sanfilippo

Het syndroom van Sanfilippo is een erfelijk bepaalde aangeboren stofwisselingsziekte waarbij sprake is van een opeenstapeling van eiwitachtige stoffen vanwege een enzymdefect. Afhankelijk van het specifieke enzym dat ontbreekt, onderscheiden we Sanfilippo type A, B of C. Er is altijd sprake van verhoogde afscheiding van heparansulfaat in de urine. Het syndroom van Sanfilippo heeft een progressief verlopend beeld, dat wil zeggen dat de achteruitgang doorzet. Bij type A gebeurt dat sneller dan bij de andere typen. Tussen het tweede en zesde jaar komt het syndroom naar voren in verlies van reeds aangeleerde functies, slaapstoornissen en achterstand in de ontwikkeling. Ook kunnen er gedragsproblemen optreden. Naast geestelijke achteruitgang voltrekt zich lichamelijke achteruitgang, met als gevolg contracturen, slikproblemen en verhoogde kans op infecties. Voor het twintigste jaar zijn de meeste patiënten overleden.

Ziekte van Batten-Spielmeyer-Vogt

De stofwisselingsziekte Batten-Spielmeyer-Vogt wordt veroorzaakt door een chromosoomafwijking. De ziekte gaat gepaard met slechtziendheid, in een later stadium blindheid, epilepsie en verergerende motorische stoornissen. De prognose is slecht: in de laatste fase treedt een sterk verlaagd bewustzijn op, naast de neiging om voortdurend in slaap te vallen.
Op het instituut Bartimeüshage bestaan speciale leefgroepen voor kinderen met dit ziektebeeld.

De ziekte van Steinert

De ziekte van Steinert is een erfelijke aandoening die in ongeveer eenderde van de gevallen samengaat met verstandelijke handicap. Een andere naam voor deze ziekte is *myotonia dystrophia*, wat duidt op een verminderd vermogen spieren weer te ontspannen, nadat deze aangespannen zijn. Symptomen zijn: het moeilijk kunnen openen van de vuist en slechte beheersing van de gezichtsspieren.

Vaak heeft de ziekte van Steinert een sluipend karakter: gedurende de ontwikkeling treden de symptomen eerst in beperkte mate op, later breiden zij zich uit en worden ernstiger. In sommige gevallen zijn de symptomen reeds bij de geboorte aanwezig. Er is dan altijd sprake van een verstandelijke handicap en er treden – onder invloed van de hypotonie – ernstige problemen op met de ademhaling.

1.3 Verstandelijke handicap (mental retardation) volgens de DSM

De eerste wetenschappelijk verantwoorde niveau-indeling was die van Binet en Simon, gebaseerd op de door hen in 1905 ontwikkelde intelligentietest (IQ-test). Kinderen werden vergeleken met hun leeftijdgenoten. Het gemiddelde werd in een getal uitgedrukt (100).
- idioten: IQ minder dan 20
- imbecielen: IQ tussen 20 en 35
- debielen: IQ tussen 50/55 en 65/70.

De tegenwoordig algemeen gebruikelijke indeling komt naar voren in de DSM IV, het internationaal meest gebruikte classificatiesysteem voor psychiatrische beelden. Deze indeling is nagenoeg gelijk aan die van International Classification of Diseases van de WHO (ICD 10) en de gezaghebbende American Association on Mental Retardation (AAMR).

Opvallend is dat de IQ-test, die een bepaalde vorm van intelligentie meet, nog steeds een hoofdaccent krijgt. Bij de algemene beschrijving van verstandelijke handicap spelen onder *B* ook andere factoren een rol, terwijl bij de niveau-indeling uitsluitend het IQ genoemd wordt. Dat is niet onlogisch, omdat verstandelijk gehandicapten een blijvende achterstand op het gebied van de verstandelijke ontwikkeling gemeenschappelijk hebben.
Het onderscheid tussen de categorieën diep-verstandelijk gehandicapt en NAO (niet anderszins omschreven; niet te testen) is interessant omdat een diep-verstandelijk gehandicapte over het algemeen even moeilijk te testen is als de categorie NAO.
Het niveau van ontwikkeling, zoals dat wordt opgemeten via de IQ-test, wordt als cruciaal beschouwd. Het verstande-

A Verstandelijk onder het gemiddeld functioneren: een IQ van ongeveer 70 of lager

B Gelijktijdig aanwezige tekorten in of beperkingen van het huidige aanpassingsgedrag (dat wil zeggen: of betrokkene erin slaagt te voldoen aan de standaarden die bij zijn of haar leeftijd verwacht kunnen worden binnen zijn of haar culturele achtergrond) op ten minste twee van de volgende terreinen:
- communicatie
- zelfverzorging
- zelfstandig kunnen wonen
- sociale en relationele vaardigheden
- gebruik maken van gemeenschapsvoorzieningen
- zelfstandig beslissingen nemen
- functionele intellectuele vaardigheden
- werk
- ontspanning
- gezondheid
- veiligheid

C Begin voor het achttiende jaar
317 lichte verstandelijke handicap (mild mental retardation)
niveau IQ: 50/55 tot ongeveer 70

318 matige verstandelijke handicap (mild retardation)
niveau IQ: 35/40 tot 50/55

318.1 ernstige verstandelijke handicap (severe mental retardation)
niveau IQ: 20/25 tot 35/40

318.2 diep-verstandelijke handicap
niveau IQ: lager dan 20 of 25

319 verstandelijke handicap, ernst NAO (niet anderszins omschreven)
Indien er een sterk vermoeden van verstandelijke handicap bestaat, maar de intelligentie van betrokkene niet te testen is met standaard-intelligentietests (bijv. bij personen die te gehandicapt zijn of niet meewerken, of bij zeer jonge kinderen)

lijke ontwikkelingsniveau is vervolgens een voor de hand liggend aangrijpingspunt waarop de begeleiding gebaseerd kan worden. Volgens de huidige inzichten evenwel geeft de niveaubepaling die via de IQ-test heeft plaatsgevonden in veel gevallen te weinig in handen om tot een goede zorg te komen.
Ten eerste bestaat er voor diep-verstandelijk gehandicapten geen goede IQ-test. Ten tweede wordt de testuitslag vaak onzuiver door allerlei bijkomende problemen, bijvoorbeeld meervoudige handicaps. Ten derde is het de vraag of het wijs is om uitsluitend op IQ-intelligentie af te gaan.
In het nu volgende zal dat laatste worden toegelicht en vervolgens zullen Gordon en Timmers-Huigens besproken worden als mogelijkheden om tot aanvulling te komen op de DSM-indeling.

1.4 De genuanceerde benadering van Timmers-Huigens

Uitgaande van blijvende verstandelijke achterstand als exclusief criterium gaat het in alle gevallen om belemmeringen op een breed terrein van de verstandelijke ontwikkeling. Iemand met een uitval op een beperkt gebied, zoals het lezen, is niet verstandelijk gehandicapt. Ook moet het gaan om een achterstand die definitief is en niet tijdelijk. Bij in te halen achterstanden is er sprake van *retardatie*.
Maar in hoeverre is het verstandelijke ontwikkelingsniveau bepalend voor het gedrag dat iemand vertoont en de behoeften die iemand heeft? Het volgende voorbeeld verduidelijkt deze vraag.

Tabel 1.1
Cliënten van intramurale instellingen voor verstandelijk gehandicapten naar mate van verstandelijke beperking, 31 december 2000 (bron: Vademecum gezondheidsstatistiek Nederland, Voorburg/Heerlen

	Algemene instellingen voor verstandelijk-gehandicaptenzorg	Orthopedagogische centra[1]	Gezinsvervangende tehuizen voor verstandelijk gehandicapten
Aantal voorzieningen in de registratie	98	17	403
Capaciteit (toegelaten plaatsen)	26.332	1.707	11.760
Ingeschreven cliënten op 31 december[2]	26.834	1.897	12.542
Mate van verstandelijke beperking	N = 22.453	N = 1.759	N = 99.833
	%		
Zeer licht	2	53	14
Licht	10	46	45
Matig	33	1	37
Ernstig	31	0	5
Zeer ernstig	24	0	0

[1] Voorheen genoemd instellingen voor jeugdige, licht gehandicapten en instellingen voor meervoudig gehandicapten.
[2] Het aantal aanwezige cliënten is iets groter dan het aantal toegestane plaatsen omdat een gering aantal cliënten individueel of met enkele cliënten zelfstandig woont.

VOORBEELD

Eric is 22 jaar en functioneert verstandelijk op het niveau van een kind van zes jaar. Als bijkomend probleem heeft hij epilepsie, maar via medicatie is dit probleem onder controle. Het is thuis altijd goed gegaan, maar op een gegeven moment gaf Eric aan dat hij, net zoals zijn broers en zussen, het huis uit wilde. Nu komt hij thuis met een verhaal dat hij een medebewoonster 'even lekker gepakt' heeft. Zijn moeder reageert bezorgd en vraagt zich af wat er precies gebeurd is. Eric wordt driftig, geeft zijn moeder een klap, stampvoet en schreeuwt dat hij niet als een klein kind behandeld wil worden. Pas als hij een uur in bad heeft gelegen komt hij tot rust.

Eric mag dan het verstandelijke niveau hebben van een kind van zes jaar, lichamelijk is hij volgroeid. Blijkbaar heeft hij ook seksuele behoeften. Misschien gedraagt hij zich in het contact met zijn moeder als een puber die zich wil losmaken van zijn ouders.
Moet je met hem omgaan zoals met een kind van zes jaar 'normaal' omgegaan wordt, of is de kalenderleeftijd bepalend? Dan zou hij behandeld moeten worden als een 'normale' volwassene van 22 jaar. Daar komt bij: iemand van 22 jaar heeft een langere levensgeschiedenis dan iemand van zes jaar. Dit levensverhaal zou toch ook moeten meewegen. Naast het verstandelijke niveau lijken ook twee andere 'niveaus' mee te spelen. Het niveau waarop hij lichamelijk functioneert en het niveau waarop hij emotioneel functioneert, bijvoorbeeld in het losmakingsproces met zijn ouders.

Stel dat hij lichamelijk als een 22-jarige functioneert en emotioneel als een dertienjarige? Welke gevolgen heeft dat dan voor de begeleiding?
Dit voorbeeld laat zien hoe een verstandelijke handicap, die het resultaat is van een ontwikkelingsstoornis, leidt tot een onevenwichtige opbouw van de algehele ontwikkeling.

Juist om ook het disharmonische in de ontwikkeling in beeld te krijgen biedt de theorie van D. Timmers-Huigens houvast. Als zodanig biedt zij een waardevolle aanvulling op de DSM-indeling die vooral intelligentie benadrukt. Timmers-Huigens heeft in haar theorie elementen van de cognitieve ontwikkeling volgens Piaget gecombineerd met elementen uit sociaal-emotionele ontwikkelingstheorieën (zie par. 2.3.2; de theorie van Mahler). Het centrale begrip dat zij hanteert is 'ervaringsordening'. De mens maakt gebruik van bepaalde manieren om de werkelijkheid te ordenen en in het verloop van zijn ontwikkeling komen er nieuwe manieren om ervaringen te ordenen bij. Het gaat daarbij niet om niveaus. Alle aanwezige manieren van ervaringsordening blijven gedurende het hele leven een rol spelen.
In kwetsbare situaties heeft de mens behoefte aan basalere vormen van ervaringsordening. Dat geldt ook voor zorgvragers in algemene ziekenhuizen. In emotioneel beladen situaties, bijvoorbeeld voorafgaand aan een operatie, hebben mensen moeite om informatie op te nemen. Die informatie moet vaak een aantal keren herhaald worden op een heldere, concrete, overzichtelijke manier. Je praat dan met volwassenen bijna op de manier waarop je met een kleuter zou praten. Je sluit daarmee aan bij een basalere manier van ordenen.
De theorie van Timmers-Huigens is wel afgeleid van ervaringen met verstandelijk gehandicapten, maar niet specifiek voor deze mensen. Timmers-Huigens onderscheidt de volgende ordeningswijzen:
– lichaamsgebonden zichzelf en de wereld ervaren en ordenen
– associatief zichzelf en de wereld ervaren en ordenen
– structurerend zichzelf en de wereld ervaren en ordenen
– vormgevend zichzelf en de wereld ervaren en ordenen.

Mensen beginnen met de *lichaamsgebonden ordening*. Lichaamsgebonden ordening biedt veiligheid en letterlijk houvast. Door dingen aan te raken en in je mond te stoppen leer je de wereld kennen. Aanvankelijk blijft die wereld strikt beperkt tot het hier en nu. Later worden opeenvolgende ervaringen herkend als vertrouwd. Zo ontstaat voor een baby de mogelijkheid om tot hechting te komen. De verstandelijke ontwikkeling, zoals Piaget die schetst in zijn sensomotorische fase, lijkt hier het uitgangspunt. Maar buiten het verstandelijke speelt ook het emotionele mee: als iemand zich ongemakkelijk voelt, heeft hij de neiging terug te vallen op lichamelijke ordening: het eigen lichaam vastpakken, met de vingers friemelen, zenuwachtige bewegingen maken. Mensen die dit systematisch doen, hebben een tekort aan basale veiligheid.
De *associatieve ordening* heeft te maken met het herkennen van patronen. Aankleden, tandenpoetsen en eten vinden plaats via handelingen die in een vaste volgorde verlopen. Mensen ontlenen hun veiligheid aan vaste patronen. Een aandachtspunt bij Timmers-Huigens is het feit dat zij associatief ordenen noemt wat door anderen als behoefte aan structuur wordt gekenschetst. Dit kan aanleiding geven tot misverstanden.
Structurerend ordenen wil zeggen dat iemand binnen een vaststaande structuur kan gaan variëren. Bij associatief ordenen moet de volgorde bijvoorbeeld bij de maaltijd heel strikt zijn. Eerst een boterham met kaas, daarna een met vlees en dan een beschuit. Bij structurerend ordenen daarentegen kan de volgorde binnen zo'n situatie verschillen. De maaltijd blijft wel aan allerlei vaststaande regels gebonden: bijvoorbeeld het tijdstip en regels, zoals niet weglopen tijdens het eten.
Bij de volgende ordeningsfase, de *vormgevende ordening*, kan iemand zelf zijn omgeving bepalen. Hij kan bijvoorbeeld zelfstandig kleren gaan kopen in een winkel. Bij structurerend ordenen kan – hetzelfde voorbeeld doorvoerend – de persoon wel kiezen uit een aantal kledingstukken dat in een kast ligt, terwijl iemand die associatief ordent niet in staat is om te kiezen. Als iemand vormgevend kan ordenen, is het de vraag of hij wel verstandelijk gehandicapt is.

Daarbij blijft er een verschil bestaan tussen kunnen en aankunnen. Iemand die wel het verstandelijke niveau heeft om iets te *kunnen*, hoeft dat nog niet in verschillende situaties *aan te kunnen*.

De manieren van ervaringsordening worden zichtbaar in natuurlijke situaties, zodat een beeld van het verstandelijke en van het sociaal-emotionele verkregen wordt. Een belangrijk punt hierbij is dat het sociaal-emotionele niveau de hoofdrol zou moeten spelen als het gaat om vragen als: welke eisen mogen aan iemand gesteld worden, wat mag van iemand verwacht worden, en welke manier van communiceren is het meest efficiënt?

Welke conclusies kunnen we nu ten aanzien van Eric trekken? Eric ordent verstandelijk structurerend. Gezinsvervangende leefomgeving met beperkte keuzevrijheid is voor hem geschikt. Begeleide kamerbewoning is voor hem te hoog gegrepen. Zijn lichamelijke ontwikkeling is vergelijkbaar met wat voor zijn kalenderleeftijd gebruikelijk is, zijn emotionele ontwikkeling is misschien vergelijkbaar met die van een puber, maar in situaties van stress valt hij terug op associatief/lichamelijk ordenen. Aanvullende informatie is nodig over zijn zelfbeeld en zijn omgang met anderen (bijv. met die vriendin) om tot een andere bepaling te komen van zijn sociaal-emotionele niveau.

Dit maakt duidelijk dat Timmers-Huigens tevens de weg wijst naar gebieden die verder in kaart gebracht moeten worden.

Tabel 1.2
Ervaringsordening volgens Timmers-Huigens

lichaamsgebonden ordening	**structurerende ordening**
vak 1 – alleen datgene wat onmiddellijk ervaren wordt, heeft betekenis ■ alleen wat hier en nu aanwezig is + dichtbij heeft betekenis	vak 3 – sociale vaardigheden kunnen aangeleerd worden ■ associatiereeksen staan soepel ter beschikking (verinnerlijkt) ■ eenvoudige variatie wordt mogelijk (bijv. puzzelen, kralen rijgen)
vak 2 – prikkels op afstand worden ervaren ■ herkenning van bekende prikkels ■ wederzijds contact	**structurerende ordening** vak 1 – spreken over gisteren/morgen wordt mogelijk ■ meer keuze ontstaat: associatiereeksen kunnen omgebogen worden ■ eigen bouwsels met constructiemateriaal
vak 3 – verzorgingsmomenten worden als vertrouwd ervaren ■ er ontstaat dieper en langduriger contact ■ huilen en lachen wordt communicatief ■ signaalklanken krijgen betekenis	vak 2 – meer langdurige en ingewikkelde karweitjes (bijv. fietsband plakken) ■ tekeningen worden steeds persoonlijker
associatieve ordening vak 1 – hanteren van enkelvoudige associaties ■ gehechtheid aan rituelen ■ (bijna dwangmatig) vaste patronen	vak 3 – begeleid zelfstandig wonen wordt mogelijk ■ zelfstandig een werktaak uitvoeren ■ vrijetijdsbesteding naar behoefte invullen
vak 2 – gewoontehandelingen binnen de verzorgingssfeer kennen ■ spreken in meerwoordszinnen ■ vaste handelingen kunnen aangeleerd worden	**vormgevende ordening** – de persoon schept zelf structuren

1.5 De gezondheidspatronen van Gordon

Veel verpleegkundigen zijn vertrouwd met specifiek verpleegkundige benaderingen waarvan die van de gezondheidspatronen van Gordon een van de bekendste is. Is Gordon bruikbaar in de zorg voor verstandelijk gehandicapten? Toegepast op het voorbeeld van Eric levert Gordon het volgende op:

Rollen- en relatiespatroon
- gewijzigde gezinsprocessen
- verstoorde verbale communicatie
- dreigend geweld
- ouderrolconflict

Seksualiteits- en voortplantingspatroon
- gewijzigde seksuele gewoonten
- seksueel disfunctioneren

Stressverwerkingspatroon
- ineffectieve coping
- defensieve coping

Zelfbelevingspatroon
- zelfbeeld
- gevoel voor eigenwaarde

Waarden- en levensovertuigingenpatroon
- hoe kijk je tegen seksualiteit aan?
- hebben verstandelijk gehandicapten recht op seksualiteit?
- mogen ze zelf beslissen of beslissen anderen voor hen?

Als we deze patronen met elkaar in verband brengen en combineren met kennis van de menselijke ontwikkeling, wordt het mogelijk soortgelijke conclusies te bereiken als via de benadering van Timmers-Huigens. Een belangrijke aanvulling zijn de gezondheidspatronen van Gordon die te maken hebben met het somatische gebied. Zij spelen in het geval van Eric geen hoofdrol.
Met Timmers-Huigens is het goed mogelijk om een beeld te krijgen van cognitieve en sociaal-emotionele aspecten. Somatische aspecten worden echter onderbelicht. Toch is het somatische gebied van essentieel belang in de begeleiding van vele verstandelijk gehandicapten en voor verpleegkundigen is het een kerngebied.

1.6 De verpleegkundige in de verstandelijk-gehandicaptenzorg

Nog even terugkomend op het voorbeeld van Eric is de conclusie dat de hulpvragen vooral op het psychosociale vlak liggen. Is verpleegkundige zorg voor hem niet nodig? Hebben verpleegkundigen iets te zoeken in de verstandelijk-gehandicaptenzorg? Als we de verpleegkundige zorg zouden beperken tot het somatische, lijkt een volgende stap voor de hand te liggen: verpleegkundigen hebben in de verstandelijk-gehandicaptenzorg niets te zoeken sinds het 'medische model' verdwenen is.
Maar die conclusie is zelfs in het ogenschijnlijk gemakkelijke geval van Eric niet volledig overtuigend. De epilepsie en de medicatie daarvoor zijn in het bovenstaande buiten beeld gebleven. Het kunnen bij de begeleiding belangrijke aandachtspunten worden.
Dan is er het feitelijke gegeven dat de kans dat Eric ernstige psychische problemen gaat ontwikkelen vele malen groter is dan bij zijn leeftijdgenoten. Eerst zou meer over Eric bekend moeten zijn, voordat een conclusie als hierboven getrokken mag worden. Niet elke verstandelijk gehandicapte is aangewezen op verpleegkundige hulpverlening, maar een aanzienlijke groep kan zeer gebaat zijn bij verpleegkundige hulpverlening.
Een verstandelijke handicap is het gevolg van een ontwikkelingsstoornis in de vroege jeugd. Daarbij speelt altijd neurologisch disfunctioneren van de neo-cortex een rol. Dat is belangrijk omdat hiermee duidelijk wordt dat verstandelijke handicap altijd een somatische ondergrond heeft.
Maar juist de factor die de verstandelijke handicap veroorzaakt heeft, kan rechtstreeks storend inwerken op het lichamelijke en het sociaal-emotionele domein. Het is meer dan toevallig dat verstandelijke handicap zo dikwijls samengaat met allerlei somatische problemen: epilepsie, spasticiteit, spina bifida, zintuiglijke stoornissen. Basale zorg, zoals wassen, eten, drinken en ontlasting, vraagt veel aandacht.

Minder mogelijkheden tot sociale ontwikkeling zijn aanwezig bij de groep verstandelijk gehandicapten met autisme of daaraan verwante beelden. In bepaalde gevallen kunnen we het onvermogen tot emotionele regulering in verband brengen met neurologisch disfunctioneren. In andere gevallen zijn er problemen ontstaan doordat onvoldoende is tegemoetgekomen aan behoeften op dit gebied, door emotionele verwaarlozing of door verwenning. In deze gevallen is een secundaire stoornis ontstaan.

Door zijn verstandelijke handicap staat de zorgvrager anders in de maatschappij dan anderen. Het gevolg is dat hij het risico loopt niet de specifieke begeleiding te krijgen die hij nodig heeft. Dat zorgt voor nieuwe complicaties, zoals mogelijke onveilige hechting en negatief zelfbeeld. Deze problemen hoeven niet gepaard te gaan met verstandelijke handicap maar verstandelijk gehandicapten lopen wel een verhoogd risico.

De huidige situatie (in het vervolg leefomgeving genoemd) moet zorgvuldig worden afgestemd op de behoeften van de zorgvrager. Maar hoe kunnen die behoeften vastgesteld worden? Als de huidige situatie tekortschiet, kan dat een nieuwe bron zijn voor problemen. Juist de afstemming van de actuele leefsituatie op de behoeften van het individu is de kern van professionele hulpverlening aan verstandelijk gehandicapten.

1.7 SAMENVATTING

Er komt een aantal opmerkelijke feiten naar voren wanneer we nauwkeurig kijken naar individuele verstandelijk gehandicapten.
- Zeker niet alle verstandelijk gehandicapten zijn harmonieus ontwikkeld en vrij van ernstige somatische problematiek.
- Allerlei somatische problemen, zoals zintuiglijke en motorische handicaps en epilepsie, komen zeer frequent voor.

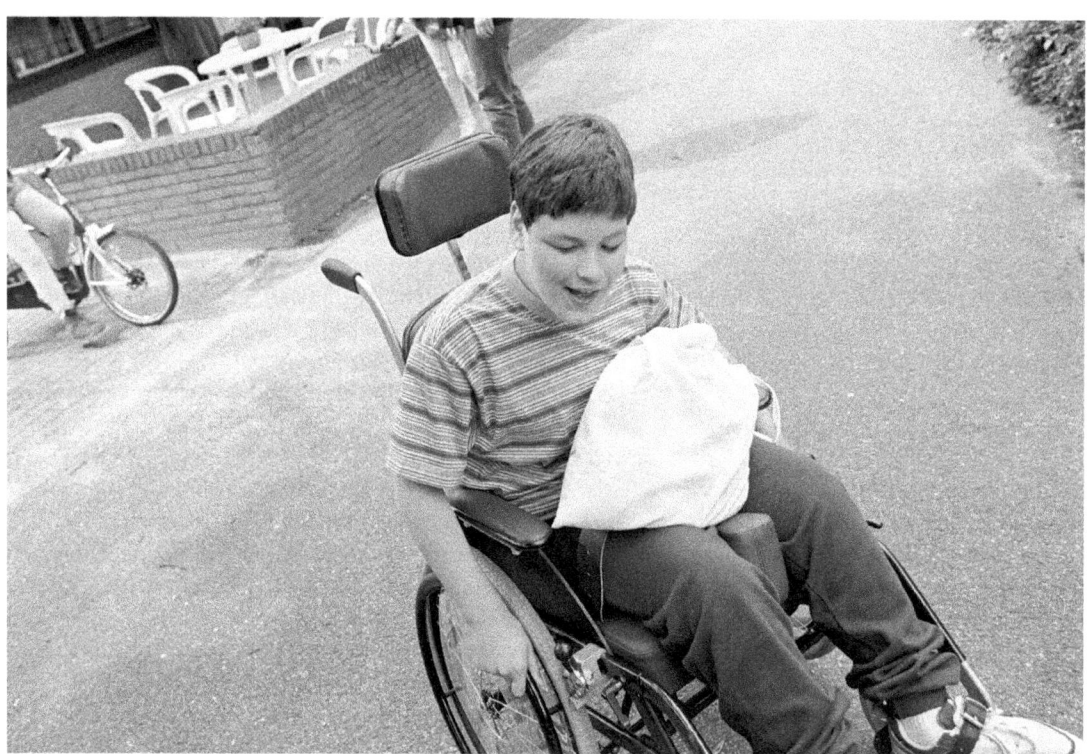

*Afbeelding 1.5
De leefomgeving van de verstandelijk gehandicapte moet zorgvuldig worden afgestemd op zijn behoeften*

- Bij een zeer grote groep verstandelijk gehandicapten komen psychische problemen en/of gedragsproblemen in alle varianten voor.

Somatiek, ontwikkeling en de momentane (op dit ogenblik aanwezige) leefomstandigheden blijken in de verstandelijk-gehandicaptenzorg uiterst belangrijke gebieden te zijn die met elkaar in verbinding staan. Voordat een zorgplan kan worden opgesteld moeten eerst deze drie hoofddomeinen in beeld gebracht worden. Per domein kunnen we een aantal vragen stellen:

- *De ontwikkeling.* Waar is de zorgvrager in zijn ontwikkeling blijven steken, zodat de begeleiding op dat niveau aangepast kan worden?
  Deze vraag kan beantwoord worden aan de hand van Timmers-Huigens en een aantal patronen van Gordon (zelfbelevingspatroon, rollen- en relatiepatroon, stressverwerkingspatroon). Verder zijn er allerlei observatieschalen beschikbaar (zie hoofdstuk 3).
- *De somatiek.* Zijn er vanuit de somatische kant bepaalde aandachtspunten?
  Naast kennis van syndromen bieden de somatisch gerichte patronen van Gordon hier houvast.
- *De leefomgeving.* Wat voor leven heeft de zorgvrager, gezien de conclusies die getrokken zijn ten aanzien van de eerste twee domeinen? Komt de huidige leefomgeving tegemoet aan de hulpvraag? Welke veranderingen zijn geïndiceerd?

De hulpvraag van verstandelijk gehandicapten blijkt vaak complex te zijn. Het is een kluwen van interacterende (op elkaar inwerkende) somatische en psychosociale factoren.
De verpleegkundige kan een spilfunctie vervullen zowel op het gebied van het vaststellen van de hulpvraag als op het gebied van het primaire proces: het verlenen van de directe zorg. Haar betrokkenheid bij het direct verlenen van zorg, het primaire proces, hoeft niet ter discussie te staan. Maar ook bij het vaststellen van de zorgbehoefte kan zij node gemist worden, omdat:
- de combinatie van praktijkkennis en via de opleiding verworven deskundigheid het haar mogelijk maakt:
  - gericht gegevens te verzamelen
  - te signaleren wanneer (aanvullend) advies van specialisten nodig is
  - een binnen een multidisciplinair overleg overeengekomen begeleidingsplan op praktische uitvoerbaarheid te beoordelen;
- het vaststellen van de centrale hulpvraag en het afleiden van prioriteiten wat betreft afgeleide hulpvragen niet voorbehouden kan worden aan de medische noch aan de psychosociale deskundigen. De complexiteit van de diagnostiek waarbij zelfs de beste tests en de degelijkst opgestelde diagnosesystemen er onvoldoende in slagen het individuele, soms hyperindividuele, van menig verstandelijk gehandicapte in beeld te brengen, maakt de inbreng van doordachte praktijkervaring onontbeerlijk.

In de volgende hoofdstukken zal de in dit hoofdstuk aangeboden oriënterende kennis worden uitgediept. Hoofdstuk 2 bevat een overzicht van allerlei complicaties die zich samen met verstandelijke handicap kunnen voordoen. Hoofdstuk 3 gaat in op de problemen die zich voordoen als de hulpvraag vastgesteld moet worden. Hoofdstuk 4 behandelt de basale begeleiding, terwijl de hoofdstukken 5, 6 en 7 de specifieke begeleiding aan de orde stellen. Het afsluitende hoofdstuk 7 geeft een overzicht van het voorzieningennetwerk en van de wettelijke regelingen.

OPDRACHTEN

A

1. Houd een aantal straatinterviews. Vraag of mensen weten wat verstandelijk gehandicapten zijn, wat ze van deze mensen vinden en hoe er voor hen gezorgd moeten worden. Ondervraag mannen en vrouwen en mensen van verschillende leeftijdscategorieën. Vergelijk de antwoorden.

2. Ga na hoe in de loop van de geschiedenis de eisen die aan de leefgroepmedewerkers gesteld worden, veranderd zijn.

3. In paragraaf 1.1.6 staat een verzonnen gesprek tussen een voor- en een tegenstander van normalisering.
   - Ga precies na welke argumenten over en weer gehanteerd worden.
   - Welke argumenten kun je bij elk van de twee standpunten zelf verzinnen?
   - Probeer op grond van een afweging van de verschillende argumenten een eigen standpunt te formuleren.

4. In de tekst is naar voren gekomen hoe termen voor verstandelijk gehandicapten na verloop van tijd veranderen. Bedenk zelf drie nog niet-gebruikte termen voor deze groep mensen, die zo weinig mogelijk tijdgebonden lijken te zijn.

5. Discussieer met medecursisten over de vraag in hoeverre verstandelijk-gehandicaptenzorg verpleegkundige zorg is. Probeer, voordat je met de discussie begint, eerst zo nauwkeurig mogelijk te beschrijven wat volgens jou precies verpleegkundige zorg is.

B

1. Ga inhoudelijk en op grond van semantiek na of de argumentatie voor het gebruik van termen als achterlijk, idioot, zwakzinnig, oligofreen, geestelijke handicap en verstandelijke handicap valide is. Je kunt hiervoor bijvoorbeeld in de bibliotheek het Groot Woordenboek der Nederlandse Taal (Van Dale) raadplegen.

2. Maatschappelijke ontwikkelingen gaan vaak vooraf aan ontwikkelingen in de zorg voor verstandelijk gehandicapten. Maak een overzicht van de geschiedenis over de afgelopen tweehonderd jaar en laat zien hoe die ontwikkelingen de opvattingen over zorg bepaald hebben.

3. Onderzoek in hoeverre de verpleegkundige theorie van Roy geschikt is om de verstandelijk-gehandicaptenzorg te benaderen. Analyseer overeenkomsten en verschillen met Timmers-Huigens en Gordon.

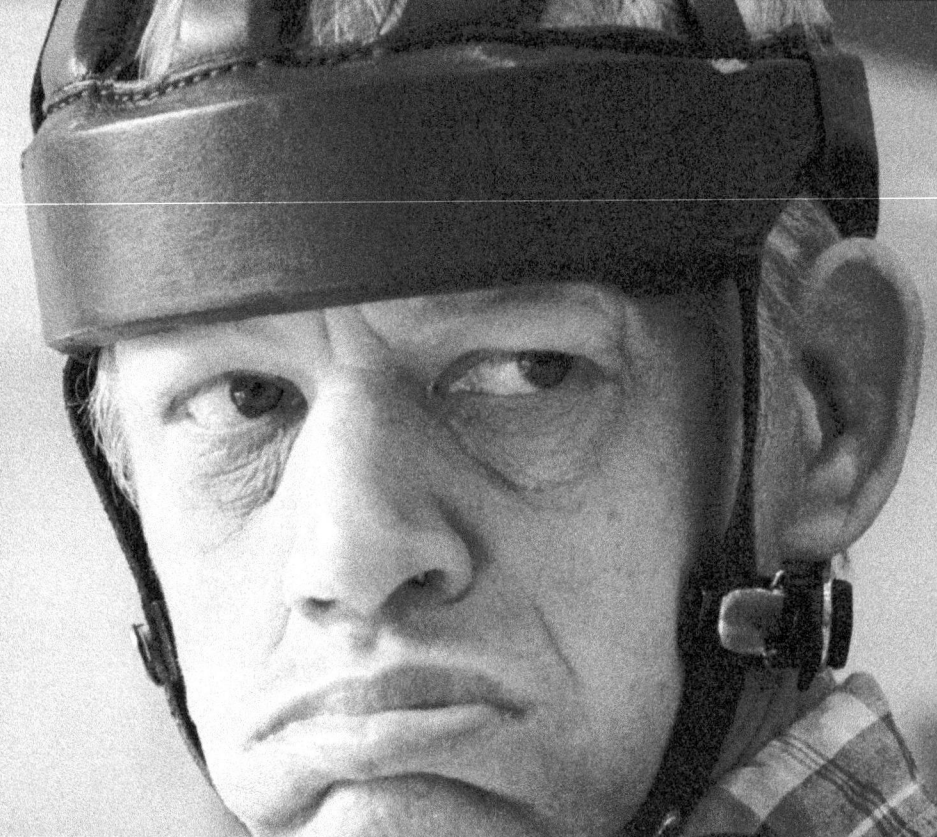

HOOFDSTUK 2

VEEL VOORKOMENDE COMPLICATIES

LEERDOELEN

Na bestudering van hoofdstuk 2 kan de student:
- uiteenzetten welke somatische complicaties veelvuldig voorkomen bij verstandelijk gehandicapten
- van belangrijke somatische complicaties als epilepsie, spina bifida, en motorische en zintuiglijke stoornissen aangeven hoe deze tot uiting komen bij verstandelijk gehandicapten
- de syndromen beschrijven die vaak samengaan met verstandelijke handicap
- uiteenzetten welke factoren psychische stoornissen kunnen veroorzaken bij verstandelijk gehandicapten
- beschrijven hoe verschillende psychische stoornissen tot uiting kunnen komen bij verstandelijk gehandicapten.

Dit hoofdstuk bevat informatie over een aantal specifieke complicaties die bij verstandelijk gehandicapten veel voorkomen. In het vorige hoofdstuk zijn drie domeinen besproken die essentieel zijn voor de begeleiding van verstandelijk gehandicapten: het somatische domein, het ontwikkelingsdomein en het domein van de huidige leefsituatie. We kunnen deze domeinen onderscheiden, maar niet scheiden. Op tal van manieren beïnvloeden ze elkaar.

Bij de bespreking van de bijkomende problemen kan die domeinenordening enige overzichtelijkheid bieden. Uit de bespreking zal blijken dat bij verstandelijk gehandicapten de kans op extra complicaties buitengewoon groot is. Hoe de handicap met bijkomende problemen zich in een bepaalde persoon manifesteert is zeer complex en vaak ondoorzichtig. Het gaat in dit hoofdstuk overigens wel om complicaties die lang niet bij alle verstandelijk gehandicapten voorkomen. Bovendien kan de ernst van de problematiek per persoon sterk verschillen.

De gehanteerde indeling in drie domeinen neemt de veronderstelde oorzaak van het probleem als uitgangspunt. We noemen een degelijke aanpak 'etiologisch' (gebaseerd op de oorzaak). Deze werkwijze is niet vanzelfsprekend. Zoals eerder gesteld is, kunnen we de drie factoren nooit los van elkaar zien. Op vaak ondoorgrondelijke wijze staan ze met elkaar in wisselwerking: ze interacteren, dat wil zeggen: ze beïnvloeden elkaar voortdurend.

De gekozen indeling kan twee suggesties oproepen:
– het lijkt of geheel bekend is wat nu precies wat veroorzaakt
– kennis van de oorzaak suggereert dat daardoor ook helder is hoe met het probleem moet worden omgegaan.

Beide suggesties zijn ten dele onjuist. In werkelijkheid bestaan er slechts eilandjes van kennis in een zee van onwetendheid. In veel gevallen geeft kennis over de oorzaak van een probleem geen steun voor de begeleiding of oplossing van het probleem. Waarom is toch gekozen voor een etiologische aanpak?

De volgende argumenten waarover uiteraard discussie mogelijk is, kunnen voor de gekozen werkwijze aangevoerd worden:
– In behoorlijk wat gevallen is het zonneklaar dat de problematiek is terug te brengen naar één domein. Daaruit kunnen we dikwijls conclusies trekken ten aanzien van de begeleiding of behandeling. Bijvoorbeeld: epilepsie heeft een organische basis, het beeld ontstaat bepaald niet door emotionele verwaarlozing. 'Gentle teaching' ligt hier niet voor de hand, medicatie wel.
– In andere gevallen is er een sterk vermoeden op welk domein het probleem teruggebracht kan worden. In die zin weerspiegelt de hier gegeven uitwerking huidige opvattingen.
– Een benadering die van het begin af aan rekening zou houden met de volle complexiteit van de werkelijkheid leidt tot een brij die niet te bevatten is. De hier gekozen aanpak is niet zonder bezwaren, maar maakt het de lezer wel mogelijk in een later stadium, door ervaring gerijpt, nuances aan te brengen en tot een eigen oordeel te komen.
– Kennis van mogelijke oorzaken en veronderstellingen daarover vormen een rijke bron om uit te putten voor de diagnostische discussie (zie hoofdstuk 3) en het vervolgens bepalen van de keuze voor een bepaalde behandeling of omgangsstrategie. Zo kan als

vuistregel gehanteerd worden: hoe meer de problematiek door een organische achtergrond wordt bepaald, hoe meer omgangsstrategieën de voorkeur verdienen boven behandelstrategieën (zie hoofdstuk 5).

Om de tekst van dit hoofdstuk goed te kunnen begrijpen wordt enige medische en psychiatrische kennis verondersteld. Bij de nu volgende bespreking komt het somatische domein uitvoerig aan de orde bij de onderdelen 'bijkomende somatische problematiek' en 'organisch gekleurde beelden leidend tot typisch gedrag'. Ten slotte komen alle domeinen (somatiek, ontwikkeling en leefomgeving) aan bod bij het onderdeel 'psychische stoornissen'.

2.1 Bijkomende somatische problematiek (somatisch domein onderdeel 1)

Bij dit onderdeel gaat het om allerlei somatische afwijkingen die in veel gevallen samengaan met verstandelijke handicap. Aan de orde komen onder andere: epilepsie, spina bifida, spastische stoornissen en zintuiglijke stoornissen. Het betreft duidelijk zaken die binnen het somatische domein vallen.

Verstandelijke handicap is geen ziekte, het is de aanwezigheid van een blijvende beperking die wel het gevolg kan zijn van een ziekte of een beschadiging. Het is overigens wel zo dat verstandelijk gehandicapten een aanzienlijk grotere kans hebben op bijkomende somatische problemen dan andere bevolkingsgroepen. Op dit gebied is een verhoogde kwetsbaarheid aanwezig. Een illustratie daarvan zijn de specifieke complicaties die de in hoofdstuk 1 besproken ziektebeelden met zich meebrengen.

2.1.1 Pijn

Er staan veel mogelijkheden ter beschikking om pijn te bestrijden, maar daarnaast moet de hulpverlening zich richten op het communiceren over pijn. Het achterhalen van pijnbronnen is vooral bij de ernstig en diep-verstandelijk gehandicapten een belangrijk aandachtspunt. Het gaat om het leren herkennen van signalen waarmee een bepaalde zorgvrager op pijn reageert. Die signalen zijn individueel en kunnen bijvoorbeeld zijn: een tamelijk abrupte gedragsverandering, zelfverwonding of ander probleemgedrag. Bij het

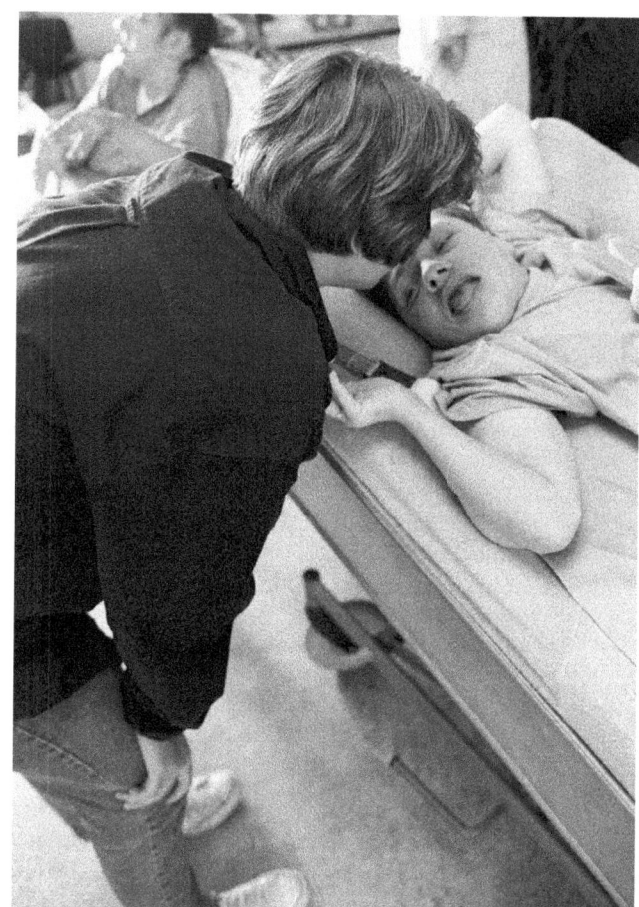

Afbeelding 2.1
Het achterhalen van pijnbronnen is vooral bij ernstig en diep-verstandelijk gehandicapten een belangrijk aandachtspunt

vermoeden dat iemand pijn heeft, is het vanzelfsprekend dat onmiddellijk ingegrepen wordt. Let vooral op kiespijn, middenoorontsteking, menstruatiepijn en moeilijk vast te stellen pijn, zoals hoofdpijn en rugpijn.

2.1.2 Epilepsie

Epilepsie kan worden beschouwd als een vaste combinatie van verschijnselen die optreedt als reactie van het zenuwstelsel op een bepaalde prikkeling. Omdat deze heel vaak samengaat met een verstandelijke handicap (in elke groep zijn wel een paar mensen met epilepsie) is het een zaak die veel aparte aandacht vraagt. Begeleidingsplannen moeten gericht zijn op het voorkómen van insulten en op het adequaat ermee omgaan als deze toch plaatsvinden. De verpleegkundige zal scherp moeten observeren en nauwkeurig moeten rapporteren. Dat geldt ook voor de reactie van de zorgvrager op bepaalde medicatie.

Epilepsie komt in verschillende vormen voor. De oorzaak is in alle gevallen afwijkende elektrische ontlading in de hersenen. Er bestaat een onderscheid tussen partiële en gegeneraliseerde aanvallen. Bij een partiële aanval is een deel van de hersenen betrokken terwijl een gegeneraliseerde aanval zich vanuit één plek uitbreidt naar andere hersendelen.

Gegeneraliseerde epilepsie

De gegeneraliseerde epilepsie komt in de volgende vormen voor:

Primaire gegeneraliseerde epilepsie

Hieronder vallen de tonisch-klonische aanval (grand mal) en de absences.
De *tonisch-klonische aanval* begint met bewusteloosheid, gevolgd door een tonische fase die ongeveer twintig seconden duurt. Een tonische aanval bestaat uit een stijfkramp waarbij de armen in licht gebogen toestand even naar voren kunnen worden gestrekt of de rugspieren zich opeens aanspannen. De tonische fase wordt gevolgd door een klonische fase waarbij symmetrische spiertrekkingen in armen en benen optreden. Omdat de kauwspieren ook meedoen kan tongbeet optreden.
Een niet-stoppende reeks van kort op elkaar volgende tonisch-klonische aanvallen wordt *status epilepticus* genoemd. In zo'n geval moet direct geïntervenieerd worden (door injecteren van een spierontspannend middel). In een aantal gevallen gaat aan een tonisch-klonische aanval een 'aura' vooraf: een verandering van bewustzijn, een vreemd gevoel dat vanuit buik of borst opstijgt naar het hoofd.
Absences zijn kortdurende perioden van bewustzijnsverlies. De duur kan variëren tussen de drie en dertig seconden. Tussen het vierde en twaalfde jaar treden ze het meest op, daarna nemen ze meestal af. Na de absence is het bewustzijn weer volledig aanwezig.

De secundaire vorm van gegeneraliseerde epilepsie

Deze aanvallen treden op bij diffuse hersenbeschadigingen, die bijvoorbeeld kunnen ontstaan door zuurstofgebrek tijdens de geboorte. Ze komen veel voor bij verstandelijk gehandicapten met bijkomende motorische handicaps. De uitingsvorm kan variabel zijn, onder andere zeer kort het bewustzijn verliezen en plotseling voor- of achterovervallen (valaanvallen) en tonische aanvallen.

Partiële epilepsie

Partiële epilepsie valt uiteen in de volgende beelden:

Simpele partiële epilepsie

Hierbij bestaat de aanval uit schokkende bewegingen die zich uitbreiden, meestal vanuit de hand naar de schouder en soms vervolgens naar een lichaamshelft.

Psychomotorische aanval

Deze aanvallen noemt men ook wel temporele aanvallen. Ze gaan vaak gepaard met 'aura'. Het gezicht tijdens de aanval is bleek, met een starende blik. De persoon begint zinloze bewegingen te maken als wrijven, plukken, slikbewegingen en smakken.

Over het algemeen wordt aangenomen dat epilepsie de kans op gedragsproblematiek vergroot. Die gedragsproblemen vallen in twee categorieën uiteen:
- gedragsproblemen die regelrecht met epilepsie in verband staan. Vóór een toeval kan iemand met epilepsie verwardheid, geïrriteerdheid en explosies van agressie

vertonen. Tijdens een toeval kunnen er automatische, stereotiepe bewegingen optreden, samen met desorganisatie van stemming en hallucinaties.
- gedragsproblemen die in verband staan met anti-epileptische medicatie. Anti-epileptische medicatie zou in bepaalde gevallen psychotisch gedrag kunnen opwekken. Van barbituraten is bekend dat zij kunnen leiden tot hyperkinetische (overbeweeglijke) gedragingen.

2.1.3 Hydrocephalus

Waterhoofd of hydrocephalus is een aandoening die in veel gevallen samengaat met verstandelijke handicap. Naast een te grote hoofdomvang, een vergrote fontanel en een sterke veneuze tekening op het voorhoofd, doet zich het zogenaamde 'ondergaande zon'-verschijnsel voor. De ogen worden gedeeltelijk bedekt door het onderste ooglid, waardoor boven het oog veel oogwit zichtbaar is.
Hydrocephalus is een afwijking in de circulatie van het hersenvocht (liquor). Via het aanleggen van een drain kan het overtollige hersenvocht worden afgevoerd.

2.1.4 Spina bifida

Bij spina bifida (open rug) is vroeg in de zwangerschap een stoornis opgetreden waarbij de buis waaruit het zenuwstelsel zich vormt aan de achterzijde niet goed is gesloten. Het bedekkende weefsel (bot, vliezen en huid van de rug) blijft over het algemeen open.
Verstandelijk gehandicapten met spina bifida hebben meestal ook hydrocephalus. De afwijking in het hersenvocht is dan de directe oorzaak van de hersenbeschadiging.
Spina bifida kan in verschillende gradaties voorkomen. Naast de duidelijk zichtbare vorm (spina bifida aperta) bestaat er een vorm waarbij de huid over de open rug heen gegroeid is waardoor het beeld niet direct zichtbaar is (spina bifida occulta). In het laatste geval mag niet de fout gemaakt worden een zindelijkheidstraining te beginnen. Dat is bij deze mensen niet haalbaar. Er wordt wel geëxperimenteerd met een zogenaamde rugprikkelaar: de uitgevallen zenuwfuncties worden daarbij kunstmatig vervangen door elektrische stroomsignalen.

2.1.5 Hormonale problemen

Stemmingswisselingen kunnen mede bepaald worden door hormonale invloeden. Het staat vast dat de menstruele cyclus invloed heeft op de stemmingen van de vrouw. Ook tijdens de overgang zijn gedragsveranderingen mogelijk. In het geval van vrouwelijke zorgvragers is het een aspect dat niet over het hoofd gezien mag worden.

VOORBEELD

Mevrouw H. (48 jaar) is de laatste tijd moeilijk te begeleiden. Het ene moment is ze poeslief, het andere moment is ze niet te hanteren. Ze trekt groepsgenoten de haren uit en spuugt naar hen. Als na afloop van dit soort incidenten met haar gepraat wordt, is ze in tranen en belooft ze plechtig het niet meer te doen. Binnen de groep heeft ze de reputatie opgebouwd gevaarlijk te zijn. Een bepaalde bewoonster (op wie ze het in het bijzonder voorzien heeft) is de instorting nabij. De groepsleiding vindt dat het zo niet langer kan. Er volgt een bewonersbespreking waarin de arts de ontstane problemen in verband brengt met de overgang.

2.1.6 Motorische stoornissen

Motorische stoornissen komen bij verstandelijk gehandicapten heel vaak voor. De ontwikkeling van de motoriek verloopt over het algemeen vertraagd. Bij velen blijft de motoriek houterig en blijft een verfijnde oog-handcoördinatie uit.
Stoornissen in de motoriek kunnen het gevolg zijn van te lage spierspanning (hypotonie). Bij de bespreking van de syndromen van Down en van Prader Willi is dit reeds aan de orde geweest. Lage spierspanning kan de achtergrond vormen voor verpleegproblemen, zoals obstipatie en slikmoeilijkheden.
Bij verlammingen, waaronder spasticiteit, is er ook sprake van afwijkingen in de spierspanning. Zowel hypotonie (te weinig spanning) als hypertonie (te veel spanning) komen voor.

Een andere categorie betreft de onwillekeurige spierbewegingen:
- *Chorea*: plotselinge onregelmatig schokkende bewegingen die vooral optreden in ledematen en romp, soms in het gezicht.
- *Athetose*: heftige voortdurende onwillekeurige bewegingen die soms een vloeiend karakter lijken te hebben.
- *Choreoathetose*: een combinatie van chorea en athetose.

Bij het optreden van onwillekeurige spierbewegingen kan het ook gaan om de bijwerkingen van psychofarmaca, vooral van neuroleptica.

Spasticiteit, een veel voorkomende bijkomende handicap, bestaat in verschillende vormen:
- *Quadriplegie*: zowel armen als benen zijn gestoord. Verschijnselen als hoge reflexen en 'knipmesfenomeen' kunnen samengaan met rigiditeit (verhoogde spierspanning tijdens de gehele passieve beweging).
- *Diplegie*: de benen zijn sterker gestoord dan de armen. De stoornis is over het algemeen dubbelzijdig, maar kan ook asymmetrisch zijn. Indien bijna uitsluitend de benen aangedaan zijn, spreken we wel van *paraplegie*. De kans op verstandelijke handicap is in dat geval kleiner.
- *Hemiplegie*: een stoornis waarbij aan één zijde een arm en een been motorisch gestoord zijn.

Spasticiteit gaat gepaard met een aantal somatische problemen:
- *Contracturen*. Doordat gewrichten steeds in een bepaalde stand staan kunnen zij gaan vastzitten. Dat gebeurt als bijvoorbeeld de buigspieren van de arm de strekspieren overheersen. Vooral bij ellebogen, heupen en knieën kunnen zich contracturen voordoen.
- *Botontkalking*. Het gebrek aan beweging leidt tot ontkalking van botten, met verhoogd risico op botbreuk. De kalk verdwijnt in het bloed waardoor zich stenen in de urinewegen kunnen vormen.

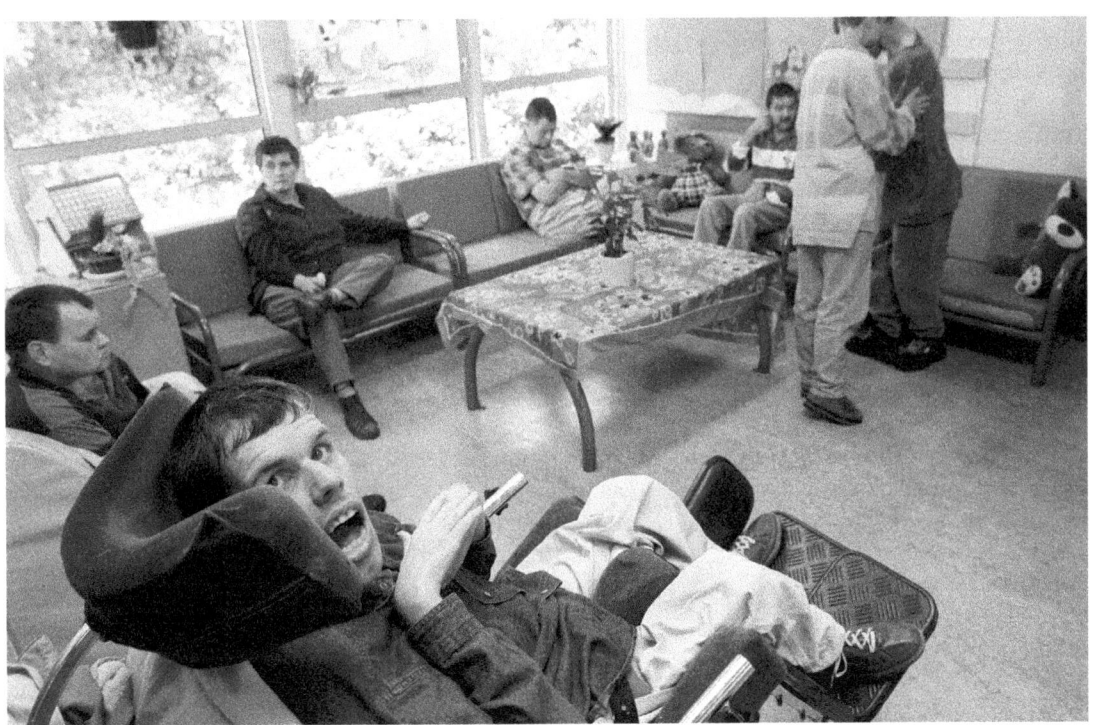

Afbeelding 2.2 Spasticiteit is een veel voorkomende bijkomende handicap

- *Heupluxatie*. De neiging van spastische kinderen om met de benen te gaan scharen zorgt voor een extra belasting van de heupgewrichten. Daardoor dreigt de heupkop uit de heupkom te worden getrokken. Een luxatie is pijnlijk en maakt de verzorging extra moeilijk.
- *Scoliose*. Bij een scoliose trekt de ruggengraat krom naar links of rechts door een ongelijkmatige spierkrachtwerking. Scoliose gaat in veel gevallen tevens gepaard met een kromme rug: *kyfose*. Het gecombineerde beeld heet *kyfoscoliose*.
- *Gestoorde mond- en slikmotoriek*. Het kauwen, slikken en spreken is vaak moeilijk voor spastische mensen. De reflexmatige werking van keel en verhemeltespieren kan gestoord zijn, waardoor er grote kans is op verslikking. Daarbij functioneert ook de slokdarmspier niet optimaal, hetgeen leidt tot opeenhoping van voedsel achter in de keel en braakneigingen. De kans op slokdarmproblemen, zoals brandend maagzuur in de slokdarm, is buitengewoon groot. Dit verschijnsel heet: *gastro-oesofageale reflux* (zie par. 2.1.9).

Spreken gaat vaak moeizaam en dat geldt ook voor hoesten. Doordat slijm moeilijk opgehoest kan worden, komt het gemakkelijk vast te zitten.

2.1.7 Zintuiglijke problemen

Ons contact met de wereld geschiedt via de zintuigen. Iemand die onvoldoende ziet of hoort, leeft daardoor in een beperkte wereld. Naast een algemene welzijnsvermindering is het gevolg dat zo iemand ook slechter kan volgen wat zich afspeelt. Zeker bij ouder wordende instituutsbewoners moeten we hierop attent zijn. Bij de begeleiding van diepverstandelijk gehandicapten doen zich ten minste twee problemen voor:
- Het is niet eenvoudig om vast te stellen in hoeverre er sprake is van een verminderd gezichts- of gehoorvermogen. Specialistisch onderzoek is noodzakelijk, maar brengt niet in alle gevallen de gewenste duidelijkheid.
- Het dragen van brillen en gehoorapparaten is vaak moeilijk aan te leren. Via een op gedragsmodificatie gebaseerde training is dit in sommige gevallen mogelijk.

Een aantal syndromen, zoals het syndroom van Usher, gaat gepaard met verslechterend gezichtsvermogen. Vroegtijdige onderkenning is cruciaal.

Gezichtsstoornissen

Of de verstandelijke handicap nu voor, tijdens of na de geboorte is ontstaan, in alle gevallen kunnen gezichtsproblemen voorkomen. Zo kunnen erfelijke ziekten en chromosoomafwijkingen de achtergrond vormen voor problemen rond het zien. Daarnaast kunnen infectieziekten tijdens de zwangerschap, bijvoorbeeld rode hond, oogafwijkingen veroorzaken. Ook als de handicap na de geboorte is ontstaan, kan het gezichtsvermogen aangetast zijn, bijvoorbeeld als extra complicatie bij hersenvliesontsteking. In een beperkt aantal gevallen van ernstige automutilatie zijn de gezichtsproblemen het gevolg van zelfverwondend gedrag. De volgende afwijkingen kunnen voorkomen:
- een beschadigde oogzenuw
- vertroebeling van de ooglens (cataract)
- afwijkingen in de vorm van het oog en daarmee samenhangende hoge druk op de oogbol (glaucoom).

Bij spastici en mensen met het Down-syndroom komt scheelzien regelmatig voor. Dit hangt meestal samen met het disfunctioneren van de oogspieren. Het gevolg is het ontstaan van een dominant en een 'lui' oog. Een aangetast gezichtsvermogen kan ook veroorzaakt zijn door medisch ingrijpen (iatrogeen). Kinderen die bij en na de geboorte ademhalingsproblemen hebben – en dat geldt voor veel verstandelijk gehandicapten – krijgen extra zuurstof toegediend. Een teveel aan zuurstof leidt tot gezichtsproblemen.
Bij blinde personen kan typisch gedrag voorkomen: extra bewegingen, voortdurend van voren naar achteren bewegen van de romp, het met de vinger op de oogbol of in de oogkas drukken (dit zou lichtflitsjes opleveren). Deze typische gedragingen heten 'blindismen'.

Gehoorstoornissen

Gehoorstoornissen vallen in twee groepen uiteen: geleidingsstoornissen en perceptiestoornissen.

Geleidingsstoornis

Een geleidingsstoornis heeft te maken met een mechanisch probleem waarbij het geluid niet optimaal doorgegeven wordt aan het middenoor. Het middenoor zelf is intact. Een geleidingsstoornis kan ontstaan door verstoppingen. Middenoorontstekingen komen vaak voor. Ook kan door herhaalde neusverkoudheden of ontstoken amandelen de buis van Eustachius te veel worden afgesloten, waardoor luchtdrukverschil ontstaat tussen buitenlucht en koepelholte. Dan ontstaat het zogenaamde 'glue ear'. Het trommelvlies wordt daardoor naar binnen gedrukt waardoor de lagere tonen niet meer goed opgevangen worden. Dit gaat samen met een opeenhoping van vocht in de trommelholte die indikt en stijfheid veroorzaakt in het middenoor. Soms worden buisjes in het trommelvlies gezet om zo een gelijke luchtdruk te herstellen binnen en buiten het oor.

Perceptiestoornis

Perceptiestoornissen leveren zeer grote en blijvende gehoorproblemen op. Bij de perceptiestoornis is er een afwijking of beschadiging in het binnenoor, aan de gehoorzenuw of in hersenen die met horen te maken hebben.

2.1.8 Hartproblemen

Hartproblemen kunnen veroorzaakt worden door overbelasting. Daarbij kunnen hypertensie, aangeboren hartgebreken, klepgebreken en na een hartinfarct verworven beschadigingen een rol spelen.
Bij mensen met het syndroom van Down komen vaak hartproblemen voor. Deze zijn te herkennen aan de volgende verschijnselen:
- een tekort aan uithoudingsvermogen
- cyanose (blauwe verkleuring van huid en slijmvliezen)
- trommelstokvingers (het laatste vingerkootje is aanzienlijk verdikt)
- horlogeglasnagels; deze vertonen zowel in lengterichting als in dwarsrichting een bolle vorm, enigszins lijkend op het glas van een ouderwets horloge.

2.1.9 Gastro-oesofageale reflux

Uit onderzoek blijkt dat gastro-oesofageale reflux veel voorkomt bij verstandelijk gehandicapten. Hiervoor is dit verschijnsel reeds ter sprake gekomen als een complicatie bij spasticiteit. Ook bij syndromen als Angelman en Cornelia de Lange is een verhoogd risico aanwezig.
Wat is gastro-oesofageale reflux?
Voedsel en drank komen via de slokdarm (oesofagus) in de maag. De slokdarm, een gespierde buis van ongeveer 25 cm, is aan de binnenkant met slijmvlies (mucosa) bekleed. Op de plek waar de slokdarm in de maag uitkomt, zorgt een ronde sluitspier (gastro-oesofageale sfincter) ervoor dat de maaginhoud niet kan terugvloeien in de slokdarm. Dat moet worden voorkomen omdat maagzuur schadelijk is voor de slokdarm. Als de sluitspier niet goed functioneert, komt er wel maagzuur in de slokdarm. Men spreekt dan van gastro-oesofageale reflux. De persoon heeft dan last van 'brandend maagzuur', een brandend gevoel in het midden van de borst dat bij beweging verergert.
Als de situatie aanhoudt, ontstaan er bloedingen of 'zweren' in het slijmvlies. Er treedt littekenvorming op, de flexibiliteit van de slokdarm wordt aangetast, waardoor slikken steeds moeilijker wordt.
Braken, voedselweigering, vermagering, bloedarmoede, bloed bij de ontlasting, luchtweginfecties en onrustig gedrag kunnen het gevolg zijn van gastro-oesofageale reflux.
Bij de meeste verstandelijk gehandicapten kan de diagnose gesteld worden door nauwkeurige observatie van de klachten. Bij twijfel kan een endoscopie overwogen worden. Hierbij wordt via een buis de slokdarm van binnen bekeken. Gezien de belasting die dat met zich meebrengt, moet hier niet te snel toe besloten worden.

2.10 Schildklierafwijkingen

De schildklier, een klein maar invloedrijk orgaan, is betrokken bij de regeling van de stofwisseling (metabolisme) en het normaal functioneren van de hersenen. Dat doet de schildklier door jodiumhoudende stoffen af te scheiden.
Verstandelijk gehandicapten, vooral vrouwen, lopen een verhoogd risico om schildklierafwijkingen te krijgen. Twee varianten komen veel voor:

- *Hypothyreoïdie*. Hierbij is de stofwisseling vertraagd. Symptomen kunnen zijn: koude voeten, droge huid, trage polsslag, gewichtstoename, obstipatie en vermoeidheid.
- *Hyperthyreoïdie*. Hierbij treden op: transpireren, gewichtsverlies, hartkloppingen en gejaagdheid.

De diagnose kan vrij eenvoudig gesteld worden door bloedonderzoek.

Met klem moet erop gewezen worden dat schildklierafwijkingen grote invloed kunnen hebben op het psychisch functioneren. De schildklier reguleert immers ook de stofwisseling in de hersenen. Naast de hierboven aangegeven symptomen kunnen er psychiatrische symptomen optreden, in het bijzonder stemmingsstoornissen. Als psychische stoornissen vermoed worden, moet dan ook altijd de vraag gesteld worden: hoe functioneert de schildklier?

VOORBEELD

Lucy (40 jaar) woont in een gezinsvervangend tehuis. Vroeger heeft ze perioden gekend waarin ze in de war was. Nu heeft ze last van stemmingsstoornissen, vooral depressieve buien. Ze verwondt zichzelf door met scherpe voorwerpen haar polsen te beschadigen. Ze slikt, 'om rustig te worden in haar hoofd', Risperdal®. Ze heeft erg veel last van obstipatie en dik worden. Als de toestand verergert, wordt ze doorverwezen naar een psychiater. Deze gaat ervan uit dat het overgewicht een bijwerking is van de Risperdal® en stelt voor het gebruik ervan af te bouwen. De psychiater neemt de volgende diagnostische veronderstelling als uitgangspunt: borderline-achtig beeld met depressieve kenmerken. Lucy krijgt nu een antidepressivum te slikken. Er treedt een aanzienlijke verbetering op. Aanvullend laat de psychiater ook de schildklierfunctie onderzoeken. Er wordt een ernstige hypothyreoïdie geconstateerd. Ter bestrijding hiervan wordt Thyrax® voorgeschreven. Als de verbetering verder doorzet, wordt het antidepressivum afgebouwd.

2.2 Organisch gekleurde beelden leidend tot typisch gedrag (somatisch domein, onderdeel 2)

Hierbij gaat het om gevallen waarbij de beschadiging of organische afwijking regelrecht leidt naar specifieke hulpvragen of typisch gedrag. Daarnaast worden gevallen besproken waarbij het voor iemand vanwege een neurologisch defect moeilijk wordt om zich in de wereld te handhaven. De eisen die het leven of de levensomstandigheden met zich meebrengen worden bijvoorbeeld als zó beangstigend ervaren, dat er bijna steeds hardnekkig en vaak lastig te bestrijden probleemgedrag ontstaat. Dit onderdeel valt, evenals het voorgaande, onder het somatische domein.

Het is voor iemand niet eenvoudig als hij met bepaalde neurologische afwijkingen door het leven moet gaan. Als reactie kunnen er allerlei gedragsproblemen ontstaan, onder andere zelfverwonding en agressie. Dit soort gedragingen komt voor bij een aantal syndromen die reeds besproken zijn: het fragiele-X-syndroom, het Prader-Willi-syndroom, het Angelman-syndroom, het Lesch-Nijhan-syndroom, het Cornelia de Lange-syndroom, het Cri du chat-syndroom en tubereuze sclerose. (Zie hoofdstuk 1 voor een beschrijving van specifieke gedragingen die samengaan met deze syndromen.)

Naast de syndromen die altijd gepaard gaan met verstandelijke handicap, zijn er ook beelden die zeer regelmatig, maar niet in alle gevallen, een verstandelijke handicap tot gevolg hebben. Deze beelden, die veelal gedragsproblematiek opleveren, krijgen nu aandacht. Het is opvallend dat de organische oorzaak waarschijnlijk niet direct leidt tot specifieke (gedrags)problemen, maar wel indirect doordat de zorgvrager te wankel in de wereld staat. Er zijn twee redenen om deze aparte groep te onderscheiden van de eerste groep:
- Niet in alle gevallen gaat een bepaald beeld samen met een bepaalde psychiatrische problematiek. Er is dus blijkbaar een zekere ruimte. Voor de begeleiding is dit een belangwekkend gegeven.
- De problemen die samengaan met een vastgestelde organische achtergrond uiten zich verschillend. Als er verschil is in reactie, moet het verband tussen het basale probleem en het psychiatrische probleem losser zijn dan

in de gevallen waarbij steeds een vast, voorspelbaar patroon van reageren te zien is.

2.2.1 Dementie

Mensen die lijden aan het Down-syndroom hebben veel meer kans op dementie (type Alzheimer) dan andere verstandelijk gehandicapten. Het is heel goed mogelijk dat dit dementeringsproces al optreedt vanaf het veertigste jaar.

Bij een aantal progressief verlopende ziektebeelden, zoals bij Batten-Spielmeyer-Vogt, treedt eveneens dementie op.
Het veronderstellend diagnosticeren van de ziekte van Alzheimer is vooralsnog een zaak van het multidisciplinaire team, waarbij de verpleegkundige het voortouw zou moeten nemen. Tot op heden is de ziekte van Alzheimer in het beginstadium uitsluitend via gedragsveranderingen vast te stellen door iemand die de persoon goed kent. De professionele werker die zelf dagelijks geconfronteerd wordt met de zorgvrager beschikt zowel over de kennis van het beeld als over de relevante gegevens van het individu. Beide zijn nodig om de ziekte van Alzheimer te mogen veronderstellen. Recent onderzoek bij mensen met het syndroom van Down wijst erop dat het niet uitgesloten is dat specifieke wijzigingen in EEG een voorbode kunnen zijn van het optreden van de ziekte van Alzheimer. Als verder onderzoek dit bevestigt, zouden we van een doorbraak mogen spreken. De hoofdrol bij de diagnosticering verschuift dan naar de arts c.q. de neuroloog.

2.2.2 Aandachtstekortstoornis met hyperactiviteit (ADHD)

Bij de aandachtstekortstoornis met hyperactiviteit, vroeger hyperkinetisch syndroom genoemd, is vooral de overbeweeglijkheid, de impulsiviteit en het tekort aan concentratie opvallend. Enkele kenmerken van iemand met een dergelijke stoornis zijn:
– onvoldoende concentratie bij werk of spel
– het vaak niet luisteren als hij aangesproken wordt
– het kwijtraken van dingen die nodig zijn voor taken
– onrustig bewegen met handen en voeten of op zijn stoel draaien
– aan een stuk door praten
– moeite hebben om op zijn beurt te wachten.

Over het algemeen denken deskundigen dat de oorzaak gelegen is in bepaalde vormen van hersenbeschadiging. Het echte bewijs hiervoor is nooit geleverd.
Dit beeld komt nogal eens voor bij verstandelijk gehandicapten. De symptomen kunnen variëren naargelang het niveau van functioneren. Het kan enigszins verwarrend zijn dat voor hetzelfde beeld verschillende benamingen in omloop zijn: structopathie, MBD-syndroom, 'buitenbeentjes', 'het onrustige type' enzovoort.

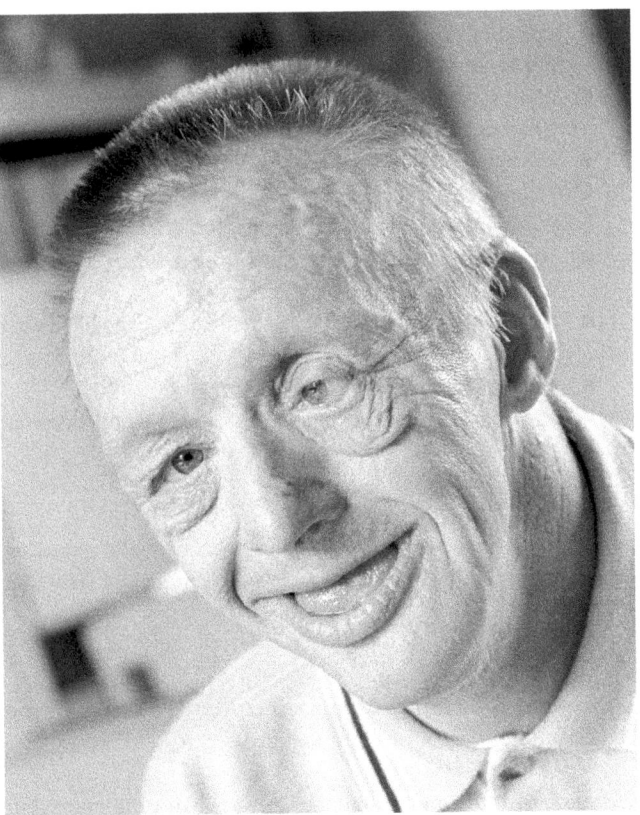

Afbeelding 2.3
Mensen die lijden aan het syndroom van Down hebben veel meer kans op dementie dan andere verstandelijk gehandicapten

2.2.3 Autisme (pervasieve ontwikkelingsstoornis)

Bij bepaalde ontwikkelingsstoornissen is er vanaf de geboorte (waarschijnlijk al voor de geboorte) een fundamenteel probleem aanwezig. De ontwikkeling is hiervan als het ware geheel en al doordrenkt. In de DSM noemt men dit soort stoornissen 'pervasieve (alles doordringende) stoornissen'. De afkorting PDD (pervasive development disorder) wordt steeds meer gebruikt om het beeld aan te geven. De bekendste vorm van PDD is autisme. Het is een beeld dat niet altijd gepaard gaat met een verstandelijke handicap, maar in zeker zeventig procent van de gevallen wel. Autisme is in de babytijd al aanwezig en verdwijnt eigenlijk nooit meer.

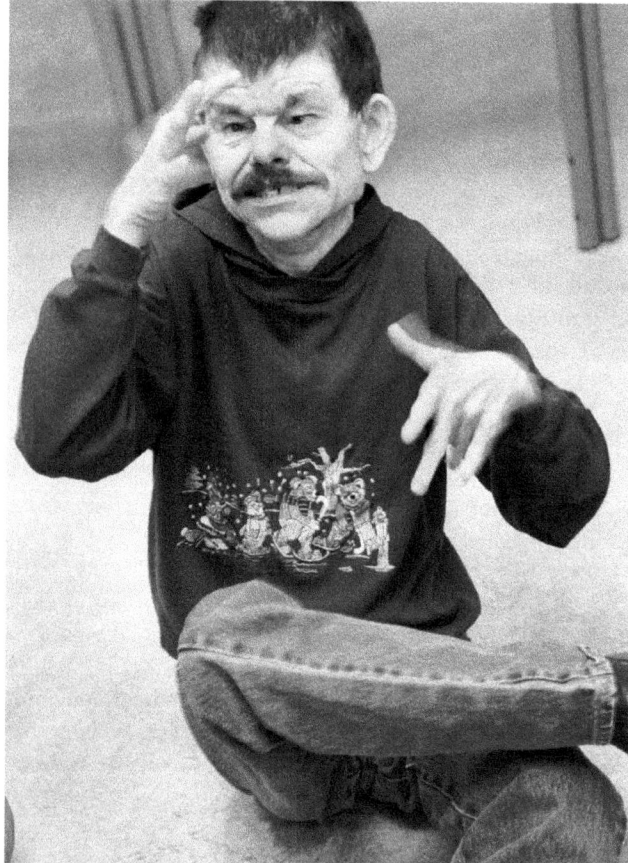

Afbeelding 2.4
De bekendste vorm van PDD is autisme

De belangrijkste criteria die de DSM geeft, zijn de volgende:

A
1 Kwalitatieve beperkingen in sociale interacties zoals blijkt uit het volgende:
- stoornissen in non-verbaal communicatief gedrag, zoals oogcontact en lichaamshouding;
- geen relatie met leeftijdgenoten passend bij het ontwikkelingsniveau;
- afwezigheid van sociale of emotionele wederkerigheid.
2 Kwalitatieve tekortkomingen in de communicatie zoals blijkt uit het volgende:
- achterstand in de taalontwikkeling of volledige afwezigheid van gesproken taal;
- opvallende afwijkingen in de spraak, zoals eigenaardig woordgebruik of stereotypen;
- opvallende tekortkomingen in het vermogen een gesprek te beginnen of voort te zetten;
- afwezigheid van spontaan gevarieerd fantasiespel.
3 Opvallend beperkt, zich herhalend repertoire van bezigheden en interessen zoals blijkt uit het volgende:
- sterke preoccupatie met een of meer beperkte patronen van belangstelling;
- rigide vastzitten aan specifieke niet-functionele routines of rituelen;
- stereotiepe lichaamsbewegingen;
- aanhoudende preoccupatie met delen van voorwerpen.

B
Achterstand in of abnormaal functioneren op de gebieden van contact, taal en fantasiespel, met een begin voor het derde jaar.

C
De stoornis is niet het gevolg van het Rett-syndroom of van een desintegratiestoornis van de kinderleeftijd.

Het woord 'autisme' is in 1911 bedacht door Bleuler. Hij gebruikte de term om een symptoom van schizofrenie te beschrijven: de neiging van de schizofrene patiënt om zich terug te trekken in zijn eigen fantasiewereld.

Toen Leo Kanner in 1943 als eerste autisme als apart syndroom beschreef, bedoelde hij iets anders, te weten: een stoornis in het ontwikkelen van relaties. Kanner observeerde elf kinderen en concludeerde dat het autisme het gevolg was van de afstandelijke en koude manier waarop de hoogopgeleide ouders met hun kinderen omgingen.

Zo gingen de ouders inderdaad met hun kinderen om, maar dat was niet de oorzaak van het autisme. Aangenomen wordt dat bij autisme onbekende neurologische factoren een rol spelen die niet toegeschreven kunnen worden aan een tekortschietende leefomgeving.

Het mechanisme waarmee zintuiglijke prikkels gefilterd worden, is gestoord. Dat verklaart de soms extreme gevoeligheid voor prikkels. De taalstoornis wijst op een disfunctioneren van de linker hersenhelft. Daarom zouden autisten soms beter reageren op 'verwijzers' (zie hoofdstuk 7) dan op gesproken taal. De neurologische afwijking verklaart ook waarom autisten soms buitensporige begaafdheden vertonen: zoals het vermogen om zeer gedetailleerde tekeningen te maken of een telefoonboek uit het hoofd te leren.

Men neemt aan dat het bij autisme gaat om complexe neurologie. Daardoor kan autisme zich op verschillende manieren uiten en is het ook lastig om te komen tot een eenduidige behandeling. Dat verklaart dat voor autisme diverse behandelvormen bestaan met wisselende resultaten.

In elk geval is aangetoond dat erfelijkheid een rol speelt, maar, zoals te verwachten, ook weer niet eenduidig. Men gaat ervan uit dat er drie tot vijf genen in het spel zijn, met een kwetsbaarheidslocus op de chromosomen 7 en 16 en op het X-chromosoom.

De koele houding die Kanner observeerde bij de ouders van autistische kinderen, is heel goed verklaarbaar. Van nature heeft een ouder spontaan contactgedrag dat bestaat uit allerlei mimieksignalen en verbale uitingen. Doordat het kind normaal gesproken op deze signalen reageert, wordt dit contactgedrag van de ouders verder gestimuleerd. Als kinderen weinig of geen contactsignalen uitzenden, neigen de ouders, als het ware moedeloos geworden, tot vermindering van het contactgedrag. Dus het kind veroorzaakt het gedrag van de ouders en niet omgekeerd. Dit is op zich weer een belangrijk gegeven voor de behandeling, omdat de ouders onder begeleiding toch weer, nu bewust, contactsignalen moeten gaan uitzenden om wat er nog mogelijk is aan sociale ontwikkeling toch op gang te brengen.

In veel publicaties wordt, in navolging van de Engelse wetenschapper Lorna Wing, een onderscheid gemaakt tussen verschillende groepen autisten:

– *Het starre type.* Dit is de klassieke autist: ernstig contactgestoord, taal- en spraakstoornissen, weerstand tegen veranderingen, bijzondere preoccupaties en het ontbreken van wanen en hallucinaties. Wat opvalt, is de monotonie, de voorspelbaarheid, de starheid, zelfs de saaiheid van dit beeld.

– *Het grillige type.* Ook hier is sprake van contactgestoordheid, maar die lijkt wat minder allesbepalend te zijn. Deze autisten zijn vaak grillig, waanachtig, onvoorspelbaar en moeilijk in gedrag. Ze lijken ook levendiger, 'vreemder' (silly) dan de eerste groep autisten. Ze komen raadselachtig over.

– *Het passieve type.* Als contact met hen gezocht wordt, gaan autisten van dit type daar wel op in, ook imiteren ze anderen. Taal en spraak zijn beter ontwikkeld dan bij de andere twee groepen. Het niveau van functioneren is meestal hoger.

2.2.4 Aan autisme verwante stoornis: PDD-NOS (pervasieve ontwikkelingsstoornis niet anderszins omschreven)

Naast autisme komen er ook andere, reeds in de vroege jeugd aanwezige ontwikkelingsstoornissen voor die, evenals autisme, in verband worden gebracht met organische problemen. Omdat de kenmerken ook in de DSM niet exact aangegeven worden, is het moeilijk een onderscheid te maken tussen deze stoornis en stoornissen die ontstaan door opvoedingstekorten. Vaak lijkt het beeld op autisme. Vroeger werd wel eens de term 'autistiform' gebruikt. D. Kraijer spreekt over 'aan autisme verwante stoornissen'. Daarvan gaat overigens enigszins de suggestie uit dat het om één beeld gaat, terwijl het in werkelijkheid waarschijnlijk om verschillende problemen gaat, die zich op min of meer vergelijkbare manier uiten in gedrag.

Is het bij PDD (autisme) al twijfelachtig of het om een eenduidig beeld gaat, bij PDD-NOS geldt dat nog veel sterker. In feite is het een nietszeggende diagnose die hetgeen gesuggereerd wordt niet waar kan maken: een diagnostisch zoethoudertje. Mensen hebben de behoefte om een verschijnsel een naam te geven en PDD-NOS speelt daarop in.
Daar is ook niets op tegen, zolang maar beseft wordt dat de constatering PDD-NOS slechts de start is van het diagnostische proces (zie hoofdstuk 3) en niet het eindpunt. Het ene geval is dus echt anders dan het andere geval en dat geldt ook voor omgang en behandeling.
Omdat tegenwoordig heel veel bewoners terechtkomen in de vergaarbak PDD-NOS, moet dit met enige nadruk vermeld worden.

Kraijer heeft belangrijk onderzoek verricht op het gebied van PDD. Hij komt tot opzienbarend hoge frequenties: van de diep en ernstig verstandelijk gehandicapten zou veertig procent lijden aan een PDD, van de groep matig verstandelijk gehandicapten zou twintig procent daaraan lijden. Er moet hierbij wel een kanttekening worden geplaatst: de groep 'aan autisme verwante stoornissen' wordt niet scherp omschreven. Het zou kunnen zijn dat beelden die zeer van elkaar verschillen ten onrechte bij elkaar zijn gezet. Belangrijk is het gegeven dat autisme in veel gevallen samengaat met bepaalde moeilijkheden. Kraijer spreekt hier van halfspecifieke problemen. Voorbeelden daarvan zijn stereotiep gedrag, automutilatie en uitbarstingen. Deze problemen vallen onder de hierboven onderscheiden tweede categorie: er is geen rechtstreeks verband tussen PDD en deze gedragsvormen, maar het lijden aan PDD maakt de kans op dit gedrag behoorlijk groot.

2.3 Psychische stoornissen (somatisch, ontwikkelings- en leefomgevingsdomein)

Het gaat hierbij om diverse problemen die vanuit elk van de drie domeinen (somatiek, ontwikkeling en leefomgeving) ontstaan kunnen zijn. Eerst komen beelden vanuit het somatische domein aan de orde. Vervolgens die beelden die te maken hebben met een niet-optimaal verlopen ontwikkeling en ten slotte psychische problemen die vanuit de leefomgeving kunnen ontstaan.

2.3.1 Psychische stoornissen vanuit het somatische domein

Een organisch aanwezige kwetsbaarheid (waarbij erfelijkheid een rol speelt) is aanwezig bij schizofrenie en een aantal affectieve stoornissen. De levensomstandigheden kunnen een rol spelen bij het zich openbaren van deze psychische ziekten.

Schizofrenie

Volgens Kraepelin zou er een speciale vorm van schizofrenie zijn (de zgn. Propfschizofrenie) die in de vroege jeugd naar voren komt en tot een verstandelijke handicap leidt. Er is echter niet veel bewijs voor het bestaan van dit ziektebeeld. De huidige opvatting is dat schizofrenie regelmatig bij verstandelijk gehandicapten voorkomt. Het gaat daarbij niet om een speciale vorm van schizofrenie. Het is alleen wel een probleem om vast te stellen hoe schizofrenie zich uit bij ernstig en diep-verstandelijk gehandicapten. Als het ziektebeeld in de familie voorkomt, kan dat een aanwijzing zijn, maar het geeft geen zekerheid.

VOORBEELD

Ellen is een achttienjarig verstandelijk gehandicapt meisje dat bij haar ouders woont. Ze toont de laatste tijd vreemd teruggetrokken gedrag. Ze wil niet van haar kamer af komen. Op haar kamer zit ze tegen de verwarming aan, omklemt die met haar handen en mompelt daarbij onverstaanbaar. Ze eist dat de ramen open blijven, dag en nacht. Op een bepaald moment wordt haar moeder gealarmeerd door gerinkel. Ellen heeft de ruiten kapotgeslagen en als haar moeder haar kamer binnenkomt, ziet ze dat Ellen met glasscherven haar handen aan het opensnijden is.

Het meisje dat in het bovenstaande voorbeeld is beschreven, is later gediagnosticeerd als schizofreen. Zo'n diagnose is niet eenvoudig te stellen. Het probleem is dat de symptoombeschrijving van schizofrenie in belangrijke mate gebaseerd is op het aanwezig zijn van afwijkingen in waarnemen en denken. Daar is in het geval van diep en ernstig verstande-

lijk gehandicapten niet zo eenvoudig achter te komen. Hoe kunnen we bepalen of de zorgvrager hallucineert of aan wanen lijdt?
De verpleegkundige (of groepsleidster) kan via haar bekendheid met het gedrag van de zorgvrager en door gerichte observatie in een aantal gevallen zeker vaststellen dat er iets vreemds aan de hand is, bijvoorbeeld:
– de zorgvrager begint ineens voor zich uit te staren en op angstige wijze klanken uit te stoten
– de zorgvrager vertoont onrustig, angstig gedrag en grijpt naar z'n oren.

Op zich vormen dit soort gedragingen geen bewijs voor hallucinatie, maar het zijn aanwijzingen die in combinatie met andere gegevens zouden kunnen wijzen op schizofrenie.
Bij matig en licht verstandelijk gehandicapten zijn er soms wel degelijk wanen vast te stellen, maar ze nemen soms een wat eenvoudiger vorm aan. De waan is niet zo 'rijk' (omgeven met allerlei gedetailleerde fantasieën) als bij niet-verstandelijk gehandicapten. Een niet-verstandelijk gehandicapte kan denken dat hij God is, terwijl een verstandelijk gehandicapte denkt dat hij supermogelijkheden heeft op het gebied van zelfredzaamheid. Dat maakt de waan een stuk minder typisch. Ook hier is het onderscheidingsvermogen van de leefgroepwerker van doorslaggevende betekenis bij de onderkenning.

Stemmingsstoornissen

Bij stemmingsstoornissen (ook wel affectieve stoornissen genoemd) staat de stemming centraal. Het gaat dan om uitersten in de stemming of om extreme stemmingswisselingen. Bij het nu volgende overzicht moet nog wel de waarschuwing worden toegevoegd dat affectieve stoornissen er in alle soorten en maten zijn. Bij een depressie moet niet altijd gedacht worden aan een organisch aanwezige kwetsbaarheid. Het kan ook een reactie zijn op moeilijke leefomstandigheden. Vooral bij de lichtere vormen van depressie is dat waarschijnlijk.
Hier worden vormen besproken waarbij de organische achtergrond aanwezig is: de endogene of vitale depressie (in de DSM aangeduid: depressieve stoornis), de manische stoornis en de bipolaire stoornis (manisch-depressieve stoornis) die gekenmerkt wordt door een afwisseling van depressieve met manische episodes.

Maskering van stemmingsstoornissen

Een stemmingsstoornis kan voorkomen in de vorm van uitsluitend een depressie of uitsluitend een manie, of in de vorm van een combinatie van beide: de bipolaire of manisch-depressieve stoornis. Interessant is de vraag hoe de symptomen van deze stoornissen tot uiting komen bij verstandelijk gehandicapten. Er is een opvatting die ervan uitgaat dat de symptomen bij verstandelijk gehandicapten in een gewijzigde vorm kunnen optreden. In dit verband spreekt men over *maskering*.

VOORBEELD

Karel is matig tot ernstig verstandelijk gehandicapt. Hij woont in een instituut. Op een bepaald moment signaleert de groepsleiding bij hem een gedragsverandering. Hij wordt steeds trager en is nauwelijks nog te bewegen om uit bed te komen. Het eten lijkt eindeloos te duren. Op de bezigheidsactivering is hij niet tot enige activiteit te stimuleren. Het contact met hem verloopt eveneens moeizaam: doorgaans staart hij passief voor zich uit.
Men heeft net besloten om dit gedrag drastisch aan te pakken, als zich opnieuw gedragsveranderingen voordoen. Karel gaat huilerig heen en weer lopen. Hij blijft geen moment meer op een stoel zitten: aan tafel moet hij worden vastgebonden. Hij is voortdurend op zoek naar blaadjes die hij vlug opeet. Dan begint hij stoelen door de groepsruimte te gooien. De medebewoners reageren zeer angstig.
Onderzoek door een psychiater leidt tot de veronderstelling dat Karel lijdt aan een manisch-depressieve stoornis.

De in het bovenstaande voorbeeld beschreven manisch-depressieve stoornis uit zich op een bijzondere manier. Dit verschijnsel is beschreven als maskering. R. Sovner heeft onderzoek gedaan naar het verschijnsel maskering bij manie en depressie. In de tabellen 2.1 en 2.2 wordt een bewerking van zijn gegevens gepresenteerd.

Bij de opsomming ten aanzien van depressie moet opgemerkt worden dat geen der genoemde symptomen op zichzelf iets te betekenen heeft, maar als een aantal (ten minste vijf) van deze symptomen een patroon vormen dan is het mogelijk dat sprake is van een stemmingsstoornis.

Overigens is de veronderstelling dat symptomen gemaskeerd kunnen worden niet algemeen aanvaard. Sommige deskundigen pleiten ervoor uitsluitend de DSM-criteria te hanteren. Deze zijn tenminste enigszins wetenschappelijk onderbouwd, terwijl de maskeringssymptomen veel te intuïtief zijn. Het gevolg van deze opvatting is dat ernstige psychische stoornissen bij diep en ernstig verstandelijk gehandicapten niet vastgesteld kunnen worden. Dit dilemma lijkt voorlopig onoplosbaar.

Het is mogelijk dat in de toekomst via fysiologisch/biochemisch onderzoek vastgesteld kan worden of er wel of niet sprake is van een depressie. De op dit moment beschikbare methode (de zgn. dexamethasonsuppressietest, waarbij na toedienen van synthetisch vervaardigde cortison de cortisonspiegel wordt bepaald) schijnt bij verstandelijk gehandicapten niet altijd betrouwbaar te zijn. Maar breed opgezet, gericht onderzoek heeft nog niet plaatsgehad. Het probleem is ook dat je moeilijk kunt vaststellen of de dexamethason-

Tabel 2.1
Symptomen van een manie volgens DSM-IV en maskeringssymptomen bij verstandelijk gehandicapten volgens Sovner

DSM-IV (ten minste drie van de volgende verschijnselen zijn voortdurend aanwezig)	**symptomen bij verstandelijk gehandicapten**
1 overdreven gevoel voor eigenwaarde of grootheidsideeën	sterk bezig met zelfredzaamheid, overschat zijn eigen mogelijkheden op dit gebied
2 verminderde behoefte aan slaap	toenemend probleemgedrag rond bedtijd, 's morgens zeer vroeg wakker
3 spraakzamer dan gewoonlijk of drang om te blijven praten	stoot vaker allerlei geluiden uit (of de zorgvrager nu spraak beheerst of niet)
4 gedachtevlucht of subjectieve beleving dat de gedachten jagen	chaotische spraak
5 verhoogde afleidbaarheid, dat wil zeggen: de aandacht wordt te gemakkelijk gericht op onbelangrijke of niet ter zake doende van buiten komende prikkels	activiteiten voltooien blijkt moeilijk
6 toegenomen doelgerichte activiteit (ofwel sociaal, op het werk of op school, ofwel seksueel) of psychomotorische agitatie	het mogelijk vertonen van agressief en negatief gedrag
7 is sterk bezig met bepaalde activiteiten die pijnlijke gevolgen kunnen hebben	anderen pesten en lastigvallen, openlijk masturberen

Tabel 2.2
Symptomen van een depressie volgens DSM-IV en maskeringssymptomen bij verstandelijk gehandicapten volgens Sovner

DSM-IV (altijd aanwezige symptomen: depressie of verlies van plezier/interesse, verder moeten totaal vijf symptomen twee weken aanwezig zijn geweest)	symptomen bij verstandelijk gehandicapten
1 depressieve stemming	apathische gelaatsuitdrukking, tekort aan emotionele reactie
2 verlies van interesse/plezier in bijna alle activiteiten	trekt zich terug, beloningen hebben geen effect
3 eetlustwisselingen, duidelijk gewichtsverlies of gewichtstoename zonder dieet	voedselweigering
4 slapeloosheid of zeer slaperig	verandering in slaapritme
5 psychomotorische agitatie of remming	zelfverwondend gedrag, agressie, passiviteit
6 verlies van energie, bijna elke dag vermoeid	verminderde energie
7 gevoelens van waardeloosheid of overmatige schuldgevoelens	ervaren zich vanwege zwakzinnigheid als minderwaardig
8 verminderd vermogen na te denken of zich te concentreren	betrokkenheid bij activiteiten neemt sterk af
9 terugkerende gedachten aan dood en zelfmoord	bezig met overleden familieleden en begrafenissen

suppressietest werkt, als er geen andere betrouwbare methode bestaat om vast te stellen of iemand aan een depressie lijdt.

2.3.2 Psychische stoornissen vanuit het ontwikkelingsdomein

Onder de factor ontwikkeling worden problemen geplaatst die hoofdzakelijk hun oorsprong vinden in moeilijkheden bij het opgroeien. Tijdens het ontstaan van de verstandelijke handicap zijn die problemen nog niet aanwezig, maar tijdens de ontwikkeling ontstaan ze. Verstandelijk gehandicapten hebben meer kans op ontwikkelingsproblemen, omdat ze minder kans hebben op een voor hen (emotioneel) stimulerende omgeving (zie hoofdstuk 1). Ook speelt de organische factor veelal indirect of direct een rol. Soms worden 'gewone' situaties bijvoorbeeld als bedreigend ervaren vanwege een neurologisch probleem. Ook rijpingsprocessen kunnen vertraagd en wellicht (we weten daar nog niet zoveel van) anders verlopen.
Bij de beelden die onder deze categorie vallen, zijn twee typen te onderscheiden:
– problemen die ontstaan door het niet goed verlopen van de emotionele ontwikkeling
– problemen ten gevolge van ongunstige gewoontevorming.

Het niet goed verlopen van de emotionele ontwikkeling

Voor een kind zijn de eerste drie levensjaren van fundamenteel belang voor zijn verdere leven. De psychische draagkracht van een mens kan in deze periode gemaakt of gebroken worden. Dit heeft verregaande consequenties voor de rest van het leven. Over het algemeen denkt men dat verstandelijk gehandicapten een vergelijkbaar ontwikkelingsproces doormaken. Het is trouwens de vraag of we hier van *de* verstandelijk gehandicapte mogen spreken: er zijn grote individuele verschillen.

Het is te simpel om te stellen dat de emotionele ontwikkeling hetzelfde verloopt als bij niet-verstandelijk gehandicapten, maar dan allemaal wat langzamer. Ook is het de vraag of een verstandelijk gehandicapte wiens verstandelijke ontwikkeling niet boven één jaar uitkomt voortdurend in de emotionele ontwikkelingsfase blijft hangen die hoort bij zijn verstandelijke ontwikkeling. Toch zijn alle theorieën die er wat betreft deze categorie problemen bestaan, afgeleid van de normale emotionele ontwikkeling. Er is op dit moment niets anders om van uit te gaan. Het belangrijkste is dat ook verstandelijk gehandicapten psychische problemen kunnen krijgen vanwege een verstoorde emotionele ontwikkeling.

Het praktische en theoretische werk van A. Došen (een Nederlandse psychiater van Kroatische afkomst) reikt hiervoor ondersteuning aan. In zijn zogenaamde ontwikkelingsdynamische benadering combineert Došen het werk van deskundigen als Menolascino (verstandelijke handicap en psychiatrie), Piaget, Luria en Mahler (ontwikkelingstheorie) en Moustakas en Allen (relatietherapie). Daarbij is het essentieel hoe de normale emotionele ontwikkeling verloopt en welke scheefgroeipatronen daarbij kunnen optreden.

Fasen in de vroege emotionele ontwikkeling

In de eerste drie levensjaren verloopt (bij het gewone kind) de emotionele ontwikkeling in een aantal fasen. Daarbij is het van essentieel belang dat de opvoeder op het juiste moment het kind biedt wat het nodig heeft. In het kind zelf vinden (neurologische) rijpingsprocessen plaats die het als het ware gereedmaken voor een bepaalde stap in de emotionele ontwikkeling. Vervolgens moet het juiste aanbod vanuit de omgeving komen (opvoeding) om er inderdaad voor te zorgen dat de mogelijkheid gerealiseerd wordt. Als het juiste aanbod achterwege blijft, kan als die toestand maar lang genoeg duurt blijvende schade optreden.

Overigens hoeft er in gewone gevallen over dit alles niet te moeilijk gedaan te worden. Je zult zelden een advies aan ouders lezen in de trant van: "Als uw kind voor de eerste keer glimlacht, is het aan te raden daar met enthousiasme en vreugde op te regeren, want zo krijgt u contact met uw kind." Ouders reageren automatisch vertederd als hun kind voor het eerst naar hen lacht. Dat is een intuïtieve, spontane reactie. Er ontstaat een spel van actie en reactie waarbij ouder en kind elkaar stimuleren.

De prikkels die verstandelijk gehandicapte kinderen uitzenden zijn soms niet sterk genoeg om bij hun ouders het typische oudergedrag uit te lokken. Het probleem kan ook aan de andere kant liggen: gewone kinderen, en zeker ook verstandelijk gehandicapte kinderen, kunnen in hun vroege jeugd opgroeien zonder sleutelfiguur waaraan zij zich kunnen binden; denk bijvoorbeeld aan een verwaarlozende instituutsopvoeding.

De gezonde emotionele ontwikkeling vindt (volgens Mahler) in de eerste drie levensjaren plaats in de volgende drie fasen:

- *De adaptiefase (0-6 maanden)*. In deze fase ontstaat het contact tussen opvoeder en kind. Mede op grond van de ontwikkeling van het denken, waarbij het samenspel tussen motoriek en zintuigen centraal staat, gaat de baby reageren op de menselijke wezens die hem voortdurend omringen. Deze wezens bevredigen zijn behoefte aan koestering en voedsel. Er groeit een contact waardoor als de benodigde hersendelen rijp zijn de volgende fase mogelijk wordt.

- *De eerste socialisatiefase (6-18 maanden)*. Het in de vorige fase opgebouwde contact groeit uit tot een nauwe verbondenheid. We spreken hier ook wel van de *hechtingsfase*. Van de drie fasen is deze fase de allerbelangrijkste. Onderzoek heeft uitgewezen dat verwaarlozing in deze fase ronduit rampzalig is en dat, als die verwaarlozing maar lang genoeg duurt, de gevolgen verschrikkelijk zijn. Bij extreme verwaarlozing overlijdt het kind, bij mildere vormen van verwaarlozing die enige duur hebben, ontkomt het kind niet aan ernstige, blijvende verminkingen. Een vergelijkbare verwaarlozing in de andere twee fasen zorgt wel voor ernstige problemen maar is niet in die mate catastrofaal.

- *De individualisatiefase (18-36 maanden).* In deze fase komt het kind iets losser te staan tegenover degene die hem opvoedt (meestal de moeder). Het wordt zich bewust van zijn eigen individualiteit. Mede op grond van toegenomen verstandelijke vermogens (ook de taal kan zich hierdoor ontwikkelen) kan er meer afstand groeien. In deze fase vindt het testen van de eigen wil plaats. Enige koppigheid is dan ook niet ongewoon. Boeiend is het gegeven dat een kind deze (betrekkelijke) onafhankelijkheid pas kan bereiken als hij in de hieraan voorafgaande hechtingsfase zeer afhankelijk heeft mogen zijn.

Scheefgroeipatronen
Volgens Došen kan de hierboven geschetste ontwikkeling op twee manieren misgaan. In elk der drie fasen kan een blokkade optreden of een afwijkende ontwikkeling.
- *blokkade*: de emotionele ontwikkeling staat stil, terwijl de andere ontwikkelingsaspecten (zintuigen/motoriek, denken) doorgaan
- *afwijking*: de emotionele ontwikkeling gaat wel door maar gebrekkig, langzaam en beperkt.

Omdat de blokkade of de afwijking in elk der fasen kunnen optreden, ontstaan er in totaal zes mogelijke psychiatrische beelden. Een geblokkeerde emotionele ontwikkeling geeft in de adaptiefase een zogenaamde primaire contactstoornis die zich onder andere uit in een ernstige ontwikkelingsachterstand en in afweer van contact. In de socialisatiefase heeft blokkade een kinderlijke psychose tot gevolg en in de individualisatiefase negatief destructief gedrag.
Een afwijkende emotionele ontwikkeling leidt in de adaptiefase tot fysiologische moeilijkheden of contactproblemen, in de socialisatiefase tot hechtingsproblemen en in de individualisatiefase tot gedragsproblemen en op latere leeftijd tot (niet-endogene) depressie en neurotische toestanden.

Došen geeft een gedetailleerd, indrukwekkend overzicht dat een rijke bron vormt om uit te putten voor de diagnostiek en de behandeling. Zijn werk mag als baanbrekend beschouwd worden wat betreft het denken over psychische problematiek bij verstandelijk gehandicapten.

Het gevolg van emotionele verwaarlozing op jeugdige leeftijd

Draagkrachtvermindering
Een verstandelijk gehandicapt kind heeft minder kans op te groeien in een warme, veilige omgeving met betekenisvolle sleutelfiguren dan andere kinderen. Dit betekent niet dat hij dan kans loopt op ernstige verwaarlozing. In veel gevallen zal slechts sprake zijn van een minder optimale leefomgeving. Toch kan dit grote gevolgen hebben voor de rest van het leven. Er ontstaat een probleem in de basis. De draagkracht is beperkter dan bij een optimale ontwikkeling mogelijk was geweest.
Die verminderde draagkracht vormt een voedingsbodem waarop allerlei psychische problemen kunnen groeien, zowel in de jeugd als gedurende de rest van het leven. Er is neiging tot onzekerheid, angst en depressie die weer kan leiden tot uitingen van heftig en moeilijk te begeleiden probleemgedrag.
Vanwege de verminderde draagkracht is er tijdens de jeugd en later grotere kans op het ontwikkelen van verslavende ongunstige gewoonten (zie par. 4.4).

Het achterblijven van de emotionele ontwikkeling ten opzichte van de verstandelijke ontwikkeling
Verstandelijk gehandicapten worden op een bepaald verstandelijk niveau ingeschat. Daarvan kan de suggestie uitgaan dat er altijd sprake zou zijn van een harmonieuze, evenwichtige ontwikkeling. Dat is echter zelden het geval. Bij verstandelijk gehandicapten met gedragsproblematiek kan worden vastgesteld dat ze emotioneel op een lager niveau functioneren dan verstandelijk. Iemand kan een verstandelijk niveau hebben dat vergelijkbaar is met het niveau van een kind van zeven jaar, maar emotioneel functioneren als een kleuter. Omdat de begeleiders in de verwachtingen die ze van iemand hebben, uitgaan van het verstandelijke niveau, vragen ze meer van hem dan hij aankan. Gedragsstoornissen zijn dan het gevolg van deze overtrokken verwachtingen.

Primaire en secundaire relatiestoornissen

We kunnen een onderscheid maken tussen primaire relatiestoornissen en secundaire relatiestoornissen. Bij primaire relatiestoornissen is sprake van een fundamentele relatiestoornis: de hechting is niet of nauwelijks totstandgekomen, de basisveiligheid ontbreekt (Došen spreekt hier van blokkade). Hierdoor kan zeer zware problematiek ontstaan.

Bij secundaire relatiestoornissen (Došen gebruikt hier de term 'afwijking') is de hechting of enige vorm van hechting in eerste instantie totstandgekomen, zij het niet optimaal (zie fase 2 van Mahler). In de volgende fasen treden dan problemen op.

Primaire relatiestoornissen

Vanuit een primaire relatiestoornis kunnen de volgende specifieke beelden ontstaan:

– *Ontwikkelingsdepressie.* Bij ernstige emotionele verwaarlozing kunnen specifieke psychische stoornissen optreden, zoals ontwikkelingsdepressie. Het is een reactie op een niet-optimaal verlopen hechting. Het gaat daarbij om een langdurige toestand, meestal vanaf het tweede of derde levensjaar. De symptomen variëren per niveau van verstandelijke handicap. Bij diep en ernstig verstandelijk gehandicapten kan ernstig probleemgedrag het gevolg zijn. Bij matig en licht verstandelijk gehandicapten kunnen symptomen aanwezig zijn als faalangst, somatische klachten en depressieve symptomen.

– *Contactstoornis (die op autisme lijkt).* Het is mogelijk dat ten gevolge van onvoldoende stimulering een beeld ontstaat dat gelijkenis vertoont met autisme. De zorgvrager trekt zich terug in zichzelf. Omdat ook andere symptomen van autisme aanwezig kunnen zijn, bijvoorbeeld heftig verzet tegen veranderingen en taalstoornissen, is het niet eenvoudig dit beeld te onderscheiden van autisme. Aanwijzingen dat het om dit beeld gaat en niet om autisme liggen op twee gebieden:

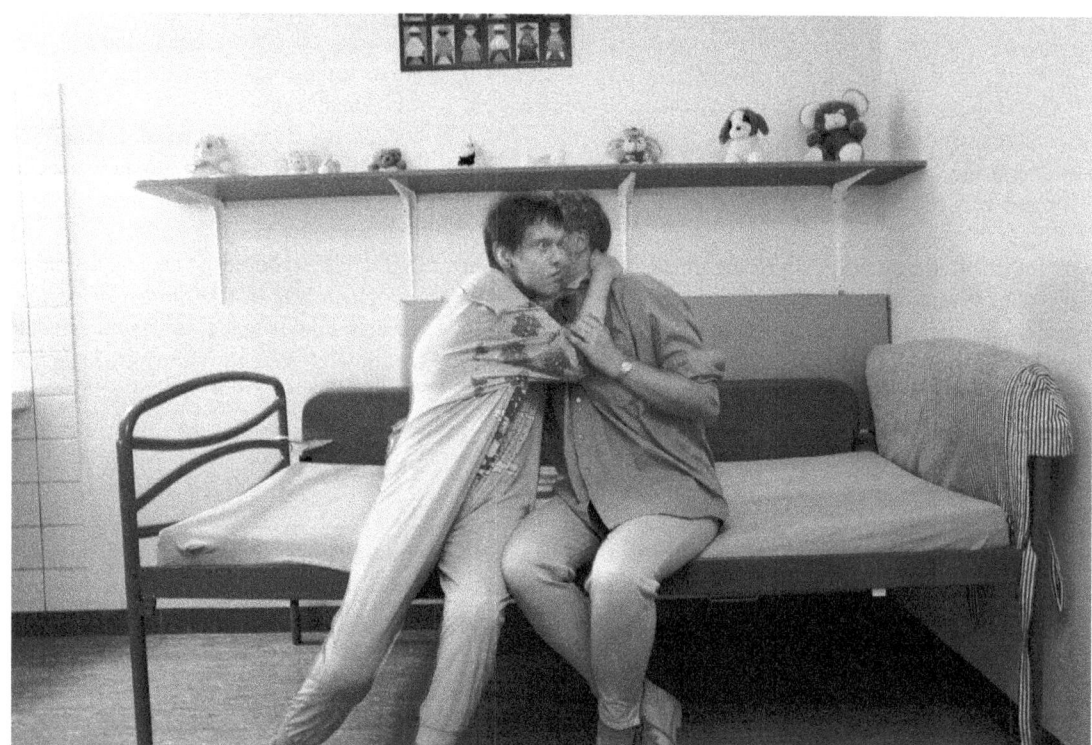

Afbeelding 2.5
Bij het niet-optimaal verlopen van de hechtingsfase ontstaat een tekort aan basale veiligheid waardoor het kind als het ware verkrampt

- er zijn signalen dat de zorgvrager een tekort heeft gehad aan emotionele stimulansen
- het beeld verdwijnt tamelijk snel (op jonge leeftijd) als er goede contactmogelijkheden aangeboden worden.

Bij volwassen verstandelijk gehandicapten met een dergelijke achtergrond zijn de vooruitzichten van therapeutische maatregelen minder rooskleurig. Het wordt dan bijna onmogelijk dit beeld van autisme te onderscheiden.

- *Hechtingspsychose.* Bij het niet-optimaal verlopen van de hechtingsfase ontstaat een tekort aan basale veiligheid waardoor het kind in deze periode als het ware verkrampt en niet verder komt. De psychose die het gevolg is van dit probleem kan op verschillende manieren tot uiting komen: paniekreacties bij scheiding van de moeder, heftige probleemgedragingen en eet- en slaapproblemen.

Discussie
Ontwikkelingsdepressie, contactstoornis en hechtingspsychose zijn drie beelden die ontstaan vanwege problemen bij de emotionele ontwikkeling in de vroege jeugd. Het is onduidelijk in hoeverre het hier gaat om verschillende beelden met verschillende oorzaken. Misschien zijn het verschillende reacties op hetzelfde probleem. Misschien ligt de hoofdoorzaak bij de organische component. De huidige stand van de wetenschap is nog niet zo ver om daarover iets zinnigs te zeggen.

Wel is zeker dat de vroege emotionele ontwikkeling bepalend is voor de psychische gezondheid voor de rest van iemands leven. Moeilijkheden tijdens die vroege emotionele ontwikkeling kunnen ernstige psychische problemen oproepen. Dat geldt zeker voor de – toch al kwetsbare – verstandelijk gehandicapte mens.

Het gaat duidelijk om een kritieke periode. Ondanks de flexibiliteit die kinderen blijken te hebben, komt er op een gegeven ogenblik een 'point of no return'. De ontstane schade is als het ware neurologisch verankerd: het wordt dan onmogelijk het probleem basaal op te lossen. De begeleiding van een volwassen verstandelijk gehandicapte met een dergelijke achtergrond zal er dan ook mede op gericht moeten zijn hem met zijn emotionele handicap te laten omgaan en zó te ondersteunen dat een redelijk levensgeluk mogelijk wordt.

Secundaire relatiestoornissen
Bij secundair relatiegestoorde personen is er een, zij het wankele, emotionele basis aanwezig, die zorgt voor een fundamenteel onzekere levenshouding. Zo iemand zal gedrag ontwikkelen om zich 'in leven te houden'. Dit soort gedrag wordt wel gevat onder de noemer 'zelfhandhavingspatronen'. Die patronen kunnen, mede afhankelijk van het niveau van functioneren, per persoon verschillen. De problematiek kan zich uiten in diverse gedragingen die overigens ook dikwijls afwisselend of in combinatie voorkomen.
- *Onmiddellijke behoeftebevrediging.* De zorgvrager lijkt een speelbal te zijn van zijn eigen impulsen.
- *Schijnaanpassing.* De zorgvrager doet precies wat er van hem gevraagd wordt. Bij deze mensen kan wel eens het verschijnsel optreden dat ze als een straathondje schooien om aandacht. Met iedereen die binnenkomt, ook een onbekende, wordt dadelijk contact gezocht, bij voorkeur door aanraking.
- *Agressiviteit.* Een principiële protesthouding tegen de omgeving lijkt aanwezig te zijn. Allerlei problematische gedragingen zijn het gevolg, ook bijvoorbeeld een weigering om zich te hechten.
- *Teruggetrokkenheid.* Dit zijn 'gemakkelijke', om weinig aandacht vragende, onzichtbare personen.

Bij matig en licht verstandelijk gehandicapten kunnen bovenstaande gedragingen samengaan met gedrag dat in de sociale sfeer belemmerend kan werken.

Sociaal tekortschietend gedrag door niet-optimaal verloop van de pedagogische fase

Een harmonieuze sociale ontwikkeling vindt plaats als er aan bepaalde voorwaarden is voldaan: een warm emotioneel klimaat waarbinnen iemand zich kan identificeren met sleutelfiguren in zijn omgeving. Als het kind zich goed hecht, is de basis voor pedagogische beïnvloeding aanwezig. Deze pedagogische fase vindt plaats aansluitend op de door Mahler beschreven individualisatiefase. Bij een normale ontwikkeling neemt het kind in deze fase normen en waarden van zijn ouders over. Ouders maken door voorbeeldgedrag duidelijk wat wel en wat niet gewenst is en waar de grenzen liggen. Een goed gehecht kind identificeert zich met zijn ouders. De van buiten aangereikte normen en waarden gaat hij als een deel van zichzelf ervaren. Zo leert iemand rekening te houden met anderen en welk sociaal gedrag bij welke situatie hoort.

Bij een groep verstandelijk gehandicapten is de hechting problematisch, waardoor de erop volgende pedagogische fase nauwelijks mogelijk is. Een ander patroon is dat waarbij opvoeders onvoldoende kans tot normering aanbieden in de pedagogische fase (door verwaarlozing of verwenning). De pedagogische relatie is dan gestoord zonder dat de hechting gestoord is. Beide patronen leiden tot het ontstaan van sociaal tekortschietende gedragingen en in sommige gevallen tot een verminderde ontwikkeling van het geweten. De volgende gedragingen zijn kenmerkend voor dit beeld:
- geen rekening houden met anderen
- onbetrouwbaar gedrag, zoals liegen en/of stelen
- overheersend gedrag binnen een groep
- geen inzicht in eigen tekortschieten
- het pesten van groepsgenoten.

Bij licht en matig verstandelijk gehandicapten kan een persoonlijkheidsstoornis ontstaan: de antisociale persoonlijkheid.

Samenvattend
Bij een secundaire relatiestoornis zijn er twee mogelijke patronen die tevens gecombineerd kunnen voorkomen. Bij het ene patroon is een grote contacthonger aanwezig. Daarbij kan die contacthonger paradoxaal juist leiden tot afweren van contacten of andere markante 'zelfhandhavingspatronen'. Bij het andere patroon, dat bij pedagogische verwaarlozing in de eerste plaats naar voren springt, beschikt de zorgvrager over weinig discipline en botst sociaal.

Ongunstige gewoontevorming

Het komt nogal eens voor dat verstandelijk gehandicapten bepaalde gewoonten ontwikkelen die uiteindelijk leiden tot lichamelijke en/of psychische beschadigingen en tot een beperking van hun levensmogelijkheden. Deze gewoonten kunnen op volwassen leeftijd ontstaan, maar in de meeste gevallen ontstaat zo'n gewoonte tijdens de jeugd.

Het mechanisme achter die gewoontevorming lijkt het volgende te zijn: de gewoonte dient aanvankelijk als reactie op een moeilijk te verdragen situatie. Dat heeft dikwijls te maken met de in de vorige paragraaf geschetste draagkrachtvermindering op grond van tekorten in de hechtingsperiode. Het is in dit verband van belang om te beseffen dat ongunstige gewoonten het symptoom kunnen zijn van een onderliggende problematiek, bijvoorbeeld een problematiek zoals die is beschreven in de vorige paragraaf. Het is ook mogelijk dat de aanvankelijk onderliggende problematiek verdwenen is en dat de ongunstige gewoonte een restprobleem is.

In veel gevallen gaat het om beide aspecten: er is een onderliggende problematiek die leidt tot ongunstige gewoontevorming. Maar die ongunstige gewoonte is uitgegroeid tot een probleem op zichzelf met een niet-noodzakelijke verbinding met de onderliggende problemen. In dat geval moet bij de behandeling zowel worden gewerkt aan de onderliggende problematiek als aan de ongunstige gewoonte.

Deze gewoonten kunnen allerlei vormen aannemen: vraatzucht, met ontlasting smeren of zelfverwondend gedrag. Na verloop van tijd lijkt het of de aanvankelijke aanleiding op de achtergrond raakt, het gedrag op zich geeft bepaalde beloningen. Soms blijft er enig verband met de aanvankelijke oorzaak (bijv. basale onzekerheid die ervoor zorgt dat iemand vlucht in zijn gewoonte), soms raakt het gedrag los van de aanvankelijke oorzaak: middenoorontsteking is een beruchte uitlokker van zelfverwondend gedrag. Ook al is de middenoorontsteking verdwenen, toch blijft de zelfverwonding bestaan. Het is een soort verslaving geworden, waarschijnlijk omdat het gedrag bepaalde chemische processen in de hersenen activeert.

Bij beelden als anorexia (extreem vermageren) en boulimie (vraatzucht) is iets soortgelijks aan de hand, zij het dat er bij deze beelden waarschijnlijk sprake is van onzekerheid en een tekort aan zelfvertrouwen. Hier kunnen we een primair probleem (persoonlijkheidsprobleem) en een secundair probleem (verslaving) onderscheiden. Dit onderscheid is

belangrijk voor de juiste begeleiding van mensen met deze problemen.
Twee ongunstige gewoonten die bij verstandelijk gehandicapten vaker voorkomen dan bij anderen zijn:
- *Pica*: het bij herhaling eten van niet voor consumptie bestemde stoffen, zoals takjes, kiezelstenen, aarde, katoen enzovoort. (Pica is het Latijnse woord voor ekster.)
- *Rumineren*: het telkens naar boven halen van reeds doorgeslikt voedsel. De zure maaginhoud wordt naar boven gehaald. Beschadiging van de slokdarm kan het gevolg zijn. Rumineren verstoort de peristaltiek van de slokdarm, waardoor het steeds gemakkelijker wordt om te rumineren. Dit gedrag komt vooral voor bij diep en ernstig verstandelijk gehandicapten die in inrichtingen verblijven. Rumineren heeft een beschadigende werking op het gebit.

Automutilatie

De aanduiding automutilatie heeft betrekking op gedrag waarmee iemand zichzelf pijn doet of beschadigt. Omdat het zo vaak voorkomt bij verstandelijk gehandicapten die in instituten verblijven, volgt hier een diepgaander bespreking van automutilatie. (Schattingen variëren van veertien tot dertig procent.)

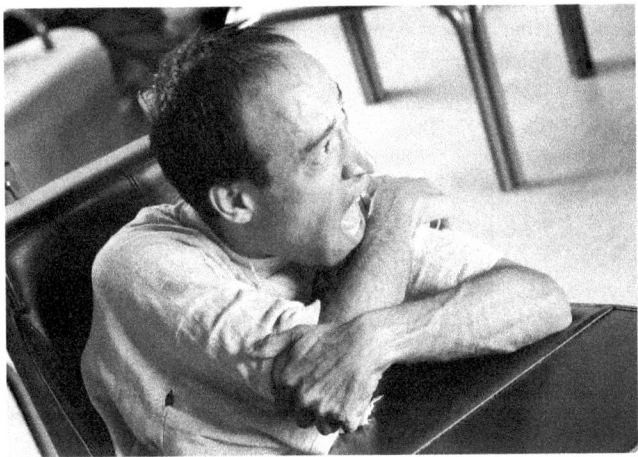

Afbeelding 2.6
De manier van automutilatie kan variëren

De manier waarop het gebeurt kan variëren: zichzelf slaan, met het hoofd tegen harde voorwerpen bonken, op de handen of vingers bijten, en krabben zijn veel voorkomende gedragspatronen. Automutilatie kan de vorm zijn waarin bepaalde psychische problemen zich uiten. Het kan ook een afzonderlijk probleem zijn dat speciale aandacht behoeft. Kraijer geeft de volgende indeling in verschillende typen automutilatie.

Instrumentele automutilatie
Bij deze vorm is het gedrag een middel om iets te bereiken dat niets te maken heeft met de automutilatie. De zorgvrager heeft bijvoorbeeld geleerd dat hij aandacht krijgt via dit gedrag. Een ander voorbeeld: via het gedrag weet de zorgvrager te ontkomen aan eisen die worden gesteld.
Volgens Kraijer komt instrumentele automutilatie vooral voor bij jonge kinderen; hoe hoger de leeftijd hoe minder het voorkomt. Waarschijnlijk ontwikkelt de instrumentele automutilatie zich op een bepaald moment tot een van de andere typen automutilatie.

Reactieve automutilatie
Bij reactieve automutilatie is het gedrag een reactie op te veel spanning. Het kan gaan om pijn (bijv. middenoorontsteking), maar ook om spanningen die ontstaan door een als bedreigend ervaren sociale situatie of doordat iemand aan een overvloed van prikkels is blootgesteld.
We hebben gezien dat de wereld door sommige mensen al snel als angstig ervaren wordt. (Zie hierboven de bespreking van de invloed van organiciteit op gedrag.) De zorgvrager beschikt niet over strategieën om met die angsten om te gaan. Het gevolg is het zelfverwondende gedrag.

Zichzelf stimulerende automutilatie
Een teveel aan prikkels kan angst oproepen, maar hetzelfde geldt voor een tekort aan prikkels. Lege momenten vragen als het ware om gevuld te worden: automutilatie geeft die vulling. Deze vorm treedt vooral op als er een tekort aan activiteiten is.
Zichzelf stimulerende automutilatie komt nogal eens voor in combinatie met reactieve automutilatie. De zorgvrager heeft een bepaalde spanning nodig die hij via automutilatie bereikt; als de spanning te veel wordt, is automutilatie ook weer de methode om de spanning te doen verminderen.

Patroonmatige automutilatie
De hierboven onderscheiden typen van automutilatie kunnen zich op een bepaald moment ontwikkelen tot een vast gedragspatroon dat steeds minder verband houdt met de aanvankelijke aanleidingen en oorzaken van het gedrag. Het gedrag treedt op onvoorspelbare momenten op en lijkt een dwangmatig karakter te hebben.

Angststoornissen
Verschijnselen die regelmatig bij verstandelijk gehandicapten voorkomen en die steeds weer angst oproepen zijn onzekerheid, gebrek aan zelfvertrouwen en de wereld ervaren als chaotisch. Angst is eigenlijk een bijproduct van de meeste psychische problemen. De angst kan vervolgens leiden tot allerlei reactiepatronen die als problematisch ervaren worden. Die angst bedoelen we niet als het over fobieën gaat en dit onderscheid is nogal van betekenis voor de begeleiding.

Fobie
Een fobie is een buitensporige angst voor een bepaald voorwerp of een bepaalde situatie, bijvoorbeeld honden, spinnen, nauwe ruimten, enzovoort. Een fobie gaat steeds gepaard met sterk vermijdingsgedrag: iemand die een fobie heeft, ontwijkt hardnekkig de situaties die hem kunnen confronteren met datgene waarvoor hij bang is.
Bij het ontstaan van fobieën spelen waarschijnlijk conditioneringsprocessen een rol (zie hoofdstuk 5). Fobieën kunnen al in de vroege jeugd ontstaan, maar het is heel goed mogelijk dat ze later in het leven naar voren komen. Er is geen echte duidelijkheid over de oorzaak van fobieën. Er zijn aanwijzingen dat ook organische factoren een rol kunnen spelen. Overigens bestaan er naast fobieën ook nog andere angststoornissen.

VOORBEELD

Joost is een 38-jarige verstandelijk gehandicapte man. Hij reageert met heftige angst als hij een vliegtuig hoort. Hoe deze angst is ontstaan, is niet helemaal duidelijk.
In de periode voorafgaand aan het ontstaan van de angst werd gesignaleerd dat Joost steeds luier werd. Er is afgesproken hem wat harder te gaan aanpakken. Zo werd hij hardhandig naar buiten gewerkt om shag voor zichzelf te gaan halen in het dorp. Dit ging gepaard met heftig schelden van zijn kant. Niet lang daarna kwam Joost met zijn klachten over grote angst voor vliegtuigen.
Die angst is nu uitgebreid tot angst om naar buiten te gaan, 'omdat er wel eens een vliegtuig over zou kunnen komen'. Joost trekt zich terug op zijn kamer en luistert de hele dag naar muziek van Mozart, waar hij dol op is.

2.3.3 Psychische stoornissen vanuit de leefomgeving

Bij sommige problemen zijn het vooral de (huidige) leefomstandigheden die de oorzaak vormen. Leefomstandigheden staan dan altijd in wisselwerking met somatische factoren en ontwikkelingsfactoren. Iemands draagkracht is immers bepaald door wat er vanuit een organische basis tijdens zijn ontwikkeling is gebeurd. Er zijn leefomstandigheden die zo belastend zijn, dat ze zelfs stabiele personen uit hun evenwicht brengen.
Om te beginnen komen twee beelden uit de DSM-IV aan de orde: dysthymie en kortdurende psychotische stoornis. Vervolgens wordt aandacht besteed aan twee problemen die bij verstandelijk gehandicapten nogal eens voorkomen maar niet in de DSM beschreven zijn: problemen op grond van overvraging (overvragingssyndroom) en het zogenaamde inrichtingssyndroom.

Dysthymie
Dysthymie gaat gepaard met een terneergeslagen gevoel maar is niet gelijk te stellen aan depressie (depressieve episode). Hoewel ook bij dysthymie biologische factoren doorslaggevend kunnen zijn, ontstaat het beeld in veel gevallen als een reactie op moeilijk te verteren omstandigheden. Dysthymie gaat gepaard met een oppervlakkige stemming, slechte eetlust of te veel eten, slaapeigenaardigheden, energieverlies en een gering gevoel van eigenwaarde. Bij licht en matig verstandelijk gehandicapten worden dit soort symptomen gevonden. Bij ernstig en diep gestoorden kan dysthymie zich versluierd uiten via ernstig probleemgedrag (agressief gedrag, zelfverwonding). De reactie kan ook

de andere kant opgaan: teruggetrokken, apathisch gedrag.
In het leven van verstandelijk gehandicapten zijn omstandigheden die mogelijk dysthymie uitlokken: verlies van betekenisvolle figuren (bijv. door overlijden of door overplaatsing), vereenzaming, wegvallen van bevredigende activiteiten, minderwaardigheidsgevoelens en identiteitsproblematiek.

Kortdurende psychotische stoornis

Vooral bij licht en matig verstandelijk gehandicapten is een psychotische reactie op te zware eisen mogelijk. Vroeger sprak men in dit verband wel over *debiliteitspsychose*. Het is een ietwat typisch patroon, dat wel gezien wordt in het licht van 'basaal overdrijven'. Het gaat om een uitgesproken opvallende plotselinge reactie: de zorgvrager is zijn greep op de werkelijkheid kwijt, hij vertoont chaotisch gedrag, is in de war en heeft meestal last van hallucinaties en/of wanen.

VOORBEELD

José is een matig verstandelijk gehandicapte vrouw van 22 jaar. Zij woont in een leefgroep van dames die ongeveer hetzelfde verstandelijke niveau hebben. Het is een gezellige groep. Er vinden nogal wat sociale interacties plaats. De dames ondernemen veel activiteiten in groepsvorm. Ze plagen elkaar ook wel eens, maar op een goedaardige manier. Ook is er sprake van enige onderlinge concurrentie. José wordt door de anderen volledig geaccepteerd en ze lijkt goed op haar plaats binnen de groep.
Dan, vrij abrupt, begint José 'vreemd' te doen. Ze staart op een vreemde manier voor zich uit en wat ze zegt is volkomen onbegrijpelijk. Daarbij heeft ze zeer heftige huilbuien. Groepsgenoten geven voortdurend aan dat José raar doet en gaan haar uit de weg.
Besloten wordt José over te plaatsen naar een andere leefgroep. Ze komt terecht in een gemengde leefgroep met bewoners die allen ernstig verstandelijk gehandicapt zijn. Binnen enkele dagen komt de oude José weer terug.

Deze psychose is vooral te herkennen aan het gegeven dat bij verlaging van de eisen in het gegeven voorbeeld de sociale eisen – de symptomen redelijk snel verdwijnen. In het beschreven geval en dat is meestal de gevolgde gedragslijn – werd tevens gebruik gemaakt van ondersteunende psychofarmaca.
Hoewel de psychose te reguleren lijkt door de eisen goed af te stemmen op de aanwezige draagkracht, is het tevens van belang te weten dat herhaling niet uitgesloten is. Iemand die eenmaal een dergelijke psychose heeft doorgemaakt, heeft een grotere kans opnieuw psychotisch te reageren als de levensomstandigheden te zwaar worden. Bij sommigen wordt dat een vast reactiepatroon.
Het reageren op te zware eisen met psychische problemen is een patroon dat regelmatig voorkomt bij vooral licht en matig verstandelijk gehandicapten. De reactie hoeft niet altijd psychotische vormen aan te nemen, zoals blijkt uit de nu volgende bespreking.

Het overvragingssyndroom

Van de verstandelijk gehandicapte mens wordt soms te veel gevraagd: er worden hogere eisen gesteld dan hij op grond van zijn draagkracht aankan. Als reactie op die overvraging kan een specifiek psychiatrisch beeld ontstaan, zoals de kortdurende reactieve psychose. Maar de reactie kan ook veel minder duidelijk afgebakend zijn. Het is vooral de psycholoog D. Kraijer die op dit verschijnsel heeft gewezen. Hij noemt een aantal mogelijke reacties, waaronder:
- agressie (fysiek en/of verbaal)
- teruggetrokkenheid
- apathie, lusteloosheid, zich onttrekken (passief)
- verzet, dwarsheid, koppigheid
- vreemd gedrag, verwardheid, wanen
- onrust, opgewondenheid, gejaagdheid
- prikkelbaarheid, driftig reageren
- angst
- zelfoverschatting
- psychosomatisch aan te duiden klachten
- vraatzucht
- incontinentie
- automutilatie
- buitensporig aandacht vragen.

Kraijer baseert zijn onderzoek op observaties van licht verstandelijk gehandicapten en zwakbegaafden, maar ook hier herkennen we het typische reageren met heftig, spectaculair

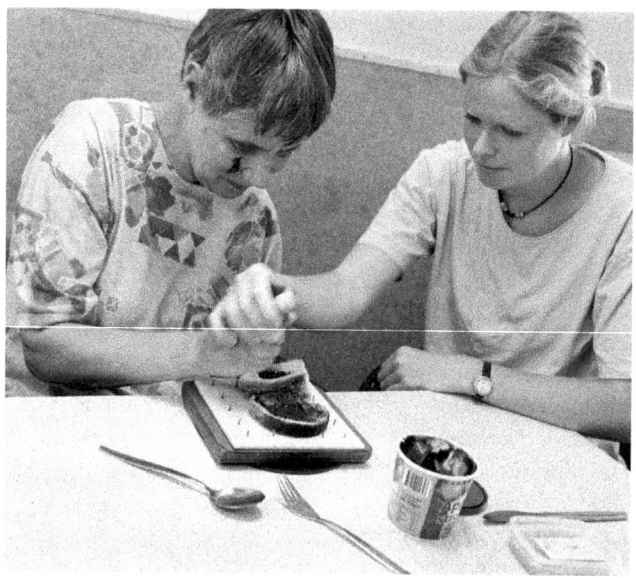

Afbeelding 2.7
Bij actieve overvraging gaat het om te hoge eisen stellen op het gebied van leren en werken

probleemgedrag. Kraijer onderscheidt twee typen overvraging:
- Actieve overvraging. Het gaat hier om te hoge eisen op het gebied van vooral 'leren' (bijv. zelfredzaamheidstraining) en werken
- Passieve overvraging. Bij passieve overvraging gaan de begeleiders te veel uit van de eigen verantwoordelijkheid van de zorgvrager. De mate van vrijheid die geboden wordt komt niet overeen met hetgeen hij aankan.

Het is helaas zo dat dit overvragingssyndroom nogal eens door de hulpverleners wordt uitgelokt via een verkeerde toepassing van het normalisatiebeginsel. Je hoort wel eens uitspraken als: "Je mag toch wel van hen eisen dat ze zich binnen de groep aanpassen", of "Een verstandelijk gehandicapte heeft toch ook recht op keuze, op seksualiteit bijvoorbeeld". Over het algemeen genomen zal dat wel, maar in heel wat individuele gevallen moet afgeweken worden van dat soort regels of is extra begeleiding nodig om zo'n regel te realiseren.

Bij overvraging gaat het om een samenspel tussen de zorgvrager en de omgeving. De begeleiders behoren op de eerste plaats tot die omgeving. De overvraging kan primair uitgaan van de begeleiders. Het is evenwel ook mogelijk dat de overvraging in eerste instantie van de zorgvrager zelf uitgaat en vervolgens door de begeleiders via een niet adequate reactie bevestigd wordt. Het is niet in alle gevallen gewenst in te gaan op de verlangens van zorgvragers.

VOORBEELD

Cor is een matig verstandelijk gehandicapte man. Hij is zwaar epileptisch en heeft regelmatig toevallen. Cor praat graag over wat hij allemaal nog gaat doen in zijn leven. Zo heeft hij onlangs een gesprek met het hoofd gehad waarin hij geïnformeerd heeft of het voor hem niet mogelijk zou zijn om de opleiding voor verpleegkundige te gaan volgen. Cor gaat in het weekend graag naar huis, zijn familie komt hem dan ophalen. Op een gegeven moment heeft hij uitdrukkelijk de wens uitgesproken om zelfstandig per openbaar vervoer te mogen reizen. Het team heeft, in overleg met de psycholoog, besloten om via zelfredzaamheidstraining Cor dit aan te leren. Hij moet hiervoor eerst op een bus stappen, dan de trein nemen en ten slotte weer een bus nemen. Aan Cor wordt duidelijk uitgelegd waar hij moet opstappen en uitstappen. Vervolgens wordt het traject een aantal keren met begeleiding afgelegd. Als Cor herhaalde malen te kennen heeft gegeven dat hij het nu wel doorheeft, wordt afgesproken dat hij de heenweg zelfstandig zal afleggen.
Het gaat de eerste keer goed. De ouders bellen op dat Cor veilig aangekomen is. De tweede keer gaat het mis. De ouders bellen bezorgd op dat Cor niet is gearriveerd. Vervolgens vindt er een zoekactie plaats. Een telefoontje van een ziekenhuis brengt uitkomst. Cor kan in dat ziekenhuis opgehaald worden. Achteraf blijkt dat hij onderweg bij de verkeerde halte is uitgestapt en aan het zoeken is gegaan. Hij heeft op straat een insult gekregen. Bezorgde omstanders hebben de ziekenwagen gebeld. Toen Cor in het ziekenhuis aankwam, vertelde hij in welk instituut hij woonde. Vanuit het ziekenhuis werd vervolgens onmiddellijk contact opgenomen met het instituut.

Het voorbeeld maakt duidelijk dat iemand zichzelf kan overvragen en dat begeleiders soms neigen daarin mee te gaan. Het is mogelijk dat een tekort aan zelfvertrouwen en een zwak zelfbeeld de zorgvrager juist aanzetten tot overvragen van zichzelf. Hij roept daarbij het falen op, hetgeen op zich weer leidt tot verdere vermindering van het zelfvertrouwen en verdere verzwakking van het gevoel van eigenwaarde. In elk geval is het cruciaal sociaal-emotionele factoren mede bepalend te laten zijn bij de keuze voor een bepaalde begeleidingsstrategie.

In het voorafgaande is besproken hoe een discrepantie tussen de sociaal-emotionele en verstandelijke ontwikkeling kan leiden tot een verkeerd verwachtingspatroon bij de begeleiders. Zij kunnen op een vals spoor gezet worden als ze uitgaan van wat iemand *kan*. Veelal is het beter zich te baseren op wat iemand *aankan*. Dat kan soms voor dezelfde persoon per situatie verschillen. Voor begeleiders die zich terdege bewust zijn van het overvragingsgevaar en op grond daarvan hun eisen en verwachtingen verminderen, dreigt een nieuwe valkuil, namelijk 'ondervraging'. In dat geval wordt te weinig stimulering geboden, er wordt te weinig geëist. Het gaat erom het juiste niveau van 'vraging' te vinden zonder van de overvraging in de ondervraging te schieten.
Leefgroepwerkers moeten oog hebben voor dit soort mechanismen en moeten beschikken over een bepaalde deskundigheid om er goed mee om te gaan. Daarin ligt ook de unieke professionaliteit van de begeleider van verstandelijk gehandicapten. Bij het overvragingssyndroom gaat het niet om een af te bakenen rij van samenhangende reacties of gedragingen. Het syndroom (samengaan van verschillende zaken) heeft te maken met achtergronden van psychische problemen. In dit hoofdstuk is een aantal factoren besproken die leiden tot extra kwetsbaarheid van de verstandelijk gehandicapte op psychisch gebied. De factoren vormen samen de achtergrond van het overvragingssyndroom. De uiting van dit syndroom kan vervolgens weer zeer verschillend zijn.

Het inrichtingssyndroom
Onder het inrichtingssyndroom vallen ongewenste gedragingen die het gevolg zijn van het wonen in een instituut. Deze gedragingen gaan steeds gepaard met een verminderd welzijn of met het niet voldoende tot ontplooiing kunnen komen van menselijke mogelijkheden.
Door de kritiek die vanaf de jaren zestig op de inrichtingen is afgevuurd, is men op dit verschijnsel geattendeerd. Een sleutelrol daarbij speelde het werk van de socioloog Goffmann. Hij introduceerde het begrip 'totale institutie'. Het gewone menselijk leven speelt zich volgens hem af in verschillende leefsferen. Mensen slapen, werken en recreëren op verschillende plaatsen die verschillende leefregels kennen, met verschillende mensen en zonder dat sprake is van een alomvattend rationeel plan dat het gehele leven regelt. Bij een 'totale institutie' vallen de verschillende leefsferen weg. De kenmerken zijn:
– het gehele leven speelt zich af op dezelfde locatie
– de drie leefsferen staan onder één gezag
– bewoners worden hetzelfde behandeld, ook uiterlijke verschillen worden zoveel mogelijk gelijkgeschakeld
– het leven wordt voor hen bepaald: privacy in ruimte en tijd ontbreekt
– een allesomvattend rationeel plan stuurt alles wat er gebeurt.

Niet alleen inrichtingen voor gezondheidszorg kunnen kenmerken hebben van een totale institutie. Dezelfde mechanismen kunnen zich afspelen in het leger of op een schip. In alle gevallen is het gevolg is dat personen overlevingsstrategieën gaan hanteren om nog enigszins geestelijk overeind te blijven. Die strategieën kunnen verschillend zijn: protesteren, zich terugtrekken, zich heftig verzetten, zeer aangepast gedrag gaan vertonen, of 'playing it cool' – een listige combinatie van verschillende gedragingen. Bij verstandelijk gehandicapten kunnen die gedragingen een bijzondere vorm krijgen. Protest kan zich uiten in persoonsgerichte agressie, om aandacht vragen of zichzelf stimuleren in een niet-stimulerende omgeving, wat kan leiden tot gedragingen als pica en rumineren.

Het inrichtingssyndroom heet ook wel 'hospitalisatie' en 'inrichtingsneurose'. De veel gebruikte term 'hospitalisatie' heeft het nadeel van twee verschillende betekenissen:
– Het verblijven in een instituut. Het is dan een neutrale aanduiding die niet verbonden is met een waardeoordeel.
– De nadelige effecten van het verblijven in een instituut.

In dit geval gaat het om negatieve effecten; hospitalisatie is dan een synoniem voor inrichtingssyndroom. Om misverstanden te vermijden verdient de laatste term de voorkeur. Het inrichtingssyndroom wijst op een reactie die ontstaat als er onvoldoende wordt tegemoetgekomen aan fundamentele menselijke behoeften. De plaats waar dat gebeurt staat niet vast: het syndroom kan ook thuis optreden, ook daar kan sprake zijn van een soort totale institutie. Immers:
- een inrichting roept niet automatisch het inrichtingssyndroom op; dat geldt alleen voor een inrichting die tekortschiet in het aanbieden van mogelijkheden
- het inrichtingssyndroom valt niet samen met de gevolgen van emotionele verwaarlozing in de eerste levensjaren (zie de beelden die bij B onder 'ontwikkeling', blz. 40, beschreven zijn). Verwaarlozing op zeer jeugdige leeftijd is veel ingrijpender dan later in het leven. Toch zijn er wel overeenkomsten, ook al omdat bij veel verstandelijk gehandicapten het inrichtingssyndroom de vanuit de vroege jeugd aanwezige basale onveiligheid kan versterken.

Het overvragings- en het inrichtingssyndroom zijn de 'Scylla en de Charybdis' voor de verstandelijk-gehandicaptenzorg. (De Griekse held Odysseus moest met z'n schip tussen de draaikolk Charybdis en de rots van Scylla door laveren, door beide voortdurend bedreigd.)
Omdat het inrichtingssyndroom steeds gepaard gaat met een tekort aan stimulering (ondervraging) zou het beste tegengif zijn het aanbieden van een rijk en normaal leven waarbij zorgvragers tot verschillende gedragingen uitgedaagd worden. Dat is ook de achtergrond van het toepassen van het normalisatiebeginsel. Maar wordt dit beginsel te absoluut doorgevoerd, dan leidt het tot het overvragingssyndroom.

Oorzaken van het inrichtingssyndroom
De oorzaken van het inrichtingssyndroom liggen op het gebied van het onvoldoende tegemoetkomen aan de individuele menselijke behoeften die elk mens heeft. Die fundamentele menselijke behoeften zijn als volgt weer te geven:

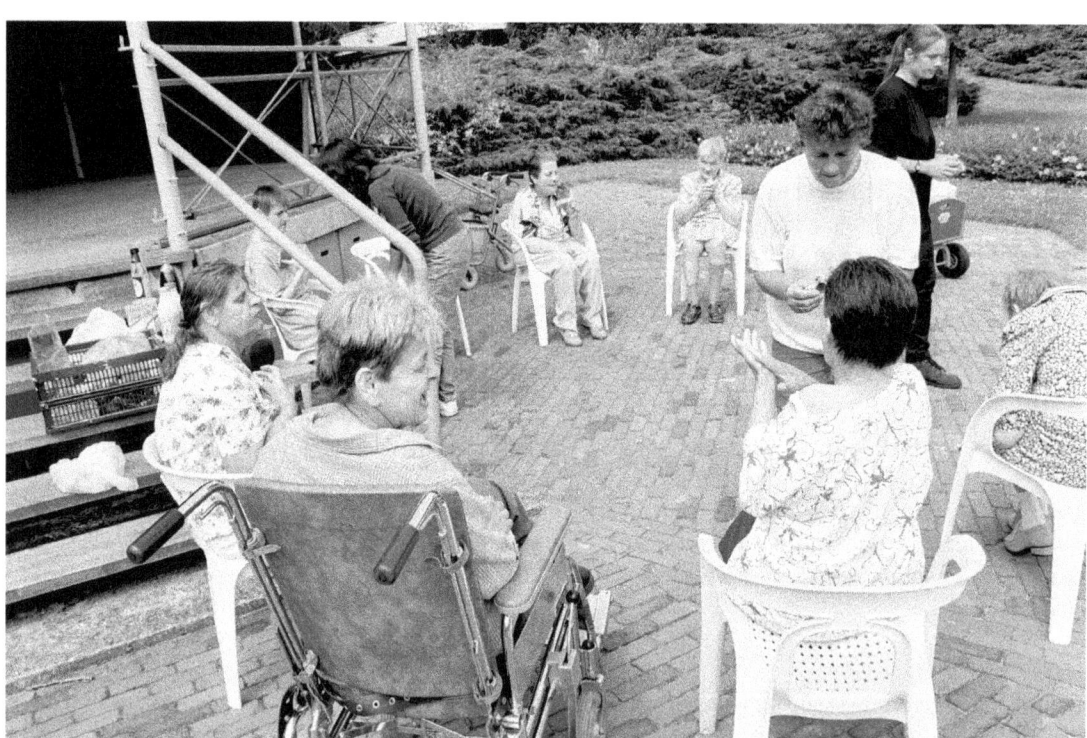

Afbeelding 2.8 Behoefte aan contact met medemensen, vriendschap, intimiteit is een fundamentele menselijke behoefte

- relationele behoeften: de behoefte aan contact met medemensen, vriendschap, intimiteit;
- de behoefte aan gevarieerde activiteiten: de mens heeft behoefte aan een ritme van inspannende en ontspannende activiteiten binnen een jaarritme dat variatie en hoogtepunten kent;
- individuele behoeften: de behoefte om individuele keuzen te maken wat betreft indeling van tijd en ruimte. Hieronder valt ook de behoefte aan een eigen plek, privacy;
- behoeften die te maken hebben met de materiële omgeving: de inrichting van de leefruimten, de grootte ervan, de sfeer die de omgeving biedt. Ook: de mogelijkheden van de materiële omgeving om tegemoet te komen aan individuele behoeften. Deze oorzaken geven aanknopingspunten voor het tegengaan van het inrichtingssyndroom.

Symptomen van het inrichtingssyndroom
De aanvankelijke reactie op een leefsituatie die onvoldoende tegemoetkomt aan menselijke behoeften kan heftig zijn. We zouden dit een gezonde reactie op een slechte situatie kunnen noemen. Het is een signaal dat vorm krijgt via 'probleemgedrag'. Bij personeelswisselingen wordt dit vaak gesignaleerd. Het is een vorm van 'coping' evenals al het hospitalisatiegedrag.
Naarmate de verwaarlozing van de fundamentele behoeften voortduurt, treedt er een zekere aanpassing op. De protestperiode is blijkbaar op lange termijn niet vol te houden. De aanpassing komt naar voren in een aantal met elkaar samenhangende symptomen, volkomen vergelijkbaar met de gedragspatronen die door Goffmann zijn beschreven:
- apathie
- afstomping
- ontbreken van spontaniteit
- zeer aangepast gehoorzaam gedag
- aangeleerde hulpeloosheid
- verzet tegen variaties (verandering in dagprogramma of leefruimte)
- verlies van belangstelling
- houding: schouders neerhangend, schuifelende gang, hoofd naar voren
- ongunstige gewoontevorming: stereotypie, zelfverwonding
- contacthonger.

Dezelfde symptomen kunnen – afzonderlijk – ook op andere psychische problematiek wijzen! Juist het voorkomen van verschillende van deze symptomen in combinatie kan wijzen op het inrichtingssyndroom.
Hier moet ook nog opgemerkt worden dat primaire en secundaire relatiestoornissen ook kunnen ontstaan door een contactueel te schrale inrichtingsomgeving. Hoe jonger iemand is, hoe groter de kans is op een relatiestoornis in een dergelijke omgeving. Hoewel de inrichtingen er sinds 1960 steeds op gericht zijn dit inrichtingssyndroom te voorkomen, is het nog steeds een van de belangrijkste oorzaken van psychische problematiek van in instituten verblijvende verstandelijk gehandicapten. Dit heeft ook te maken met factoren van min of meer structurele aard, zoals snelle wisseling van de groepsleiding. Voor de begeleiding bij psychische problemen van verstandelijk gehandicapten is een eerste vereiste: tegemoetkomen aan fundamentele menselijke behoeften. In hoofdstuk 4, als het om het bepalen van de basale strategie gaat, komt dit verder aan de orde.

OPDRACHTEN

A

In dit hoofdstuk komt een aantal verschillende complicaties voor. Het belangrijkste is dat je ze in je werk kunt herkennen.
Neem de leefgroep waar je werkzaam bent of stage hebt gelopen als uitgangspunt.

- Beschrijf van elke bewoner of en hoe de complicaties die in dit hoofdstuk beschreven worden bij hem voorkomen. Verschilt de manier waarop de complicatie bij hem voorkomt met hetgeen in dit hoofdstuk wordt beschreven?
- In dit hoofdstuk worden complicaties beschreven die niet altijd hoeven voor te komen. Komen in jouw beschrijving veel bijkomende complicaties voor of juist niet?
- Vergelijk in subgroepen de uitkomsten en probeer daaruit conclusies te trekken.

B

1. De professionalisering van het verpleegkundig beroep brengt met zich mee dat de neiging ontstaat om zoveel mogelijk van het leven te willen plannen met de bijkomende dreiging van bureaucratisering.
In hoeverre brengt dit het gevaar van het ontstaan van een totale institutie met zich mee en welke maatregelen zou je kunnen nemen om dit te voorkomen?

2. In dit hoofdstuk wordt een onderscheid gemaakt tussen inrichtingssyndroom en overvragingssyndroom. Merkwaardig daarbij is dat bij de beschrijving van de symptomen van beide tegenover elkaar staande syndromen ten dele dezelfde gedragingen terugkomen.
   - Analyseer de methodologische problemen die dit met zich meebrengt als je een onderzoek zou willen doen naar het inrichtings- of overvragingssyndroom.

3. De wetenschappelijke discussie die zich afspeelt rond het begrip 'maskering' is een voorbeeld van de zogenaamde powerprecisionparadox: verhelderende en omvattende verklaringen van bepaalde aspecten van de werkelijkheid kunnen doorgaans niet goed wetenschappelijk onderbouwd worden, terwijl de resultaten van zeer objectief en verantwoord wetenschappelijk onderzoek doorgaans onbenullige feiten opleveren waaraan je in de praktijk niet veel hebt.
   - Geef drie andere voorbeelden vanuit de verpleegkundige theorievorming waarbij die paradox eveneens naar voren komt.
   - Discussieer over de vraag hoe je vanuit een professionele beroepsbeoefening hiermee zou moeten omgaan. (Waar liggen voor jou de grenzen? Wat is doorslaggevend: subjectieve meningen, de heersende mode, de wetenschap en waar blijkt dat uit?)

HOOFDSTUK 3
Het vaststellen van de hulpvraag en het plannen van zorg

LEERDOELEN

Na bestudering van hoofdstuk 3 kan de student:
- beschrijven welke gegevens verzameld kunnen worden op het gebied van de somatiek
- het ontwikkelingsdomein in kaart brengen betreffende een zorgvrager op grond van een profielschets via Timmers-Huigens
- de ontwikkeling van een zorgvrager in beeld brengen via het opstellen van een ontwikkelingsgrafiek
- aangeven welke schalen gebruikt kunnen worden om bepaalde facetten van de ontwikkeling vast te stellen
- een SRZ invullen en interpreteren
- beschrijven welke gegevens verzameld moeten worden om de huidige leefomgeving in kaart te brengen
- beschrijven wat integrale diagnostiek inhoudt
- aangeven hoe integrale diagnostiek multidisciplinair, procesmatig, gestalte krijgt
- de rol van de verpleegkundige beschrijven bij het proces van integrale diagnostiek.

Iemand die in een algemeen ziekenhuis opgenomen wordt, gaat daar niet naar toe om te wonen. Het zwaartepunt zal liggen bij de medische diagnose en de behandeling. De verpleegkundige zorg en diagnostiek krijgen daardoor in het algemeen ziekenhuis een geheel ander accent dan in blijvende woonsituaties. Het bepalen van de hulpvraag verloopt bijvoorbeeld op andere wijze.

3.1 Het verzamelen van gegevens vanuit verschillende domeinen

Zonder observatie en het daarmee gepaard gaande verzamelen van gegevens is het niet mogelijk om tot een beeld van de zorgvrager te komen dat voldoende houvast geeft om de hulpvraag vast te stellen. De gehele persoon in zijn somatopsychosociaal functioneren zal in kaart gebracht moeten worden.

Omdat de gegevens op verschillende gebieden liggen, kunnen bij het verzamelen ervan verschillende mensen betrokken zijn. Hier is geen grens te geven. Ook zijn degenen die gegevens verzamelen lang niet altijd betrokken bij het vaststellen van de uiteindelijke hulpvraag. Besloten kan worden om bijvoorbeeld een neuroloog bepaalde testgegevens te laten leveren. De coördinator kan vervolgens de gegevens toevoegen aan het rapport of nog enige verduidelijking vragen aan de neuroloog. Vervolgens worden de resultaten en interpretaties ingebracht bij de bespreking zonder dat de neuroloog daarbij aanwezig is.

De coördinator bepaalt in overleg aan wie gevraagd moet worden om gegevens aan te leveren. Daarnaast kunnen instituten vastgestelde procedures hebben die bijvoorbeeld voorschrijven altijd de arts, de pedagoog en de familie te betrekken bij het aanleveren van gegevens.

De begeleiders van de leefgroep zijn er in elk geval bij betrokken. Zij zullen observatieverslagen en samenvattingen van dagrapportage, enzovoort moeten maken.

3.1.1 Het somatische domein

Een uitvoerig medisch onderzoek is onontbeerlijk. In de eerste plaats kan het van belang zijn na te gaan wat de achtergrond is van de verstandelijke handicap. Het gaat daarbij om die organische factoren die verbonden zijn met de ontstaansgeschiedenis van de handicap. Bij veel volwassen en oudere personen is niets bekend over de oorzaak. De huidige onderzoeksmogelijkheden reiken in elk geval verder dan die welke beschikbaar waren ten tijde van hun geboorte.

Een kanttekening is hier op zijn plaats. Als het gaat om onderzoek dat belastend is, kan de vraag gesteld worden of een dergelijk onderzoek wel noodzakelijk is. Zo moet de zorgvrager bij een CT-scan stil blijven liggen. Dat is voor veel verstandelijk gehandicapten moeilijk, dus brengt men hem onder narcose. Bij deze manier van doen kan een vraagteken gezet worden. Daarbij komt dat hoe interessant het onderzoek ook moge zijn, de zorgvrager zelf over het algemeen weinig opschiet met de resultaten. De kans op genezing of mogelijkheden om tot gerichte behandeling te komen zijn nihil.

Bij het genetische onderzoek wordt gekeken of bepaalde opvallende uiterlijke kenmerken aanwezig zijn. Sommige afwijkingen zijn zeer gemakkelijk te constateren zoals microcefalie, typische misvormingen van de vingers of de afwijkende huid bij tubereuze sclerose. Familieanamnese is ook onontbeerlijk om erfelijke aandoeningen op te sporen. Vervolgens is er de mogelijkheid van chromosomenonderzoek, DNA-onderzoek en onderzoek naar erfelijke stofwisselingsziekten. Hiervoor is menselijk materiaal nodig: bloed, urine, een stukje huid.

Er zijn ook onderzoekstechnieken die het functioneren van de hersenen in beeld brengen. Behalve dat deze technieken nuttig zijn om het type handicap vast te stellen, worden ze ook gebruikt om allerlei tijdens het leven verworven stoornissen op te sporen.

EEG-onderzoek wordt gedaan in het geval van epilepsie en bij het vroegtijdig onderkennen van dementie bij het syndroom van Down. Computertomografie(CT)-beelden van de schedelinhoud worden geproduceerd door een apparaat dat röntgenstralen produceert rond het hoofd te laten ronddraaien. De stralen gaan het hoofd in en uit en worden dan gemeten. Uit allerlei wijzigingen die de stralen in het hoofd hebben ondergaan weet men een beeld van de hersenen te produceren. De circulatie van het hersenvocht en bloedingen kunnen zo zichtbaar worden gemaakt. MRI (kernspintomografie) maakt gebruik van een sterk magnetisch veld, hoogfrequente radiostralen en het magnetisch moment van waterstofprotonen. Zo kan er een beeld van elke structuur binnen het menselijk lichaam worden verkregen. Deze methode kan onder andere informatie opleveren over witte- of grijze-stofaandoeningen, de bloeddoorstroming in de hersenen en in bepaalde gevallen zuurstofgebrek.

Ook PET (position emission tomography) kan in bepaalde gevallen bruikbaar zijn. Via deze methode is het mogelijk de invloed van bepaalde stoffen op het functioneren van de hersenen na te gaan. Dit is van belang vanwege het mogelijke verband tussen psychiatrische problematiek en biochemie in de hersenen. De gegevens zullen aangedragen moeten worden door (gespecialiseerde) artsen.

Ten tweede moet er gekeken worden naar acute somatische problemen. Te allen tijde moet worden uitgesloten dat een pijn veroorzakende toestand (bijv. kiespijn) de achtergrond is voor de gesignaleerde gedragsverandering.
Bij het in kaart brengen van allerlei somatische aandachtspunten hebben verpleegkundigen een belangrijke rol. De volgende gezondheidspatronen van Gordon kunnen steun bieden:
- het voedings- en stofwisselingspatroon
- het uitscheidingspatroon
- het slaap- en rustpatroon
- het activiteitenpatroon.

3.1.2 Het ontwikkelingsdomein

Verstandelijke handicap is een ontwikkelingshandicap. Hoe heeft deze mens zich ontwikkeld? Omdat disharmonie in de ontwikkeling zeer gebruikelijk is, kan niet volstaan worden met het vaststellen van het verstandelijke niveau. Het is noodzakelijk om drie niveaus van functioneren in beeld te brengen:
- het verstandelijke niveau
- het sociaal-emotionele niveau
- het lichamelijke niveau.

Dit domein omvat het cognitie- en waarnemingspatroon en het zelfbelevingspatroon van Gordon. Vervolgens geeft het gecombineerde beeld van de drie niveaus, in beeld gebracht via een grafiek, veel informatie over het stressverwerkingspatroon.
Het verstandelijke niveau kan worden vastgesteld via een intelligentietest die door een gedragswetenschapper is afgenomen. Het sociaal-emotionele niveau is veel moeilijker vast te stellen. Enig houvast daarbij biedt de levensgeschiedenis.

Levensgeschiedenis

De ontwikkeling die iemand in de eerste levensjaren heeft doorgemaakt, is altijd mede bepalend voor hoe iemand in de huidige situatie emotioneel functioneert. Eerder gemaakte rapporten kunnen daarbij een dienst bewijzen. Dikwijls zullen aanvullende gegevens verzameld moeten worden door ouders en/of familieleden diepgaand te interviewen. Vaak blijkt er weinig bekend te zijn over het verleden van de zorgvrager.
Het is belangrijk inzicht te krijgen in het verloop van de eerste levensjaren: heeft het kind voldoende basisveiligheid gehad, hoe was het contact tussen moeder en kind, hoe is het hechtingsproces verlopen (zie hoofdstuk 2; de fasen van Mahler). Van belang hierbij is ook of en hoe de ouders de verstandelijke handicap van hun kind hebben verwerkt en hoe de samenstelling van het gezin is. Tevens zal nagegaan moeten worden hoe de uithuisplaatsing is verlopen. Een ander aandachtspunt is: hebben zich tijdens het opgroeien van de betrokkene emotioneel belastende omstandigheden voorgedaan (verlies van sleutelfiguren, mishandeling, verhuizing, enzovoort)?
Dit soort onderzoek kan gedaan worden door een gedragswetenschapper of psychiater, eventueel in samenwerking met een maatschappelijk werkende. Het vraaggesprek is daarbij de meest geëigende methode. Daarnaast kunnen gestandaardiseerde schalen houvast geven bij het in kaart brengen van verschillende facetten van de ontwikkeling (zie de volgende paragraaf).
Het invullen van een profiel volgens Timmers-Huigens is een mogelijkheid om zicht te krijgen op hoe iemand zich ontwikkeld heeft en waar mogelijke disharmonieën en ontwikkelingskansen aanwezig zijn (afb. 3.1).

Gegevens op een aantal verschillende gebieden worden dan gescreend op de manier van ervaringsordening die de zorgvrager doorgaans op dat gebied gebruikt. Timmers-Huigens geeft het volgende model voor een profielschets.

Afbeelding 3.1
Model van een profielschets volgens Timmers-Huigens

naam: _____

geboortedatum: _____

datum: _____

profielschets	lichaamsgebonden	associatief	structurerend	vormgevend
contact – met begeleiders – met ouders – met groepsgenoten – met vreemden communicatie – non-verbaal – taal receptief – taal expressief				
taakgerichtheid				
spel muziek – maken – luisteren omgang met ontwikkelingsmaterialen creatieve vaardigheden vrijetijdsbesteding zelfredzaamheid				

De theorie van Timmers-Huigens (zie hoofdstuk 1) biedt steun om het profiel in te vullen. De conclusies van het onderzoek op het ontwikkelingsdomein worden samengevat in een ontwikkelingsgrafiek. Afbeelding 3.2 is zo'n grafiek ingevuld op basis van een aan de praktijk ontleend voorbeeld.

leeftijd	lichamelijk	sociaal-emotioneel	verstandelijk
0			
5			
10			
15			
vanaf 20			

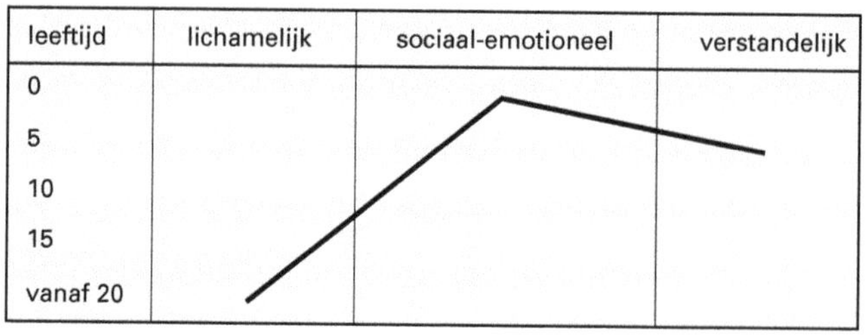

Afbeelding 3.2
Voorbeeld van een ontwikkelingsgrafiek

VOORBEELD

Janus is een man van dertig jaar. Zijn mentale leeftijd is ongeveer zes jaar. Hij heeft over het algemeen een goed humeur. In een vertrouwde en overzichtelijke omgeving functioneert hij goed, maar bij nieuwe groepsleiders en bij onoverzichtelijkheid is hij gespannen. Hij reageert met schreeuwen, huilen en overgeven.
Janus gaat op vakantie naar een vakantiekamp. De bedoeling is dat hij samen met voor hem onbekende mensen activiteiten gaat bedenken en uitvoeren. Na twee dagen belt de leiding van het vakantiekamp op met de nadrukkelijke vraag om Janus onmiddellijk op te halen. Hij is volstrekt onhanteerbaar.
Wanneer hij in de leefgroep terug is, maakt hij een zeer gespannen indruk. Hij tuurt met grote ogen in het rond en zodra de leiding wegloopt, geeft hij met tussenpozen een harde schreeuw. Erover praten kan hij niet. Hij blijft steken in korte, onduidelijke zinnen zonder samenhang.

Janus reageert emotioneel als een kind van twee jaar. Hij heeft een voorspelbare veilige omgeving nodig. Verstandelijk functioneert hij ongeveer als een zesjarige en lichamelijk is hij dertig. Met één oogopslag wordt via zo'n grafiek het probleem zichtbaar. Op het kamp wordt hij overvraagd zowel ten aanzien van het contacten aangaan als ten aanzien van het vormgevend moeten omgaan met activiteiten. Dit is een schoolvoorbeeld van de manier waarop een slechte begeleiding probleemgedrag creëert.

Levensverhaal

Mensen geven betekenissen aan hun ervaringen en bouwen zodoende een beeld op van de omgeving en van de wereld. Een mens laat zich kennen door het verhaal van zijn leven.

Samen met de bewoner dit verhaal vastleggen heeft minstens drie functies:
– Het is een manier om ervaringen te ordenen, een overzicht te krijgen en daardoor bepaalde ervaringen uit het verleden te verwerken.
– Het versterkt de identiteit van de bewoners, het gevoel wie hij is en waar hij bij hoort.
– Het helpt de bewoner beter te begrijpen en daardoor ook de begeleidingsrelatie te verdiepen. Het kan daardoor het diagnostische proces ondersteunen en bijdragen aan een betere formulering van de hulpvraag.

Bij het opstellen van het levensverhaal kunnen de volgende aandachtspunten worden meegenomen:
– geboorteplaats en omgeving
– culturele en levensbeschouwelijke achtergrond van ouders en familie
– maatschappelijke positie (o.a. beroep) van ouders
– gezinssituatie: broers en zusters
– leefsituaties: woningen, verhuizingen
– betekenis van grootouders in het leven
– dagopvangsituatie en scholen
– sleutelpersonen in het leven
– hobby's, activiteiten, vakanties, belangrijke televisieprogramma's, muziek en dergelijke
– indringende levenservaringen.

Aan zo'n levensverhaal werken kan een aanleiding zijn om tal van activiteiten te ondernemen: oude woonplekken bezoeken, belangrijke personen uit het verleden van de bewoner interviewen, samen fotoalbums doornemen, belangrijke foto's scannen en wellicht nieuwe foto's maken. Uiteindelijk krijgt het levensverhaal ook een vorm, bijvoorbeeld een (rijk) geïllustreerd boek(je). Ook het maken van een eigen website met daarin opgenomen het levensverhaal behoort tot de mogelijkheden.

Het levensverhaal is wat vorm en inhoud betreft geen standaardzaak. Het is sterk afhankelijk van individuele behoeften en mogelijkheden van de bewoner. Wel kan de creatieve begeleider kansen grijpen die zich op een natuurlijke manier voordoen tijdens het proces.

Het levensverhaal kan onderdeel uitmaken van een persoonlijk ontwikkelingsplan (POP, zie par. 3.3).

VOORBEELD

Anton Broodbakker is een 55-jarige, licht verstandelijk gehandicapte man. Tijdens een bezoek aan de bejaarde ouders van Anton komen er oude foto's op tafel, waaronder een foto van een overgrootmoeder in klederdracht. De familie blijkt afkomstig uit het dorpje Emmeloord op Schokland, een eiland in de voormalige Zuiderzee. In de negentiende eeuw is de bevolking door de Nederlandse regering onder dwang van het eiland gehaald. Daarna zijn alle huizen van Emmeloord afgebroken, omdat de regering bang was dat de bewoners anders weer terug zouden gaan. Bij de inpoldering van de Zuiderzee is het eiland onderdeel van de Noordoostpolder gaan uitmaken. Van het oude Emmeloord is niets meer over, wel is een paar kilometer verderop een nieuwe stad gebouwd die men de naam Emmeloord heeft gegeven.

Anton vindt het allemaal erg interessant. Er blijkt een vereniging te bestaan van voormalige Schoklandse families met een eigen tijdschrift (Het Schokker Erf), waarvan Anton meteen lid is geworden.

Hij is er nu erg trots op dat hij eigenlijk een oude Schokker is. Door zich met dit verhaal bezig te houden heeft hij niet alleen veel geleerd over zijn familie, maar ook over Nederlandse geschiedenis (waarom moesten die mensen daar eigenlijk weg?) en over wat het betekent je geboortegrond te moeten verlaten.

Het gebruik van schalen

Het gebruik van observatieschalen kan een goed aanvullend hulpmiddel zijn om van verschillende ontwikkelingsfacetten een betrouwbaar beeld te krijgen. Het volgende overzicht blijft beperkt tot die schalen die door leefgroepmedewerkers ingevuld moeten worden (met als uitzondering de PIMRA). Intelligentietests hebben hier geen plaats gekregen, omdat het afnemen en interpreteren van deze tests behoort tot het taakgebied van de gedragswetenschapper. De bruikbaarheid van tests in de verstandelijk-gehandicaptenzorg is overigens uitermate beperkt.

Is het afnemen van tests voorbehouden aan een daarin geschoolde gedragswetenschapper, voor het gebruik van schalen geldt dat ze over het algemeen door leefgroepmedewerkers ingevuld moeten worden. Overigens zal de interpretatie van de schalen veelal moeten gebeuren in samenspraak met een gedragswetenschapper.

De Sociale Redzaamheidschaal voor Zwakzinnigen (SRZ)

Elke verpleegkundige die in de verstandelijk-gehandicaptenzorg werkt moet de SRZ kunnen invullen. Deze schaal wordt zeer veel gebruikt en is speciaal ontworpen voor ernstig tot matig verstandelijk gehandicapten. Voor de groep licht verstandelijk gehandicapten is er de SRZ-plus.

Ervaren verpleegkundigen zullen ongeveer twintig minuten nodig hebben om de schaal in te vullen. Het is wel noodzakelijk dat ten minste twee leefgroepmedewerkers bij het invullen van deze schaal betrokken zijn. De schaal bestaat uit vier gebieden:
- zelfredzaamheid (Z)
- taalgebruik (TL)
- taakgerichtheid (TK)
- sociale gerichtheid (S).

Per gebied wordt een aantal onderwerpen aan de orde gesteld. Deze onderwerpen omvatten niet alle aspecten van het gebied, maar ze kunnen beschouwd worden als een steekproef die representatief is voor het gebied. Dat is de reden waarom de SRZ niet direct geschikt is om er stap-voor-stapprogramma's uit af te leiden (zie hoofdstuk 5).

Over elk onderwerp worden vier vragen gesteld waarbij een bevestigend antwoord op de eerste vraag inhoudt dat de

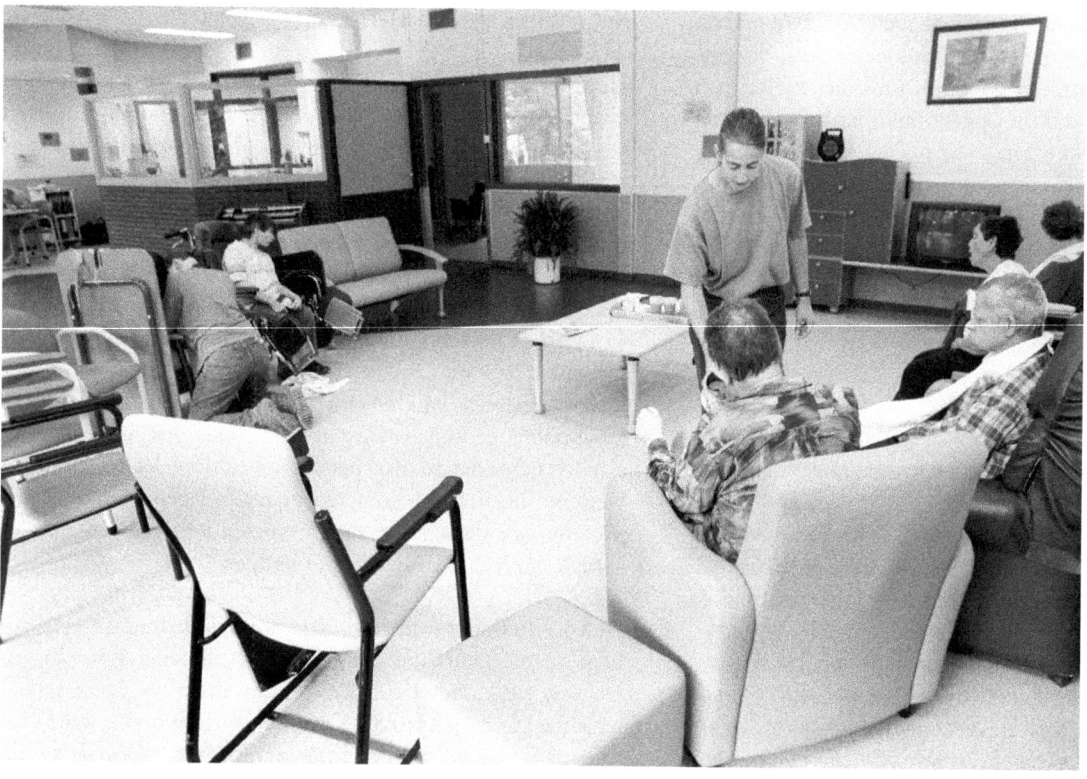

*Afbeelding 3.3
De leefgroepwerker speelt een belangrijke rol bij het verzamelen van gegevens over sociale omgeving, activiteiten en leefomgeving*

zorgvrager de vaardigheid in het geheel niet beheerst, een bevestigend antwoord op de vierde vraag houdt in dat de zorgvrager de vaardigheid compleet beheerst. Bijvoorbeeld:
- schoenen vastmaken
  1 kan geen veters vasttrekken
  2 kan veters vasttrekken
  3 kan het eerste deel van de knoop maken
  4 kan de veter strikken.

Het cijfer dat van toepassing is, wordt in een daarvoor bestemd hokje ingevuld. Als alle vragen beantwoord zijn, wordt de leefomgevingscirkel ingekleurd. Aandachtspunten daarbij zijn:
- als bij een bepaald onderwerp niveau 1 van toepassing is, wordt er niets ingekleurd
- per gebied wordt een gemiddelde berekend dat aangegeven wordt via een stippellijn die over het betreffende gebied van de cirkel loopt.

Vervolgens wordt het SRZ-profiel ingevuld. De opgetelde scores (de ruwe scores) worden teruggebracht op standaardscores. Deze standaardscores zijn enigszins vergelijkbaar met rapportcijfers. Daarbij is de berekening afhankelijk van de setting waarbinnen de zorgvrager verblijft.

Functies van de SRZ
- Een beeld krijgen van de zorgvrager, waarbij het profiel een indicatie kan geven voor disharmonie.
- Het bepalen van begeleidingsdoelen. Hier moet nadrukkelijk worden aangetekend dat niet elk open vakje als een begeleidingsdoel aangemerkt kan worden. Het is namelijk goed mogelijk dat de zorgvrager aan het plafond van zijn mogelijkheden zit bij een bepaalde vaardigheid. Een veilige vuistregel is: als er in het betreffende cirkelsegment twee hokjes open blijven onder de stippellijn – die het gemiddelde functioneren aangeeft – mag worden aangenomen dat de zorgvrager de vaardigheid

zonder kans op overvraging kan aanleren.
- Een beeld krijgen over een langere periode. Het is uitermate zinvol de SRZ één keer per jaar af te nemen. Zo krijgt men over de jaren heen een beeld van het functioneren.

Naast de SRZ bestaat er een tweetal verwante schalen: de SRZ-plus (speciaal bedoeld voor bewoners van gezinsvervangende tehuizen) en de SRK (de Sociale Redzaamheidschaal voor Kinderdagverblijven).
De SRZ is niet geschikt voor diep-verstandelijk gehandicapten. Voor deze groep wordt nog wel eens de Primaire Progress Assesment Chart (de PPAC) gebruikt, een variant van de vroeger zeer populaire PAC die door Gunzburg is ontwikkeld.

Schaal voor Motoriek bij Zwakzinnigen (SMZ)
Evenals de SRZ wordt deze schaal door twee leefgroepmedewerkers ingevuld in ongeveer tien minuten. De schaal poogt de spontane, grove motoriek in dagelijkse situaties te meten. De schaal is geschikt voor het in beeld brengen van grofmotorische beperkingen.

Storend Gedragschaal voor Zwakzinnigen (SGZ)
De SGZ poogt het voorkomen en de aard van storend gedrag zo objectief mogelijk vast te leggen. De werkwijze bij het invullen van de SGZ is vergelijkbaar met die bij de SRZ.

Bij de ontwikkeling van de tot dusver besproken schalen is steeds D. Kraijer betrokken geweest. De schalen vullen elkaar aan. Het is mogelijk een gecombineerd profiel te maken van de drie hierboven genoemde schalen. Zo'n combinatie brengt een groot deel van het functioneren in kaart. In plaats van de SGZ wordt wel eens de SEAG (Schaal voor Extra Aandachtvragend Gedrag) gebruikt. Deze schaal heeft evenwel, ten opzichte van de SRZ geen duidelijke meerwaarde.

Communicatie Profiel Z (CPZ)
Dit meetinstrument, dat zowel een test als een schaal bevat, poogt de communicatiemogelijkheden te meten van vooral diep en ernstig verstandelijk gehandicapten. De schaal moet worden ingevuld door een gediplomeerd leefgroepmedewerker die de betrokkene minstens een jaar kent. De test wordt afgenomen door een gedragswetenschapper.
Het schaalresultaat geeft vooral een beeld van het huidige communiceren, terwijl de test een beeld oplevert van de mogelijkheden die iemand heeft. De CPZ is recent ontwikkeld (1996). Het lijkt een veelbelovend instrument, ook al omdat er voor de groep diep en ernstig verstandelijk gehandicapten weinig beschikbaar is.

Temperamentschaal voor Zwakzinnigen (TVZ)
De TVZ is gebaseerd op de temperamentstheorie van Thomas en Chess. Deze theorie onderscheidt bij kinderen drie soorten temperamenten: moeilijk temperament bij 10% van alle kinderen. Deze kinderen hebben moeite met contacten, komen moeilijk in een vast ritme en hebben een overwegend negatieve stemming. Daarnaast zijn er kinderen met een makkelijk temperament (40%). Dit zijn meegaande kinderen met een overwegend positieve stemming. Dan zijn er de zogenaamde 'slow starters' (15%). Dit zijn kinderen die langzaam op gang komen. De overige 35% vertoont mengvormen. Temperament wordt hier beschouwd als een tamelijk vastliggende factor die bepaalt hoe het kind situaties zal benaderen.
De TVZ poogt het temperament op te meten door onder andere na te gaan hoe iemands stemming, susbaarheid en vermogen om zich aan te passen is. Zodoende krijg je een beeld van iemands kwetsbare punten en kun je daarmee rekening houden. De TVZ kan een hulpmiddel zijn voor het bepalen van het sociaal-emotionele niveau. De schaal wordt ook weer door twee leefgroepmedewerkers ingevuld.

De Sociaal-Emotionele Ontwikkelingslijst (SEO)
Van de SEO zijn tot op heden nog uitsluitend experimentele versies in omloop. Deze door Došen ontwikkelde lijst zou wel eens kunnen uitgroeien tot een belangrijk hulpmiddel. Op basis van de theorieën van Erikson en Mahler wordt gepoogd het sociaal-emotionele ontwikkelingsniveau vast te stellen. Dat is juist een witte vlek op testgebied. De schaal moet nog wetenschappelijk onderbouwd worden. Het is de vraag of gemeten wordt wat men wil meten.

Autisme en Verwante Stoornissenschaal voor Zwakzinnigen (revisie) (AVZ)

De AVZ-R onderscheidt zich van vergelijkbare schalen vanwege de bruikbaarheid voor alle niveaus van functioneren. De invulling geschiedt door gedragswetenschappers of zeer ervaren leefgroepmedewerkers. De invullingsduur bedraagt ongeveer twintig minuten.

Van groot belang is dat de AVZ het gehele spectrum van autisme bestrijkt, zodat ook verwante stoornissen in beeld gebracht worden.

Dementieschaal voor Verstandelijk Gehandicapten (DVZ)

Deze schaal wordt in onderling overleg door leefgroepmedewerkers ingevuld. De invulduur bedraagt vijftien tot twintig minuten. De schaal valt uiteen in de onderdelen:
- kort geheugen
- lang geheugen
- oriëntatie in tijd en plaats
- spreken
- praktische vaardigheden
- stemming
- activiteit en belangstelling
- storend gedrag.

De schaal poogt beginnende dementie vast te stellen bij ernstig tot matig verstandelijk gehandicapten. Overigens kan achteruitgang op de jaarlijks afgenomen SRZ ook een indicatie vormen voor beginnende dementie.

Gerontologische Vragenlijst (GV)

De Gerontologische Vragenlijst is vergelijkbaar met de DVZ wat betreft de doelgroep. Deze schaal is minder gericht op dementie en meer op het signaleren van veranderende begeleidingsbehoeften in verband met het ouder worden. Ook de GV wordt door leefgroepmedewerkers ingevuld.

Psychopathology Inventory for Mentally Retarded (PIMRA)

In Nederland worden twee schalen gehanteerd die gericht zijn op het meten van psychiatrische stoornissen bij licht, matig en ernstig verstandelijk gehandicapten: de PIMRA en de REISS-screen. Beide schalen zijn in het Nederlands vertaald. De PIMRA wordt door een gedragswetenschapper afgenomen via een gestructureerd interview met iemand die de zorgvrager goed kent. Dat kan een leefgroepmedewerker zijn. Hoewel de PIMRA niet door een leefgroepmedewerker ingevuld wordt, is hij toch in dit overzicht opgenomen. Deze schaal wordt tamelijk veel gebruikt en voor het invullen van de schaal wordt in veel gevallen medewerking gevraagd van leefgroepbegeleiders. De schaal kent ook een variant waarbij de betrokkene de schaal zelf invult. Dat zal alleen in uitzonderlijke gevallen bij licht verstandelijk gehandicapten mogelijk zijn.

Reiss-screen

De Reiss-screen is een schaal die ontwikkeld is door S. Reiss (1988). Deze schaal wordt ingevuld door twee ervaren leefgroepmedewerkers. De schaal heeft dezelfde meetpretentie als de PIMRA.

De PIMRA en de Reiss-screen hebben slechts beperkte bruikbaarheid. Ze kunnen de beeldvorming verrijken, maar moeten voorzichtig geïnterpreteerd worden. Het blijft uitermate moeilijk psychiatrische stoornissen vast te stellen bij verstandelijk gehandicapten. Naarmate het niveau lager wordt, nemen de moeilijkheden toe.

3.1.3 Het leefomgevingsdomein

Het verzamelen van gegevens over de leefomgeving kan beschouwd worden als een onderzoek dat aansluit bij het verzamelen van gegevens over het gedrag in de huidige situatie. Alleen wordt nu niet naar het gedrag gekeken maar naar de leefomstandigheden van de zorgvrager. Het aanreiken van gegevens op dit gebied is bij uitstek een taak van de leefgroepmedewerker c.q. de verpleegkundige.

Het leefomgevingsgebied sluit aan bij een aantal Gordon-patronen: het activiteitenpatroon, het rollen- en relatiepatroon en het slaap- en rustpatroon.

We stellen dan de vraag hoe het leven van de zorgvrager er op dat moment uitziet. Bij het beantwoorden van die vraag passeren steeds drie elementen de revue, die als verschillende leefomgevingsgebieden zijn te onderscheiden:
- sociale omgeving
    - met wie heeft de zorgvrager contact
    - hoe diepgaand is dat contact
    - hoe is zijn plaats binnen de groep
    - heeft hij contacten/relaties buiten de groep

- hoe zijn de contacten met familieleden
- welke manieren van communiceren worden toegepast?

– activiteiten
- hoe ziet de dag, de week, het jaar er voor hem uit
- is er een ritme van ontspannende en inspannende activiteiten?

– materiële omgeving
- hoe is de leefomgeving ingericht (de woonkamer, maar ook de andere ruimten)
- is het gezellig en sfeervol of kaal en sfeerloos
- heeft de zorgvrager voldoende privacy (een eigen hoekje, stoel, slaapkamer, kast)?

De leefgroepwerker zal de hoofdrol moeten spelen bij het verzamelen van deze gegevens. Het beeld dat zo ontstaat heeft betrekking op drie te onderscheiden leefmilieus:
– *Het primaire milieu*. Dit is de huiselijke situatie zoals die zich in de leefgroep afspeelt: het samenleven met de groepsgenoten en de groepsleiding.
– *Het secundaire milieu*. Hiermee wordt dat deel van het leven bedoeld dat plaatsvindt in het instituut, maar op een andere plaats dan in de leefgroep. De begeleiders zijn ook andere mensen dan de leefgroepbegeleiders. Te denken valt aan het activiteitencentrum, de bewegingsactivering, school en leerklasjes.
– *Het tertiaire milieu*. Het leven dat zich afspeelt buiten het instituut met en onder begeleiding van mensen uit de maatschappij, zoals familie, vrijetijdsclubs, en dergelijke.

De drie leefomgevingsgebieden gecombineerd met de drie milieus maken duidelijk dat op negen gebieden informatie verzameld kan worden. (In hoofdstuk 4 wordt uitvoeriger op de verschillende gebieden ingegaan.)

3.2 Integrale diagnostiek

Als gegevens vanuit verschillende domeinen verzameld zijn, komt de vraag naar voren hoe deze gegevens met elkaar in verband gebracht kunnen worden. Er zal een beleid moeten worden uitgestippeld. Duidelijkheid over de hoofd- en bijzaken is nodig. De vraag is waar het zwaartepunt in de begeleiding komt te liggen.

3.2.1 Diagnostiek in de verstandelijk-gehandicaptenzorg

De (intramurale) verstandelijk-gehandicaptenzorg biedt een woonsituatie en geen logeersituaties in verband met een observatie of ingreep, ook geen situaties waarin slechts een tijdelijke ondersteuning van zelfzorg nodig is. Bij veel verstandelijk gehandicapten is groei mogelijk op het gebied van zelfredzaamheid. Toch blijven ze altijd aangewezen op enigerlei steun, op begeleiding. Het niet (helemaal) voor zichzelf kunnen zorgen behoort tot de wezenskenmerken van verstandelijke handicap. Dat betekent een blijvend en uiteindelijk onoplosbaar ethisch dilemma: wie zijn wij om steeds maar voor die ander te mogen beslissen?
Tevens roept het levenslang afhankelijk zijn de inhoudelijke vraag op hoe deze mensen een leven kan worden geboden dat waard is om geleefd te worden. Daarbij moeten alle facetten van het mens-zijn betrokken worden en wel in een situatie waarbij aanwezige psychische en somatische problematiek extra aandacht vraagt.
Een ander gevolg is dat de diagnostiek andere accenten moet krijgen dan in andere zorgsituaties. De vraag of de verstandelijk gehandicapte zorgvrager zich letterlijk thuis voelt in het instituut is fundamenteel. Voor de zorgvrager in het algemene ziekenhuis is het minder belangrijk, en voor menige zorgvrager in een psychiatrische inrichting zal het zich thuis voelen het beoogde resocialisatieproces in de weg staan.
De begeleiding van verstandelijk gehandicapten strekt zich uit over het hele leven. Er is een blijvende begeleidingsverantwoordelijkheid die alle facetten van het leven omvat. In algemene ziekenhuizen en psychiatrische inrichtingen is het gebied waarop de kernhulpvraag ligt scherper aan te geven dan in de verstandelijk-gehandicaptenzorg.

De diagnostiek bij verstandelijk gehandicapten moet zich uitstrekken op het gehele psychosociale somatische terrein, waarbij de verschillende domeinen gelijkwaardig zijn. Daarvoor moeten eerst gegevens worden verzameld op deze domeinen en vervolgens moeten psychosociale en somatische hulpvragen onderkend en geïnventariseerd worden. Het onderling in verband brengen van de gegevens is een activiteit die als 'integrale diagnostiek' kan worden gekenschetst. Het gaat om een afweging van hoofd- en bijzaken waarbij de kernhulpvraag geformuleerd wordt om daaruit weer afgeleide hulpvragen met prioriteitsbepaling vast te stellen. Ter verheldering van het begrip 'integrale diagnostiek' volgt nu een eenvoudig praktijkvoorbeeld.

VOORBEELD

Suzanne is 24 jaar, matig verstandelijk gehandicapt, en sinds een week opgenomen in een instituut. Het betreft hier een acute plaatsing omdat haar ouders een auto-ongeluk hebben gehad en van de ene op de andere dag niet meer voor hun dochter konden zorgen. Suzanne zat ook in de auto maar had geen schrammetje. Haar ouders hebben het ongeluk overleefd, maar het is nog niet duidelijk of het ongeluk blijvende gevolgen voor hen zal hebben.
Suzanne begrijpt wat er is gebeurd. De eerste dagen is het goed gegaan. Op dit moment zit ze in elkaar gedoken en apathisch in een hoekje. Er is moeilijk contact met haar te krijgen. Ze zegt dat ze buikpijn heeft. Ontlasting heeft ze sinds een paar dagen niet meer gehad, eten en drinken doet ze nauwelijks en 's nachts ligt ze in bed te huilen. Het team veronderstelt na bespreking dat er sprake is van heimwee en zet een verpleegplan uit.

Dit praktijkvoorbeeld maakt het volgende duidelijk:
– De integrale diagnose 'heimwee' brengt een aantal met elkaar samenhangende problemen onder één noemer samen en maakt zo duidelijk waar het hoofdprobleem ligt. Met andere woorden: er vindt synthese plaats (samenvoeging) van afzonderlijke deeldiagnosen, zoals eet- en drinkproblemen, probleem rond defecatie, slaapproblemen. Deze synthese gaat uit van de verbinding tussen psychosomatische factoren.

– De integrale diagnose geeft mogelijkheden om prioriteiten te bepalen binnen een verpleegplan.

– Een integrale diagnose maakt de deeldiagnosen (slapeloosheid, probleem rond eten en drinken enzovoort) niet overbodig. Wel beïnvloedt de integrale diagnose de manier waarop naar die afzonderlijke verpleegproblemen gekeken wordt. Als iemand uitdroogt vanwege voortdurend overgeven, zul je iets anders moeten doen dan in het geval van Suzanne. Hieruit blijkt dat de oorzaak van een bepaald probleem bepalend kan zijn voor de manier waarop er gereageerd moet worden. Daarom worden verpleegkundige diagnosen vaak via de PES-structuur beschreven. Hier zou de PES als volgt beschreven kunnen worden:
■ P (probleem): psychisch uit balans geraakt
■ E (etiologie): oorzaak/beïnvloedende factoren is heimwee
■ S (symptomen): apathie, slapeloosheid, huilen, problemen rond eten en drinken, contactprobleem, buikpijn, defecatieprobleem.

– Meestal komt de integrale diagnose tot stand op grond van overleg tussen verschillende betrokkenen (multidisciplinair team, familieleden). Niemand heeft voldoende deskundigheid om de hele mens (somatisch en psychosociaal) te overzien, zeker niet in complexe situaties. Bij het overleg moeten de verschillende factoren ten opzichte van elkaar gewogen worden in een gesprek waarbij goed naar elkaar geluisterd zal moeten worden. Ook een medische diagnose is een deeldiagnose, omdat deze per definitie niet het gehele psychosociale gebied omvat en dat geldt eveneens voor een psychiatrische diagnose. Als het daarbij gaat om een ernstige problematiek krijgt zo'n deelgebied een hoofdaccent, wat niet wil zeggen dat daarbinnen andere gebieden geen plaats zouden moeten krijgen.

– De integrale diagnose maakt discussie over opzet en uitvoering van het begeleidingsplan niet overbodig. Er kan wel sprake zijn van heimwee, maar dat laat nog tal van mogelijkheden open om dit probleem aan te pakken. Daarom blijven het opstellen en uitvoeren van zorgplannen aparte stappen bij methodische hulpverlening.

Integrale diagnose is vooral van belang in situaties waarin

mensen zijn aangewezen op continue begeleiding. Het gaat om het uitzetten van beleid ook voor de middellange en lange termijn. Als het gaat om langetermijnplanning gebruikt men soms de term 'persoonlijke toekomst planning'. Dan bedoelt men het samen met de zorgvrager werken aan het realiseren van langetermijndoelstellingen. Als het diagnostische proces op de juiste wijze gehanteerd wordt, is dit begrip in feite overbodig.

Methodisch en gericht werken aan het zicht krijgen op de hulpvraag is een proces dat zich over langere tijd uitstrekt. Het is geen ramp als de plank eens misgeslagen wordt, de zorgvrager zal het via zijn gedrag vertellen.

In de zorg voor verstandelijk gehandicapten zijn integrale diagnosen onontbeerlijk, omdat het steeds om de totale persoonlijkheid gaat. Je kunt je voorstellen dat de integrale diagnose 'overvraging op grond van een disharmonisch ontwikkelingsprofiel' vele levensgebieden kan bepalen (plaatsing in een groep, dagprogramma, zelfredzaamheidstraining enz.).

Het voorbeeld van Suzanne lijkt nogal eenvoudig te zijn. Er bestaan zeker ingewikkelder situaties. Maar de eenvoud bij het voorbeeld van Suzanne kan schijnbaar zijn. Een drietal kanttekeningen om dit duidelijk te maken:

- De acute gedragsveranderingen en de ingrijpende gebeurtenissen (ongeluk ouders/uithuisplaatsing) maken het wel heel waarschijnlijk dat Suzannes probleem hiermee te maken moet hebben. In de praktijk van de verstandelijk-gehandicaptenzorg is het meestal niet zo duidelijk. Men veronderstelt iets en probeert dat met argumenten te onderbouwen. Maar ook in het geval van Suzanne is het mogelijk dat met de diagnose 'heimwee' de plank geheel misgeslagen wordt. Er liggen ten minste twee alternatieve diagnosen voor de hand.

- Het is lang niet altijd mogelijk om alle problemen onder één noemer te brengen. De integrale diagnose wordt dan geformuleerd in een lange zin, of soms in een aantal zinnen, waarin gepoogd wordt aan te geven welke combinatie van factoren een rol speelt. Bijvoorbeeld:
"Een faalangstige en contactarme licht verstandelijk gehandicapte wiens mogelijkheden om met spanning om te gaan door neurologische beschadigingen sterk beperkt zijn."

In deze integrale diagnose zien we hoe twee zaken samengebracht worden: de psychosociale kant (faalangstig, contactarm) en de organisch-somatische kant (neurologische beschadiging). De omschrijving die globaal de problematiek aanduidt kan vervolgens verder verfijnd en geconcretiseerd worden. Deze diagnose geeft enig houvast om tot een aanpak te komen. Bij dit soort beelden verdienen omgangsstrategieën de voorkeur boven behandelingsstrategieën (zie hoofdstuk 5).

- In het voorbeeld van Suzanne lijkt het erop dat de integrale diagnose eenmalig (momentaan) gesteld wordt, dat er als tweede stap een behandelingsplan opgesteld wordt en dat na uitvoering daarvan de zaak is opgelost. Zo werkt het meestal niet. Integrale diagnostiek is procesdiagnostiek, dat wil zeggen dat het eindeloos doorgaat of, juister gesteld, tot de zorgvrager overlijdt.

In de eerste fase zal de diagnostische uitspraak tamelijk globaal zijn. Via de praktijk en terugkoppeling (evaluatie) wordt de integrale diagnose in de volgende fase bijgesteld en scherper gemaakt. Juist omdat er altijd een element van veronderstellen (hypothese) aanwezig is, moet via de praktijk getest worden of de integrale diagnose als samenvattende schets van de problematiek in de goede richting gaat. De zorgvrager laat zich steeds beter kennen, de integrale diagnose kan navenant verfijnd worden. Ook is het mogelijk dat nieuwe problemen opduiken (denk bijv. aan de ziekte van Alzheimer) waardoor de diagnose helemaal omgegooid moet worden.

De integrale diagnose geeft in elk geval aan wat hoofdaccenten moeten zijn en geeft iets in handen om prioriteiten te bepalen binnen begeleidingsplannen.

Nu het duidelijk is geworden wat integrale diagnostiek inhoudt, wordt het tijd iets te zeggen over de termen. Voor de vorm van diagnostiek zoals die hierboven geschetst is, bestaat geen algemeen aanvaarde term. Aansluitend bij opvattingen over integrale verpleging wordt hier gekozen voor de term 'integrale diagnostiek'. Het is niet zo dat deze term algemeen gebruikt wordt. De volgende termen circuleren, maar geen van die termen is algemeen aanvaard:

- totaaldiagnostiek
- macrodiagnostiek
- consensusdiagnostiek
- multicausale diagnostiek
- transdisciplinaire diagnostiek.

Ongetwijfeld bestaan er nog wel meer uitdrukkingen. Hoe het genoemd wordt, is niet belangrijk. Het is wel belangrijk dat je weet wat het inhoudt.

3.2.2 De formulering van de integrale diagnose

Het denken over deze vorm van diagnostiek is nog volop in beweging. Er is een aantal eisen waarover men het langzamerhand eens is geworden. Ze zijn als volgt samen te vatten:

- De formulering van de integrale diagnose moet geschieden via een of meer zinnen waarin een samenhangend beeld geschetst wordt van mogelijkheden en belemmeringen die bij een zorgvrager aanwezig zijn.

Hoe die formuleringen er uitzien kan per instituut en soms per zorgsituatie verschillen. Algemeen aanvaarde richtlijnen hiervoor zijn niet te geven. Wel wordt algemeen aangenomen dat het geen etiket mag zijn. Dus 'depressie' is geen goede formulering voor een integrale diagnose. Ten minste zal moeten worden aangegeven om welk type depressie het gaat en hoe de depressie gekleurd wordt door persoonskenmerken en andere eventueel aanwezige problematieken.

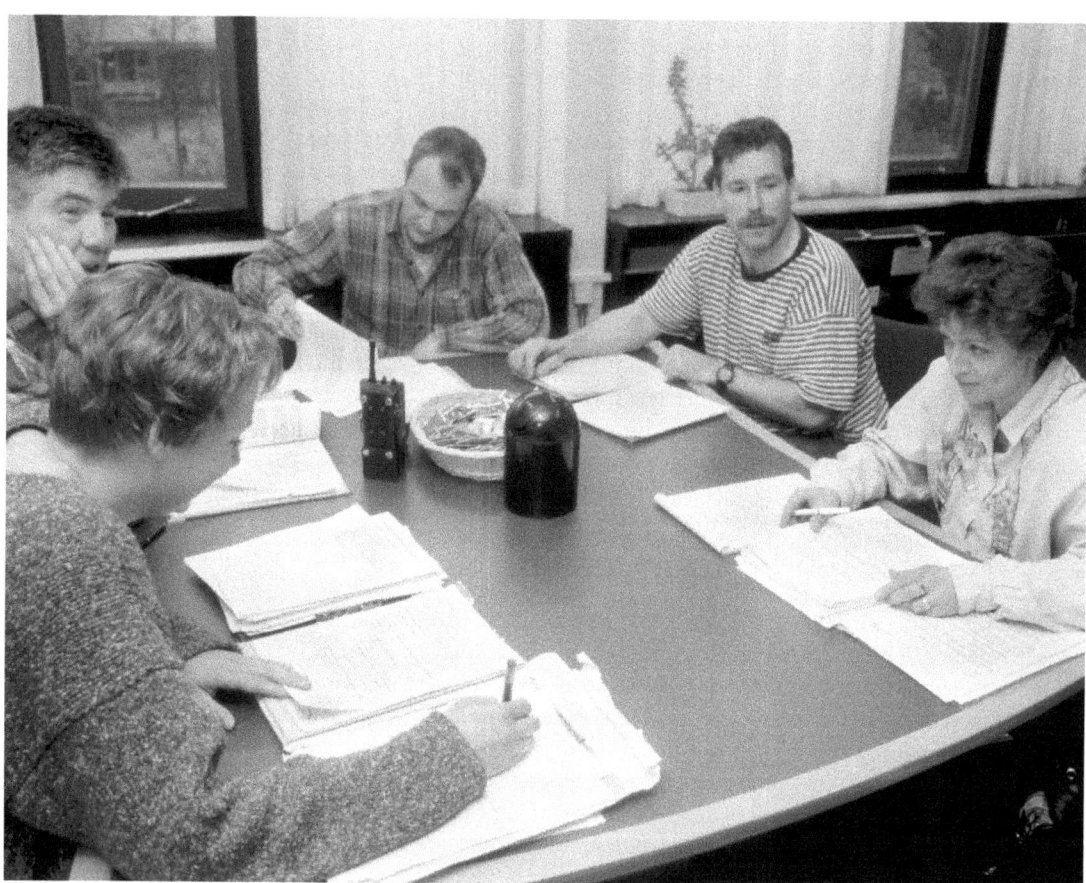

Afbeelding 3.4
De integrale diagnose wordt meestal gesteld in een multidisciplinair team

- De integrale diagnose is in rangorde hoger dan de deeldiagnosen. Voor zorgplannen die aansluiten op deeldiagnosen moet de integrale diagnose medebepalend zijn. Wat betreft de prioriteiten die gesteld moeten worden ten aanzien van de verschillende deeldiagnosen is de integrale diagnose de richtinggevende factor.

- Integrale diagnose is consensusdiagnose. Een voorstel tot diagnose moet besproken worden en door alle betrokkenen als uitgangspunt voor begeleiding genomen worden.

- Integrale diagnose is procesdiagnose. Het is een continu proces waarbij gaandeweg bijstelling plaatsvindt. Toetsing aan de praktijk is noodzakelijk.

- Integrale diagnose is hypothetisch. Dit wil zeggen: de diagnose is niet met zekerheid vast te stellen, men veronderstelt iets. Er zit altijd iets subjectiefs in. Gezamenlijk overleg is nodig. Niet omdat daarmee een objectieve diagnose ontstaat, wel omdat daarmee de diagnose intersubjectief wordt. Dit betekent dat verschillende personen dezelfde mening hebben zonder dat ze weten of dat de waarheid is.

3.2.3 Wie zijn betrokken bij het totstandkomen van de integrale diagnose?

Bij het beantwoorden van de vraag wie betrokken zijn bij het tot stand komen van de integrale diagnose is het wellicht verhelderend een onderscheid te maken tussen coördinatie en besluitvorming.

Coördinatie

Iemand, bij voorkeur de verpleegkundige, zal de verantwoordelijkheid op zich moeten nemen om het diagnostische proces in goede banen te leiden. De coördinator moet bewaken dat een aantal activiteiten daadwerkelijk plaatsvinden, waarbij zij niet degene hoeft te zijn die ze uitvoert. Te denken valt aan:
- de vraag aan de verschillende betrokkenen om gegevens aan te leveren
- de planning en de organisatie van de bespreking
- de verwerking van de resultaten van de bespreking in een verslag
- het informeren van alle betrokkenen, ook zij die niet bij de bespreking aanwezig zijn geweest
- het organiseren van vervolgbesprekingen.

Het is niet noodzakelijk dat de coördinator al deze taken persoonlijk op zich neemt, maar zij moet er wel voor zorgen dat ze uitgevoerd worden. De coördinator zal moeten deelnemen aan de bespreking. Wie is de coördinator? In de praktijk kunnen dit verschillende functionarissen zijn: een verpleegkundige, het groepshoofd, een pedagoog. Vanuit de aard van hun beroep zijn verpleegkundigen bij uitstek geschikt om deze taak op zich te nemen.

Besluitvorming

Een aantal functionarissen, al dan niet aangevuld met familieleden, neemt na of in onderling overleg het besluit. Ook hier kan de situatie per instituut verschillen. De verschillen doen zich op de volgende punten voor:

De personen die bij de besluitvorming betrokken zijn

Meestal is er sprake van een multidisciplinair team samengesteld uit verpleegkundigen (en andere groepsbegeleiders), arts en pedagoog. Soms komen hier een maatschappelijk werkende en activiteitenbegeleiders bij. De aanwezigheid van familie kan variëren, mede afhankelijk van de wens om betrokken te zijn.

De besluitvormingsprocedure

Het besluit komt tot stand door consensus. Communicatie blijft de spil waarom het draait op dit terrein waarop zo veel visieverschillen mogelijk zijn.
Het is wezenlijk in te zien dat geen enkele discipline het alleenrecht heeft op vaststelling van de integrale diagnose. Het is een complexe afweging tussen psychosociale en somatische factoren, waarbij naast de visie op zorg ook nog eens ethische en levensbeschouwelijke zaken een grote rol spelen. Uiteraard heeft iedereen op zijn of haar deelgebied eigen verantwoordelijkheid, maar het gaat er juist om hoe zo'n deelgebied zich verhoudt ten opzichte van de andere gebieden en het geheel.

Als verschillen in opvatting onoverbrugbaar blijven, wordt de keuze voor het meerderheidsstandpunt onvermijdelijk. Ook komt het voor dat één persoon bevoegdheid heeft om de 'knoop door te hakken'. Dat zou dan de ouder of wettelijke vertegenwoordiger kunnen zijn. Soms vervullen artsen, pedagogen of groepshoofden een dergelijke rol. In zo'n situatie is het van groot belang dat groepsbegeleiders het in voldoende mate eens kunnen zijn met de formulering van de centrale hulpvraag. Zij zullen immers de vertaling moeten maken naar concreet beleid en het is contraproductief iets uit te voeren waar je niet helemaal achter kunt staan.

3.3 Het plannen van de zorg

Nadat de centrale hulpvraag vastgesteld is en daaruit ondergeschikte hulpvragen afgeleid zijn, moet een plan van aanpak worden opgesteld. De discussies hierover in de zorg voor verstandelijk gehandicapten bewegen zich rond twee vragen:
– Hoe noemen we het?
– Hoeveel papierwerk is er nodig?

3.3.1 Hoe noemen we het?

Wie deze vraag wil beantwoorden, moet eerst een scherp onderscheid maken tussen de verschillende bereiken die het plan kan hebben. Het is handig om uit te gaan van de volgende tweedeling.

1 Het integrale plan
Het integrale plan omvat het totale leven. Het is een plan waarin de integrale hulpvraag vertaald is naar concrete activiteiten. De verschillende facetten waaruit de begeleiding bestaat, zijn overzichtelijk weergegeven, met daarbij waar en wanneer welke acties ondernomen gaan worden. Het plan heeft aandacht voor zowel de korte als de lange termijn. Het gaat om het leven nu en in de toekomst.
Voor dit type plan is een bonte verzameling termen in omloop. De keuze wordt bepaald door cultuur en gewoonten van instituten. Er wordt gesproken over zorgplan, behandelplan, opvoedingsprogramma, begeleidingsplan, hulpverleningsplan, enzovoort. Sommigen zijn van mening dat je hier zou mogen spreken over verpleegplan. Dan wordt verplegen breed opgevat als de langdurige (longitudinale), totale zorg die iemand nodig heeft. Het is een oud discussiepunt in de zorg voor verstandelijk gehandicapten.
Als we uitgaan van de NANDA, het bekende classificatiesysteem van verpleegkundige standaarddiagnoses, en de interventies (NIC) die daarbij horen, valt op dat het in deze uitwerking meestal gaat om het verhelpen van tijdelijke, meestal somatische problemen. Dan ontstaat weliswaar een groot toepassingsgebied voor de verstandelijk-gehandicaptenzorg, maar het is niet genoeg. Het longitudinale dat zo kenmerkend is voor onze zorg en de relatie tussen de verschillende diagnoses, komt er nogal bekaaid af. De NANDA en uitwerkingen daarvan worden breed geaccepteerd, maar beslist niet door iedereen. Intussen woedt de discussie over woordgebruik voort.
Hoewel in de keuze voor een bepaalde term een visie op zorg kan doorklinken, is het toch ook zaak daar niet te veel bij stil te blijven staan. Weliswaar zijn uit deze discussies ('semantische exercities') fraaie formuleringen en schitterende nota's voortgekomen, maar schieten de bewoners er echt iets mee op?

2 Deelplannen
Plannen die zich richten op een beperkt gebied, zijn er in alle soorten en maten. Te denken valt aan trainingsprogramma's voor zelfredzaamheid, behandelplannen voor probleemgedrag, medische behandelplannen. Elke discipline kan zijn eigen plan maken. Ook een verpleegplan (in engere zin) kan een onderdeel zijn van het gehele zorgplan. Zo'n verpleegplan kan weer uiteenvallen in deelplannen die bepaalde onderdelen van verpleging voor hun rekening nemen.
Wezenlijk is dat al deze afzonderlijke plannen aangestuurd worden door de integrale diagnose en dat ze in de uitwerking onderling goed op elkaar afgestemd zijn. Daarvoor mogen bij uitstek verpleegkundigen als integraaldeskundigen verantwoordelijk gesteld worden.

3.3.2 Hoeveel papierwerk is nodig?

Een vraag die zeker gesteld mag worden is: hoeveel bureauwerk is noodzakelijk voor een optimale kwaliteit van de zorg? Hoe uitgebreid moeten verslagen zijn? Wat moet er eigenlijk in een rapportageverslag? Uit hoeveel bladzijden bestaat een zorgplan?

Was er vroeger in de 'Z' een zekere neiging in de zorg om het zo informeel ('gezellig') mogelijk te houden, nu lijkt soms, mede onder invloed van wettelijke regelingen, de balans naar de andere kant doorgeslagen te zijn. De kunst is om met een minimum aan bureaucratie een maximum aan zorg te bieden. Wel degelijk is hier een spanningsveld aanwezig. Professionele zorg vraagt om reflectie, objectiviteit, visieontwikkeling, vastleggen van afspraken en communicatie. Onherroepelijk gaat dit gepaard met veel woorden op papier. Die woorden moeten nu eenmaal ergens naar toe. Soms gaat men te ver met alles op papier zetten: bij onzekerheid lijkt het soms een wanhoopsdaad om greep te krijgen op zaken waarop nu eenmaal niet altijd greep is te krijgen. Hoe onzekerder het team, hoe groter ook de behoefte om reacties op alle mogelijke situaties via afspraken (op papier) dicht te timmeren.

Zo'n team moet eerder gaan werken aan versterken van het onderlinge vertrouwen en aan de ontwikkeling van een visie op zorg die ruimte biedt aan het omgaan met gevoelens van onzekerheid, dan aan het produceren van nog meer papier. Het andere uiterste ('wij zetten nooit iets op papier') is al even ongewenst, maar de juiste balans kan per situatie verschillen. Hooguit kunnen de volgende vuistregels gegeven worden:

– Zet zeer uitvoerige rapportage niet standaard in maar zeer gericht: bij overgangssituaties (bijvoorbeeld bij een nieuwe bewoner), bij deelproblemen waaraan op dit moment gewerkt wordt (bijvoorbeeld een vaardigheidstraining) of bij specifiek probleemgedrag.
– Probeer hoofdzaken van bijzaken te onderscheiden. Professioneel werken vraagt analytisch vermogen op grond waarvan iemand kan bepalen wat echt belangrijk is. Concentreer je daarop bij de verslaglegging en laat de rest maar weg.
– Stel bij het schrijven van teksten altijd de vraag: *waarvoor is het nodig (het doel) en voor wie is het bedoeld?* Ga nooit verder dan het doel van je tekst en houd rekening met degenen voor wie de tekst bestemd is. Als je schrijft voor mensen die aan een half woord genoeg hebben, laat het daar dan ook bij. Ga bijvoorbeeld niet ploeteren op verzorgd Nederlands als je een korte overdracht schrijft voor een collega. Zo'n rapportage hoeft ook echt niet met de grootst mogelijke objectiviteit geschreven te zijn. Een tekst voor familieleden stelt weer hogere eisen.
– Als er een overdaad aan papierwerk dreigt, maak dit probleem dan bespreekbaar in overlegsituaties, met name in het multidisciplinaire team. Ga niet mee met elk voorstel om weer iets op papier te zetten, geef grenzen aan. Accepteer niet dat je de hele dag bezig bent met het verantwoorden van wat je aan het doen bent. Pareer formele tegenargumenten met: juist in het kader van de kwaliteitswet is het niet te verantwoorden daaraan zoveel tijd te besteden.

3.3.3 Het signaleringsplan en het persoonlijke ontwikkelingsplan (POP)

De zorg verandert van aanbodgericht naar vraaggericht. Ook zorgplannen veranderen daardoor. Twee voorbeelden van zo'n zorgplan nieuwe stijl zijn het signaleringsplan en het persoonlijke ontwikkelingsplan (POP).

De grote kracht van deze beide varianten is dat de bewoner er optimaal bij betrokken is. Tevens is de tijd die je besteedt aan het opstellen van de plannen directe zorgtijd. In het kader van het hierboven besproken spanningsveld is dat niet onbelangrijk.

Het signaleringsplan

Het fenomeen 'signaleringplan' is afkomstig uit de psychiatrie. Het is een plan dat samen met de zorgvrager opgesteld wordt. Ook in de zorg voor verstandelijk gehandicapten wordt het steeds vaker toegepast. Het is in deze setting overigens niet altijd haalbaar om de zorgvrager er volledig bij te betrekken.

Het signaleringsplan is vooral geschikt voor bewoners bij wie de begeleiding afgestemd moet worden op de variaties in stemming en situatief wisselende draagkracht. Het wordt opgesteld door de persoonlijke begeleider, op basis van de vertrouwensband tussen die begeleider en de bewoner.

Het plan bestaat uit de beschrijving van verschillende fasen, vaak vier. De benamingen van de verschillende fasen kunnen per persoon verschillen. De hier gegeven benamingen zijn alleen als voorbeeld bedoeld:

- Fase 0: De persoon functioneert op zijn best.
- Fase 1: Er is sprake van licht oplopende spanning.
- Fase 2: Het is moeilijk, crisis dreigt.
- Fase 3: Crisis.

Vervolgens wordt er een tweekolommenschema opgesteld met aan de linkerkant de gedragingen (de signalen) van de bewoner (consequent in de ik-vorm gesteld) en in de rechterkolom de begeleiding die nodig is.
In het volgende voorbeeld, een signaleringsplan dat onderdeel uitmaakt van een integraal zorgplan, kun je zien hoe zoiets uitgewerkt kan worden.

VOORBEELD

Signaleringsplan voor: Michiel van Ommeren

Fase 0
Ik ga goed
- Ik slaap goed.
- Ik kleed mezelf aan.
- Ik ga naar activiteiten.
- Ik kan uit twee dingen kiezen.
- Contact met de leiding vind ik leuk.

- Stuur me op tijd naar bed en wek me.
- Als ik treuzel, help me.
- Vertel me dat het nu tijd is om te gaan.
- Laat me kiezen, niet uit te veel.
- Wees vriendelijk en lief voor me.

Fase 1
Ik voel me niet zo lekker
- Ik ga alsmaar praten.
- Ik wil vroeg naar bed, maar kan niet slapen.
- Ik wil niet opstaan, ik wil me niet aankleden.
- Ik wil niet naar activiteiten.
- Ik wil niet te veel aan mijn hoofd.

- Vraag of ik even wil stoppen.
- Ga 's avonds een eindje met me wandelen.
- Help me meer met opstaan en aankleden.
- Loop mee en laat iemand bij me blijven.
- Praat kort en duidelijk.

Fase 2
Ik ga moeilijk
- Ik wil mezelf pijn doen.
- Ik weet niet meer wat ik moet.
- Ik wil niets meer.
- Ik slaap heel slecht.
- Ik wil niet in de groep.

- Pak mijn hoofd vast.
- Zeg precies wat ik moet doen.
- Laat me thuis blijven.
- Geef me slaapmedicatie.
- Laat me op mijn kamer eten.

Fase 3
Ik ben mezelf kwijt
- Ik begin te schreeuwen en te bonken.
- Ik wil geen groepsleiding.
- Ik slaap niet meer.
- Ik plas en poep.
- Ik schreeuw niet meer.

- Leg me vast.
- Blijf in de buurt, maar zeg niets.
- Verhoog de slaapmedicatie.
- Maak schoon en praat er niet over.
- Ga een beetje drinken halen.

Het plan wordt opgesteld, besproken en weer bijgesteld als de bewoner in fase 0 verkeert.

Het persoonlijke ontwikkelingsplan (POP)

In veel opleidingen en organisaties werkt men met een POP (persoonlijk ontwikkelingsplan), dus deze term hoeft niet verder geïntroduceerd te worden.

Een POP wordt bij voorkeur samen met de bewoner gemaakt en als dat niet haalbaar is, met een familielid of een andere direct betrokkene. Natuurlijk moeten vorm en uitwerking aangepast worden aan het niveau en de behoeften van de persoon. Het is aan te raden veel met visueel materiaal te werken.

De globale indeling van een POP kan er als volgt uitzien:

1 *Wie ben ik?*
  Een beschrijving van hoe de persoon zichzelf ziet, met fraaie foto.
2 *Mijn leven*
  Een overzicht van het levensverhaal tot nu toe (zie par. 3.1).
3 *Wat wil ik nu en later?*
  Een beschrijving van wat de persoon nu en in de toekomst wil bereiken.
4 *Wat ga ik doen?*
  Een overzicht van welke activiteiten, waar en wanneer de persoon de komende periode gaat ondernemen.

In aanvulling op het POP kan er ook een portfolio aangelegd worden: een map met allerlei verslagen en producten van uitgevoerde activiteiten.

De uitwerking van het POP doet een beroep op de creativiteit van de begeleider. Standaardisering is uit den boze. Veel variatie is gewenst, dat geldt ook voor de termen die je gebruikt. Ook hierbij kun je de bewoner betrekken. Je kunt bijvoorbeeld spreken over *Mijn Levensplan* in plaats van over een persoonlijk ontwikkelingsplan, de portfolio wordt dan het *Groot Bewaarboek*. Soms is juist een niet al te kinderlijke term geschikter en kom je uit op iets als *Het Archief van...*

Een digitale versie van POP en portfolio, eventueel gecombineerd met een eigen website, is een aantrekkelijke optie. Het is niet zo moeilijk om daarin video-opnamen op te nemen van hoogtepunten uit het leven van een bewoner. Via een beamer kunnen de beelden desgewenst levensgroot geprojecteerd worden.

Werken met een POP dient wel te gebeuren met inachtneming van de professionaliteit. Je moet bijvoorbeeld niet de suggestie wekken dat alles wat iemand wil ook realiseerbaar is. Je kunt bewoners er ook hoorndol mee maken. Een POP is dus geen vrije exercitie, maar een instrument ten behoeve van het integrale zorgproces.

Voor bewoners die neigen zichzelf te overvragen, kan het een aangrijpingspunt zijn om aan dit probleem te werken in plaats van erin mee te gaan. Het maakt dus ook zichtbaar waar de hulpvragen van de persoon liggen, vooral ook op het gebied van identiteit en zingeving.

OPDRACHTEN

A

1 Lees de volgende casussen.

Miranda
Miranda is een ernstig verstandelijk gehandicapte vrouw van 32 jaar. Ze is op jeugdige leeftijd in de inrichting geplaatst.
Miranda heeft een normale lichaamsbouw en een goede oog-handcoördinatie. Wel heeft ze een lichte scoliose.
Haar taal is beperkt tot afzonderlijke woorden als: papa, mama, koek en koffie. Dat zijn zaken waarover ze het vaak heeft.
Haar zelfredzaamheid is groot: ze kan zich geheel zelfstandig aankleden en ze kan zelf eten. Op dit moment leert zij zichzelf te wassen en tanden te poetsen.
Ze heeft uitsluitend contact met de groepsleiding en met haar ouders. Voor de andere bewoners is zij bang, ze gaat hen uit de weg.
Overdag gaat ze naar de BAK-groep (bezigheden met een arbeidskarakter). In het begin ging het daar mis toen ze in een grote productieruimte moest werken. Nu ze begeleid wordt door een vaste begeleidster in een groep van vijf andere personen gaat het goed. De activiteit bestaat uit 'emmertjes beugelen'. Ze voert dit werk goed uit.
Ze is dol op mooie kleren en vindt het leuk om zelf kleren te kopen. Haar voorkeur gaat uit naar spijkerbroeken.
Als ze haar zin niet krijgt of als haar iets dwarszit, gaat ze gillen en zichzelf bijten. Vooral bij nieuw personeel of in onbekende situaties kan dit gedrag sterk naar voren komen.
Haar ouders komen haar eens per maand halen om uit wandelen te gaan. Dan eist ze koffie en koek. Haar ouders durven haar niet af te remmen omdat ze bang zijn dat ze weer gaat gillen of bijten.

Joris
Joris is achttien jaar oud en verblijft sinds zijn zevende in het instituut. Hij is zwaar lichamelijk gehandicapt. Hij ligt in een rolstoel en kan slechts één hand gedeeltelijk gebruiken. Joris heeft met groepsleiding en medebewoners een goed contact. Iedereen vindt het gezellig om met hem te praten. Als er een grapje gemaakt wordt, giert hij van het lachen. Hij is erg nieuwsgierig en vraagt altijd honderduit.
Vanwege zijn lichamelijke handicap moet Joris overal mee geholpen worden. Overdag gaat hij naar de bezigheidsactivering. De laatste tijd is hij daar niet zo gelukkig meer. Hij vindt dat hij altijd van die 'kinderachtige' dingen moet doen. Hij moet bijvoorbeeld tekenen, maar dat levert niet meer op dan wat gekras. Eigenlijk doet hij nauwelijks iets behalve praten en kijken naar de andere bewoners.
Eigenlijk zou hij het liefste een boek willen schrijven bijvoorbeeld over milieuvervuiling. Hij is op dat idee gekomen toen hij een uitzending op de televisie had gezien over Stephan Hawkings, een gehandicapte Engelse wetenschapper.

2 Maak van beide casussen een profiel volgens Timmers-Huigens (afb. 3.1).
NB Bij het invullen van het profiel zal blijken dat uit de casussen niet alle informatie te halen is om alle onderdelen in te vullen. Dit is niet onrustbarend. In de praktijk is het ook altijd zo en daar kan besloten worden tot aanvullende observaties. Hier is het voldoende om je te beperken tot die gegevens die bekend zijn. Dit betekent dat je niet alle onderdelen hoeft in te vullen.

3   Vat de conclusies samen in een ontwikkelingsgrafiek.

4   Breng van beide casussen de huidige leefomgeving in beeld.

5   Vul op grond van de casus van Miranda een SRZ-schaal in. (Waar gegevens ontbreken kun je de schaal creatief invullen.)

B

1   Vergelijk de opnameprocedure in een algemeen ziekenhuis met die in een inrichting voor verstandelijk gehandicapten.
    Analyseer de rol van de verpleegkundige en ga na welke verschillen en welke overeenkomsten er zijn.

2   Ga na in hoeverre de hier uitgewerkte opvatting over integrale diagnostiek overeenkomt met opvattingen over integrale verpleging.

3   In dit hoofdstuk wordt gesteld dat de verpleegkundige een hoofdrol zou moeten spelen bij de coördinatie van het diagnostische proces.
    In hoeverre kun je het hiermee eens zijn?
    - Als je het niet eens bent met die opvatting ontwerp dan een alternatieve procedure voor het diagnostische proces met daarbij helder aangegeven welke functionarissen waarvoor verantwoordelijk zijn
    - Als je het wel eens bent met die opvatting maak dan een inventarisatie van alle voorwaarden waaraan voldaan zou moeten worden om het voor de verpleegkundige ook daadwerkelijk mogelijk te maken verantwoordelijk te zijn.

4   Bij de bespreking van de casus van Suzanne wordt gesteld dat ten minste twee alternatieve diagnosen voor de hand liggen. Formuleer op basis van de NANDA ten minste twee alternatieve diagnosen en beargumenteer deze.

5   Tijdens je stages of je werk ben je regelmatig geconfronteerd met zorgplannen, wat voor naam die ook hebben. Breng voor één van je bewoners in kaart welke zorgplannen er rondom die bewoner gemaakt zijn (integrale plannen en deelplannen).
    - Vergelijk deze producten met wat in dit hoofdstuk beschreven staat over zorgplannen.
    - Bespreek de conclusies in je groep.

HOOFDSTUK 4

DE BASALE STRATEGIE

LEERDOELEN

Na bestudering van hoofdstuk 4 kan de student:
- aangeven hoe de begeleiding afgestemd kan worden op de verschillende manieren van ervaringsordenen
- de noodzaak van een adequate basale strategie met argumenten onderbouwen
- de stappen beschrijven die bij het opzetten van de basale strategie gezet moeten worden
- de belangrijkste aandachtsgebieden aangeven op het gebied van somatiek
- beschrijven in welke onderscheiden milieus de leefomgeving uiteenvalt
- per milieu, afhankelijk van het niveau van functioneren, de opties voor invulling van het begeleidingsplan aangeven
- beargumenteren waarom structuur een leidend beginsel is bij de begeleiding van verstandelijk gehandicapten
- via de beginselen stimulusreductie, stimulusselectie en stimulusregulatie structuur aanbrengen binnen een begeleidingsplan.

De zorg voor verstandelijk gehandicapten is vooral zorg voor *zingeving*. De mens leeft niet van brood alleen en ook niet van uitsluitend somatische zorg. Die zorg is hooguit een voorwaarde om het leven te gaan leven. Het begeleiden van verstandelijk gehandicapten is een ontdekkingstocht naar zingeving voor deze personen. Als die zingeving ontbreekt, zien we dat bij verstandelijk gehandicapten terug in allerlei uitingen van psychische problemen, variërend van initiatiefloos apathisch tot spectaculair problematisch. Wat het ook is, het is altijd de wanhoop van ontbrekende zingeving.

Zingeving moet vaak gezocht en bevochten worden: worstelend met de belemmeringen die de handicap met zich meebrengt. Betrokken professionaliteit is daarbij nodig.

De basale strategie richt zich op het leven van alledag, de ogenschijnlijk gewone dingen. Op de dingen die moeten gebeuren als gedurende langere tijd professioneel bepaald moet worden hoe het leven van iemand er gaat uitzien. Er komen dan andere zaken naar voren dan in situaties van in tijd beperkte verpleging. Met het bepalen van een basale strategie worden kaders geschapen waarbinnen iemand zijn menselijke mogelijkheden kan realiseren.

De basale strategie bestaat uit drie bepalende factoren: de mensen om je heen (de sociale omgeving), wat je doet (activiteiten) en waar je leven zich afspeelt (de materiële omgeving). Meer heeft een mens niet nodig, maar de uitwerking ervan roept letterlijk een wereld aan mogelijkheden op.

Bij de invulling van deze factoren speelt in de eerste plaats de zorgvrager zelf een belangrijke rol. De basale strategie moet zoveel mogelijk in overleg met de zorgvrager uitgezet worden. Als hij daartoe niet in staat is, geeft zijn non-verbaal gedrag aanwijzingen over hoe hij het leven ervaart. Een belangrijke rol is daarbij ook weggelegd voor familie en wettelijke vertegenwoordigers.

De invulling van de basale strategie wordt in eerste instantie gebaseerd op het ontwikkelingsprofiel (zie hoofdstuk 3).

Eerst komt het omgaan met mensen die functioneren op verschillend niveaus aan de orde, vervolgens het onderwerp 'structurering' en dan de verschillende leefomgevingsgebieden.

4.1 Het aanpassen van begeleiding op ervaringsordening

De manier waarop mensen hun ervaringen ordenen is medebepalend voor de vorm van contact die de begeleider hanteert en de inhoud van de begeleiding. Per ervaringsordeningsniveau volgen nu enkele aandachtspunten die aansluiten op de bespreking van hoofdstuk 1.

4.1.1 Mensen die lichaamsgebonden ordenen

Bij mensen die vooral lichaamsgebonden ordenen spelen verzorgingssituaties een belangrijke rol. De begeleider moet alert zijn op de non-verbale signalen die de zorgvrager uitzendt, zoals aandacht vragen via geluidjes, het uitsteken van een hand en verandering in mimiek.

De communicatie is situatiegebonden. Alleen wat in het hier en nu aanwezig is, leeft voor de zorgvrager. Meer dan datgene wat ligt binnen het bereik van één meter kan hij niet overzien. De non-verbale signalen, zoals aanraken, vasthouden en oogcontact, zijn bij het communiceren heel belangrijk. De afstand tussen begeleider en zorgvrager moet dus kort zijn. Het taalgebruik moet concreet zijn en bestaan uit korte zinnetjes die vooral betrekking hebben op de aanwezige situatie. Je moet benoemen wat er gebeurt. Variatie van intonatie en toonhoogte werkt sfeerbevorderend. Het selec-

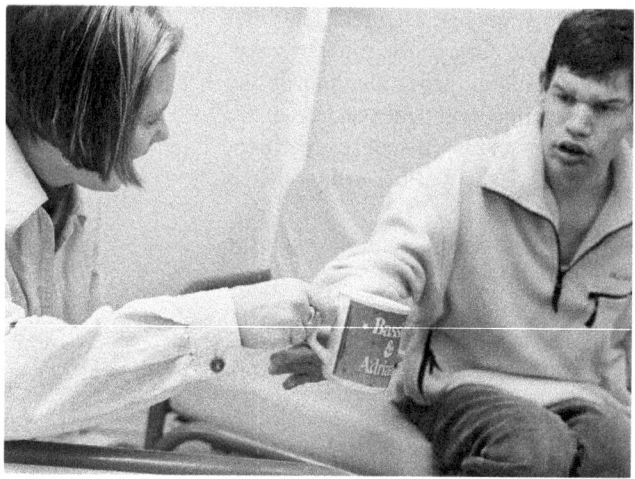

Afbeelding 4.1
Het gebruik van persoonlijke voornaamwoorden is af te raden. Zeg liever "Heidi pakt de beker" (Heidi is de begeleider) dan "Ik pak de beker"

tief gebruik van zintuigen kan belangrijk zijn, omdat er sprake kan zijn van een bepaald voorkeurszintuig.

4.1.2 Mensen die associatief ordenen

Bij mensen die in hoofdzaak associatief ordenen worden verzorgingsmomenten herkend als reeksen van opeenvolgende handelingen. Het contact gaat nog bijna altijd gepaard met aanraken. Non-verbale signalen worden bewust gehanteerd. De koppeling aan het hier en nu wordt losser.
Bij mensen die lichaamsgebonden of associatief ordenen is het gebruik van persoonlijke voornaamwoorden (ik, jij, hij, enz.) af te raden. Over het algemeen is het beter consequent voornamen te gebruiken zowel bij het aanspreken van de zorgvrager als bij het aanduiden van de begeleider. De begeleidster zegt dus niet: "Ik pak je sok", maar: "Heidi pakt je sok."

Plaatjes en eenvoudige verhaaltjes zijn bruikbaar. Taalgebruik moet concreet zijn, maar mag al voorzichtig verwijzen naar nabijgelegen momenten.

De begeleider moet sterk regisseren. Omdat de zorgvrager afhankelijk is van vaste reeksen moet de begeleider gericht zijn op tijds- en ruimtehantering. Het dagprogramma moet voor de zorgvrager bepaald worden. De mogelijkheden om zelf tijd te vullen zijn uitermate beperkt. Juist bij hen die associatief ordenen is strakke structuur nodig.
Iemand die associatief ordent, kan vaardigheden gaan leren via stap-voor-stapprogramma's. Het gebied dat de zorgvrager kan overzien bedraagt zo'n twee tot drie meter.

4.1.3 Mensen die structurerend en vormgevend ordenen

Voor mensen die bij voorkeur structurerend ordenen mag de structuur – en dat is altijd weer een dreigend misverstand dat Timmers-Huigens oproept – losser zijn dan bij mensen die associatief ordenen. Bij hen krijgen de contacten met groepsgenoten betekenis, waardoor groepsgesprekken tot de mogelijkheden gaan behoren.
De regisserende rol van de begeleider verandert van karakter. Aanvankelijk geldt dat voor een beperkt gebied, later breidt dat zich uit en kan de zorgvrager zelfstandig invulling geven aan zijn leven. In de communicatie verschuift het accent van het non-verbale naar het verbale. De afstand die de zorgvrager aankan wordt ook groter: drie tot vier meter. Ook in tijd wordt die afstand groter. Je kunt bijvoorbeeld aankondigen wat de volgende dag gaat gebeuren, terwijl dat voor degenen die associatief ordenen moeilijk te overzien is.

4.2 Structurering

4.2.1 Structuur als beginsel

Het begrip 'structuur' heeft betrekking op overzichtelijkheid, ordening. Het blijkt in veel opzichten een sleutelbegrip te zijn in begeleidingssitaties. Als er structuur in iemands leven is, ontstaat er rust, waardoor energie constructief benut kan worden. Er komt heel wat op mensen af. Alle mensen hebben structuur nodig om het leven beheersbaar te houden. Niet-verstandelijk gehandicapte volwassenen hebben het vermogen van binnen uit via hun denkvermogen zelf structuur aan te brengen in onoverzichtelijke situaties.

Ze lopen niet zo'n grote kans om overspoeld te raken. Maar in situaties waarin zij het moeilijk krijgen, wordt ook bij hen de behoefte aan structuur groter.

Kinderen zijn veel minder vaardig in het ordenen. Vooral jonge kinderen voelen zich snel bedreigd in een onvoorspelbare en onzekere wereld. Hun intellectuele vermogens zijn nog niet zo ver ontwikkeld dat ze zelf overzicht kunnen aanbrengen in een chaotische omgeving. Dit blijkt bijvoorbeeld bij kinderen van een jaar of drie die er doorgaans erg op gesteld zijn dat situaties in een vaste volgorde verlopen: voor het slapengaan moet er eerst een verhaaltje verteld worden, de pop wordt uitgekleed en moet gaan slapen voor het kind in bed gaat. Ouders gaan op dergelijke ordeningsbehoeften van hun kinderen in.

Bij verstandelijk gehandicapten is het associatief ordenen een belangrijk middel om overeind te blijven, ook al functioneren ze verstandelijk soms op een 'hoger' niveau. Ook zij zijn maar beperkt in staat om de omringende chaos te bestrijden via het denken. Ze hebben in elk geval die mate van structuur nodig die overeenkomt met wat gewone kinderen van vergelijkbaar verstandelijk niveau nodig hebben. Er zijn, zoals in de vorige hoofdstukken naar voren is gekomen, extra belemmeringen aanwezig die het nodig maken niet alleen af te gaan op de verstandelijke leeftijd. Kort samengevat komen die extra belemmeringen hierop neer:
– allerlei somatische (neurologische) defecten kunnen het iemand extra bemoeilijken om met stimuli om te gaan
– de emotionele leeftijd kan ver achterliggen bij de verstandelijke leeftijd. De zorgvrager kan daardoor onzeker en met weinig zelfvertrouwen in de wereld staan, hetgeen het ordenen van de werkelijkheid extra belemmert.

Vanuit het bovenstaande wordt duidelijk dat structuur een vast aandachtspunt moet zijn bij het opstellen en uitvoeren van begeleidingsplannen. De structuur waarvoor iemand zelf van binnenuit niet kan zorgen, moet van buitenaf, als een soort prothese, worden aangebracht.

Wat moet gestructureerd worden?

Op drie gebieden kan structuur aangeboden worden:
– tijd: het dag-, week- en jaarprogramma

– ruimte: de ruimtelijke omgeving, zoals die eerder besproken is
– omgang: wie heeft contact met de zorgvrager en hoe verloopt dat contact.

Hoe moet gestructureerd worden?

Bij het structureren kan een drietal beginselen gehanteerd worden, namelijk de stimulusreductie, de stimulusselectie, en de stimulusregulatie. Elk van deze beginselen wordt nu toegelicht.

Stimulusreductie
Bij stimulusreductie wordt het aantal prikkels waarmee de zorgvrager geconfronteerd wordt, verminderd. De gedachtegang erachter is dat zorgvragers, overspoeld kunnen raken door een teveel aan stimuli dat op hen afkomt. Een aantal voorbeelden:

Tijd
Een zorgvrager heeft op één middag drie verschillende activiteiten. Dit blijkt chaotisch te werken. Voortaan zal op die middag maar één activiteit plaatsvinden.

Ruimte
Een zorgvrager heeft een zeer drukke, rommelige kamer. Deze kamer wordt zo opgeruimd dat hij overzichtelijk wordt.

Omgang
Een zorgvrager heeft op één dag te maken met verschillende personeelsleden. Na overleg wordt besloten het aantal tot een minimum te beperken.

Stimulusselectie
Bij stimulusselectie gaat het om de beslissing welke stimuli aangeboden worden en welke niet. Het automatische gevolg van stimulusselectie is dat bepaalde prikkels versterkt worden en andere niet. (Soms onderscheidt men naast stimulusselectie nog stimulusversterking.) Een aantal voorbeelden:

Tijd
Bij het opstellen van het dagprogramma wordt de ochtend

gekozen voor een arbeidsactiviteit en de middag voor recreatieve activiteiten.

Ruimte
Bij de kleurbepaling van de slaapkamer wordt gekozen voor één kleur. Niet voor rood, maar voor zachtgeel.

Omgang
Een van de groepsleiders blijkt heel goed met een zorgvrager te kunnen omgaan. Hij wordt gekozen om die omgang verder gestalte te geven. Hij doet dit door het contact via één bepaalde pop verder uit te bouwen.

Stimulusregulatie
De opeenvolging van bepaalde prikkels in combinatie met elkaar, de stimulusregulatie, zorgt ervoor dat vaste patronen ontstaan. Die herkenbare afwisseling is een uiterst belangrijk fenomeen. Een aantal voorbeelden:

Tijd
Maaltijden worden opgebouwd rond het stramien tafeldekken, eten, afruimen, tandenpoetsen, afwassen. Werkdagen volgen een vast patroon met weinig lege momenten.

Ruimte
De ruimtelijke opstelling van het meubilair heeft een vast patroon bij bepaalde activiteiten: eten, spel, televisiekijken, en dergelijke.

Omgang
Begroeting en afscheid voltrekken zich in een aantal vaste fasen: aankondigende momenten bij afscheid, begroetingsceremonies bij binnenkomst, bijvoorbeeld aanraking.

4.2.2 Structuur als continuüm

Ter afsluiting van het onderdeel structurering een paar slotopmerkingen. Structuur is geen absoluut gegeven, met andere woorden: geen zaak van wel of niet. Structuur is altijd in mindere of meerdere mate aanwezig. In het bovenstaande is structuur behandeld als de van buitenaf aangebrachte ondersteuning die iemand als een soort prothese nodig heeft. Er is een spanningsveld tussen te veel en te weinig structuur. Bij te veel structuur krijgt de zorgvrager het benauwd, er gaat een verstikkende werking van uit. Te weinig structuur heeft een chaotiserende werking. Maar wat voor de ene zorgvrager te veel is, kan voor een andere zorgvrager nog te weinig zijn.

4.3 DE LEEFOMGEVING

Het gestalte geven aan de leefomgeving (of leefomstandigheden) is kerntaak voor de verpleegkundige, juist omdat zij een centrale rol speelt zowel in de besluitvorming als in de uitvoering. Als uitgangspunt wordt hier de situatie van de instituutsbewoner genomen. Met enige kleine wijzigingen geldt hetzelfde voor de GVT-bewoner en de thuiswonende verstandelijk gehandicapte. Zij bevinden zich allen in een leefmilieu en daarbij staat steeds een aantal bepalende elementen in interactie met elkaar. In die zin is dit een ecologische benadering.

Waarop zijn beslissingen gebaseerd als de leefomgeving daadwerkelijk voor een zorgvrager bepaald moet worden? Een situatie van optimaal welzijn is het beoogde doel. Het normalisatiebeginsel kan een leidraad zijn, maar het ijkpunt is de realisatie van optimaal welzijn. Dit betekent dat niet uitgesloten mag worden dat in een circulair proces, waarbij hulpverleningsplannen steeds bijgesteld worden in de richting van de individuele behoeften, het normale als richtinggevend beginsel meer en meer op de achtergrond raakt. Veel aandacht moet uitgaan naar de leefomgeving. Dat is de spil waar de begeleiding om draait, want een goede leefomgeving vormt de beste preventie tegen het vastlopen van zorgvragers en begeleiders.

Bij de uitwerking gaat eerst de aandacht uit naar de leefomgeving van de mens in het algemeen, dan naar de leefomgeving van de verstandelijk gehandicapte, die vervolgens verder uitgewerkt wordt.

4.3.1 De mens en zijn leefomgeving

Om in leven te blijven heeft een mens een aantal fundamentele zaken nodig: voedsel, drinken, warmte, enzovoort. Om zich enigszins gelukkig te voelen heeft een mens tevens een aantal behoeften die liggen op het psychosociale vlak: contact, activiteit, variatie. Mensen voelen zich het prettigst in een gevarieerde en gezellige leefomgeving. Die omgeving moet voldoende mogelijkheden bieden voor contacten (en afwisseling). Bovendien vraagt menselijk leven om een ritme van ontspanning en inspanning. Het is heilzaam om in verschillende kringetjes te leven. Werk en ontspanning zijn in dat geval twee gescheiden levenssferen. Het gebeurt op twee plaatsen met twee groepen mensen. Door het reliëf (verschil) krijgt het leven een bepaalde variatie waaraan de mens behoefte blijkt te hebben.

Als mensen in één kringetje leven, bijvoorbeeld werklozen of huismannen en -vrouwen, kan dat problemen geven wanneer iemand niet in staat is zelf zijn leven voldoende verrijking te geven. Nog sterker blijkt dit als mensen gedwongen worden slechts in één kringetje te leven. Denk hierbij aan gevangenen of soldaten. Dan blijkt een afstompingsproces op te treden dat – over het algemeen – het welzijn niet bevordert.

4.3.2 De leefomgeving van verstandelijk gehandicapten

De leefomgeving van de verstandelijk gehandicapte zal er zo moeten uitzien dat tegemoet gekomen wordt aan zijn psychosociale behoeften. Die behoeften verschillen niet principieel van die van andere mensen. Op dezelfde manier als 'gewone' mensen hun psychosociale behoeften bevredigd krijgen, gebeurt dat bij verstandelijk gehandicapten. Deze opvatting sluit aan bij het normalisatiemodel. Kort samengevat is de begeleidingsconsequentie van dat model als volgt: er moet een leefsituatie gecreëerd worden die zo veel mogelijk overeenkomt met hetgeen in de samenleving gebruikelijk is. Het probleem zit in de woorden 'zo veel mogelijk'. Wat mogelijk is wordt immers bepaald en beperkt door de specifieke problematiek van de verstandelijk gehandicapte. Bovendien, wat gebruikelijk is voor een kind in onze samenleving is niet altijd gebruikelijk voor een volwassene, en omgekeerd. Moeten we de verstandelijk gehandicapte als een kind beschouwen, of juist als een volwassene?

Het normalisatiebeginsel moet gespecificeerd worden. In de vorige hoofdstukken is reeds aangegeven hoe dat kan gebeuren. Kort samengevat:

– Het verdient aanbeveling uit te gaan van een ontwikkelingsprofiel, waarbij de verstandelijke, de sociaal-emotionele en de lichamelijke ontwikkeling in beeld gebracht worden.

– Er moet rekening gehouden worden met de werkelijke leeftijd. Een volwassen verstandelijk gehandicapte met het ontwikkelingsniveau van een zevenjarige heeft bijvoorbeeld een veel langer leven achter de rug dan een kind van zeven jaar en is ook op seksueel gebied geen zevenjarige. En ouder wordende verstandelijk gehandicapten hebben een aantal overeenkomsten met ouder wordende mensen in het algemeen, ongeacht het ontwikkelingsniveau.

– De opbouw van het ontwikkelingsprofiel heeft een grote relevantie. Daarbij is een belangrijk aandachtspunt een mogelijke discrepantie tussen de emotionele ontwikkeling en de verstandelijke ontwikkeling. Een dergelijke disharmonie is van betekenis voor het bepalen van het begeleidingsbeleid. Als te veel uitgegaan wordt van het verstandelijke niveau is overvraging het logische gevolg.

4.3.3 De leefomgeving van instituutsbewoners

Verstandelijk gehandicapten die in een instituut wonen, leven in een ten dele afgesloten wereld. Dat geeft geborgenheid en veiligheid, maar het kan ook nadelen opleveren.

Er is, soms meer en soms minder, enige overeenkomst met het leven in gevangenissen, weeshuizen of concentratiekampen. Natuurlijk is de vergelijking van een instituut met een concentratiekamp wat bizar, maar een slecht instituut heeft er wel degelijk trekjes van. Als er bijna geen activiteiten zijn, als de materiële omgeving troosteloos is, als er bijna geen contactmogelijkheden zijn, treden bij alle mensen, of ze verstandelijk gehandicapt zijn of niet, afstompingsprocessen op en ander eigenaardig gedrag (zie 'inrichtingssyndroom'). De socioloog Goffmann geeft daarvan boeiende beschrijvingen. Zo'n slecht instituut heeft de kenmerken van een 'totale institutie'. Het hoofdkenmerk van zo'n totale institutie is dat het leven zich afspeelt op één plaats, met dezelfde lotge-

*Afbeelding 4.2
Verstandelijk gehandicapten die in een instituut wonen, leven in een ten dele afgesloten wereld*

noten, met leiding die hard en gemeen met de bewoners omgaat. Zo'n situatie werkt benauwend. (Een duidelijk voorbeeld van een totale institutie komt naar voren in de film *One flew over the cuckoo's nest*.)
Een goed instituut heeft kenmerken die tegenovergesteld zijn aan die van een totale institutie. Het leven moet zich afspelen op verschillende plaatsen met verschillende mensen, met verschillende leidinggevenden die een humane houding bezitten. Daarnaast moet een gevarieerd dagprogramma aangeboden worden en tegemoetgekomen worden aan sociale behoeften. Nu komen de verschillende leefomgevingsgebieden weer aan de orde:
- sociale omgeving
- activiteiten
- materiële omgeving.

Deze drie gebieden zijn aanwezig in de volgende drie milieus waarbinnen het leven zich afspeelt:
- het primaire milieu: de situatie in de leefgroep, het leven samen met groepsgenoten en groepsleiding;
- het secundaire milieu: het leven dat zich afspeelt op het instituut, maar los van de eigen groep en onder andere leiding dan die van de leefgroep (activiteitencentrum, school, bewegingsactivering, arbeidssituaties, enz.);
- het tertiaire milieu: het leven dat zich afspeelt buiten het instituut samen met andere leiding van niet-instituutsmedewerkers (bijv. familiekring en vrijetijdsclubs).

De drie leefomgevingsgebieden en de drie milieus vormen samen een instrument waarmee de leefomgeving geanalyseerd kan worden. Voordat die behandeld wordt, wordt eerst nog aandacht besteed aan niet-instituutsbewoners.

Verstandelijk gehandicapten die niet in een instituut wonen

De mogelijk nadelige effecten van het wonen in een instituut zijn genoegzaam bekend. De term 'inrichtingssyndroom' verwijst daar al naar. Toch is het wonen in een inrichting geen uitsluitende voorwaarde voor het ontstaan van gehospitaliseerd gedrag. Ook de thuiswonende verstandelijk gehandicapte leeft soms in een geestelijk verstikkende atmosfeer. Ook hij heeft een gevarieerd leven en contactmogelijkheden nodig. Door de verstandelijke handicap is er altijd de dreiging van sociaal isolement. Menige verstandelijk gehandicapte bloeit op als hij in een instituut wordt geplaatst. Goede instituten bieden meer dan een beperkte thuissituatie kan bieden.

Daarnaast is het zo dat men bij de begeleiding van verstandelijk gehandicapten thuis of in een andere woonvorm dan een klassiek instituut, gericht zal moeten werken aan het creëren van een goede leefomgeving. Daarbij kunnen dezelfde principes worden gehanteerd als die naar voren komen in de volgende paragrafen. Het *primaire milieu* is, evenals bij de instituutsbewoner, de thuissituatie. Het *secundaire milieu* kan gelijkgesteld worden met de situatie waarin de dagactiviteit op werkdagen zich afspeelt. Het *tertiaire milieu* omvat datgene wat zich buiten de twee eerdergenoemde milieus voltrekt.

4.3.4 Het realiseren van een optimale leefomgeving

Een optimale leefomgeving ontstaat als de drie gebieden (sociale omgeving, activiteiten en materiële omgeving) in voldoende mate aanwezig zijn met voldoende inhoud in elk van de drie onderscheiden milieus. Dit houdt in dat er niet alleen in de leefgroep bevredigende contacten (sociale omgeving) moeten zijn, maar ook in de andere twee milieus. Dat geldt ook voor de andere twee leefomgevingsgebieden.

Zo wordt het leefmilieu ingedeeld in negen vakken. Bij de bespreking wordt elk van deze vakken gevuld en samengevat in een cirkel. Nadrukkelijk moet gesteld worden dat de verschillende elementen binnen die cirkel elkaar beïnvloeden: activiteiten spelen zich steeds af in een sociale omgeving, de materiële omgeving zal van invloed zijn op de mogelijke activiteiten enzovoort.

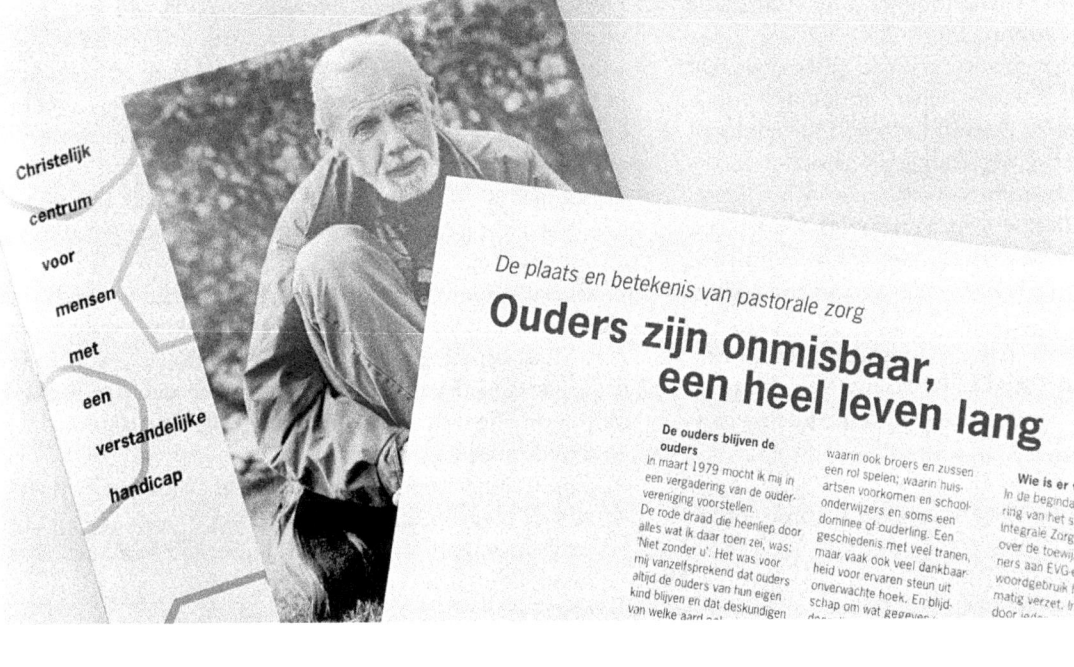

*Afbeelding 4.3
Contacten met
ouders en familie
worden instandgehouden*

De drie leefomgevingsgebieden worden nu afzonderlijk besproken. Achtereenvolgens komen aan de orde: de sociale omgeving, de activiteiten en de materiële omgeving.

4.3.5 De sociale omgeving

Mensen zijn sociale wezens, ze zijn aangewezen op anderen om zich te ontwikkelen. In de babytijd is een warm, gevoelsmatig contact een voorwaarde voor de verdere ontwikkeling. Als er geen anderen aanwezig zijn, verkommert een kind.
Als het kind taal verworven heeft – en ook dit kan slechts door contact met anderen – wordt het ingewijd in de gewoonten, gebruiken en opvattingen van de cultuur waarbinnen hij leeft (socialisatie). Dit gebeurt in eerste instantie via de ouders, waarbij processen als identificatie, imitatie, repressie en bekrachtiging een rol spelen. Voor volwassenen blijven contacten met andere mensen belangrijk, al is de noodzaak in deze periode niet zo sterk als in de kindertijd. De meeste volwassenen leven in sociale cirkels: familie, vrienden, kennissen, buren, collega's, en deze contacten sluiten aan bij de sociale behoeften die mensen hebben.

Verstandelijk gehandicapten kunnen een optimale kans krijgen relaties aan te gaan wanneer bij de begeleiding drie vuistregels worden gehanteerd:
- Probeer de aanwezige relaties in stand te houden. Dit impliceert dat contacten met ouders en familie vastgehouden worden, dat er gestreefd wordt naar continuïteit, zowel wat betreft groepsleiding als groep.
- Probeer bestaande relaties te verbeteren. Vanzelfsprekend gaat het niet alleen om het aantal relaties maar ook om de kwaliteit van de relaties. Het is fijner om twee diepgaande relaties te hebben dan tien oppervlakkige contacten.
- Zorg voor aanvullende relaties. Indien relaties ontbreken of wegvallen zal voor nieuwe relaties gezorgd moeten worden, bijvoorbeeld in de vorm van bezoekvrijwilligers.

Deze drie regels kunnen vervolgens toegepast worden op de verschillende milieus.

Het primaire milieu

In het primaire milieu gaat het in de eerste plaats om de medegroepsgenoten. Contacten met hen kunnen zeer belangrijk zijn en duren soms levenslang. Een voordeel van het instituut is dat bewoners van ongeveer gelijk niveau bij elkaar geplaatst kunnen worden, waardoor de zorgvrager gemakkelijker wordt geaccepteerd. In de maatschappij is het voor de verstandelijk gehandicapte, wanneer hij deel uitmaakt van groepen niet-verstandelijk gehandicapten, vaak moeilijker om volwaardig groepslid te zijn. Overigens geldt dat vooral voor matig en licht verstandelijk gehandicapten. Tussen ernstig en diep-verstandelijk gehandicapten is maar weinig onderling contact mogelijk.
Om inzicht te krijgen in de relaties kan op grond van gerichte observaties een sociogram gemaakt worden. Zo'n sociogram brengt de relaties binnen de groep schematisch in beeld. Op basis daarvan wordt een plan opgesteld om contacten te bevorderen door bijvoorbeeld gerichte subgroepjes samen te stellen bij plezierige activiteiten en gerichte plaatsing aan tafel of in de slaapkamer.

Groepsgrootte
Ondanks de tendens naar individualisering van zorg leven verstandelijk gehandicapten in instituten nog steeds in groepen. Ze leven met groepsgenoten voor wie ze zelf niet hebben gekozen. Daarbij komt dat de groepen in veel situaties behoorlijk groot zijn: van 8 tot 12 bewoners. Dit heeft ook te maken met de financiële mogelijkheden van instituten. Zij kunnen wel kleine groepen creëren met gedragsgestoorden, maar dit gaat dan weer ten koste van de grootte van andere groepen.
Zoals dat geldt voor alle leefomgevingsfactoren, geldt ook voor groepsgrootte dat deze niet geïsoleerd gezien mag worden. Mede bepalend is het aantal en vooral de kwaliteit van de leefgroepmedewerkers en de mogelijkheden die de materiële omgeving biedt. Verder tellen de volgende factoren mee:
- zijn de zorgvragers druk
- zijn de zorgvragers sociaal ingesteld of juist individueel
- zijn de zorgvragers gedragsgestoord
- hebben de zorgvragers een bijkomende handicap (bijv. blind, doof)
- welke leeftijd hebben de zorgvragers?

Groepssamenstelling

De groep kan op allerlei gronden worden samengesteld. Men probeert in te spelen op de behoeften van zorgvragers, zoals die bepaald worden door de ontwikkelingsfase waarin een zorgvrager verkeert. Ook leeftijd speelt een rol: voor een zorgvrager van drie jaar gelden andere behoeften dan voor een zorgvrager van zestig jaar.

In de praktijk komt het erop neer dat een groep altijd min of meer homogeen of heterogeen is samengesteld. Homogeen wil zeggen dat gelijke kenmerken aanwezig zijn: dezelfde leeftijd, hetzelfde niveau, hetzelfde geslacht. Heterogeen wil zeggen dat de zorgvragers juist verschillen ten aanzien van bovengenoemde kenmerken.

Meestal streeft men naar groepen die wat niveau betreft min of meer gelijk zijn. Dit heeft het voordeel dat het begeleidingsplan afgestemd kan worden op de behoeften die het functioneren op dat niveau met zich meebrengt. Bij al te grote niveauverschillen zou het er in de praktijk op neerkomen dat de diep-verstandelijk gehandicapten het leven bepalen (denk bijv. aan de inrichting van de leefruimte).

Ook zijn er groepen die zijn samengesteld met het oog op een speciale begeleidingsvraag van zorgvragers zoals groepen gedragsgestoorden, structuurgroepen of groepen met ouderen. Verder spreken we van verticale groepen als de leeftijd verschilt, van horizontale groepen als de leeftijd overeenkomt. Een gemengde groep is samengesteld uit beide geslachten (vrouwen en mannen). Een open groep onderscheidt zich van de gesloten groep doordat de deuren niet op slot zitten.

De meeste instituten hanteren een indeling waarbij zowel het niveau als de begeleidingsbehoefte in aanmerking genomen worden.

Leefgroepmedewerkers

In het primaire milieu zijn de begeleiders aanwezig: (leerling-)verpleegkundigen, MDGO-SPW-ers en anderen. Het onderhouden van relaties met zorgvragers is een van de belangrijkste aspecten van hun taak. Het lijkt in strijd met het spontane karakter van relaties, maar ook hierin wordt van de groepsleiding gevraagd een beroepsmatige (professionele) instelling te ontwikkelen. Het opbouwen, hanteren en afbouwen van relaties moet op een verantwoorde wijze gebeuren; verantwoord vanuit de ethiek en vanuit de begeleidingsbehoefte van de zorgvrager.

Hoewel de groepsleiding dag in dag uit optrekt met de zorgvragers en zo een stabiel samenlevingsverband zou moeten vormen, is er in de praktijk veel verbrokkeling: leerlingen worden overgeplaatst, er zijn afwisselende diensten, vrije dagen, vakanties, cursussen. Iemand die meer dan tien jaar in het instituut woont, heeft – in het gunstigste geval – ongeveer honderd groepsleiders zien komen en gaan. Dit is een schrale situatie, die in elk geval bij opgroeiende zorgvragers volstrekt verwerpelijk is en een goede voedingsbodem is voor het ontstaan van psychische problemen.

Op een aantal manieren kan het verbrokkelen van relaties worden tegengegaan:
- het werken met een vaste kern gediplomeerden
- voor leerlingen het werken met een goed rouleersysteem, bijvoorbeeld stages van drie maanden en dan terug naar de oorspronkelijke groep
- het zo weinig mogelijk werken met uitzendkrachten, vakantiehulpen en ander los personeel
- als er noodgedwongen toch met uitzendkrachten en oproepkrachten gewerkt moet worden, een vaste groep van deze mensen creëren (een pool)
- het hanteren van een systeem van persoonlijke begeleiding. Hiervan bestaan verschillende varianten. Doorgaans komt het erop neer dat iemand uit het team de speciale zorg krijgt voor een of meer zorgvragers, hetzij door het geven van extra aandacht hetzij door het verzorgen van de rapportage rond een zorgvrager en het onderhouden van contacten met de ouders.

De leefgroepwerker c.q. de verpleegkundige blijft de spil om wie de begeleiding draait. Contact vormt de basis voor die begeleiding. De communicatieve vaardigheden die de groepsleider bezit hebben rechtstreeks invloed op het welzijn van zorgvragers. Het is zaak om in praktijk- en theorieopleiding veel aandacht te besteden aan training van communicatieve vaardigheden. Die aandacht moet dan in het bijzonder uitgaan naar het zintuiglijke en motorische gebied.

Probleemgedrag gaat in veel gevallen (maar niet altijd) gepaard met slecht communicatief gedrag van de begeleiders. Omgekeerd is een goede communicatie de beste preventie tegen het op gang komen van een neerwaartse spiraal van probleemgedrag, die buitengewoon veel schade kan toebrengen aan zorgvragers, maar ook aan begeleiders. Video-analyse (zie hoofdstuk 5) heeft uitstekende diensten bewezen in het optimaliseren van de contactuele vermogens van begeleiders. Het is te betreuren dat deze techniek binnen de zorg voor verstandelijk gehandicapten slechts weinig gebruikt wordt, en dan nog slechts als er een vastgelopen situatie is ontstaan.

Het secundaire milieu

In het secundaire milieu heeft de zorgvrager contact met activiteitenleiding, onderwijzers, therapeuten enzovoort. Deze mensen kunnen een belangrijke rol vervullen, ook al omdat er soms meer continuïteit aanwezig is in het secundaire milieu dan in het primaire milieu. Ook hier is een groep van medebewoners aanwezig: een leer-, activiteiten- of werkgroep. Zo'n groep is samengesteld uit personen van verschillende leefgroepen.

De groep in het secundaire milieu zal over het algemeen taakgericht zijn. Het onderlinge contact speelt een rol maar niet de hoofdrol. Groepssamenstelling en groepsgrootte zullen er dan ook op gericht moeten zijn een plezierig activiteitenklimaat te doen ontstaan. Het komt nogal eens voor dat er geen strikte scheiding bestaat tussen leefgroep en activiteitengroep: met zijn eigen groepsgenoten gaat de zorgvrager dan naar de bezigheidsactivering. Deze situatie is niet aan te raden. Er zou ten minste gepoogd moeten worden de groepssamenstelling in het secundaire milieu zodanig gestalte te geven dat een groep bestaat uit bewoners van verschillende leefgroepen en paviljoens.

Het tertiaire milieu

Twee kerngroepen vanuit het tertiair milieu zijn familie en bezoekvrijwilligers. In dit veld zal de verpleegkundige veel met ouders te maken krijgen. Zij zal enig inzicht moeten verwerven wat het is om ouder te zijn van een verstandelijk gehandicapt kind. Voor de verstandelijk gehandicapte blijft familie zeer belangrijk. Het is vaak het enige contactpunt in het tertiaire milieu. Zowel het op bezoek komen van familieleden als het op bezoek gaan – en wellicht overnachten – bieden een grote verrijking in het leven. Ze ondersteunen de verstandelijk gehandicapte gevoelsmatig in behoeften aan levensgeschiedenis, continuïteit en identiteit. In de verstandelijk-gehandicaptenzorg heeft zich een leerproces afgespeeld waarbij de familie geëvolueerd is van vervelende bemoeials naar onmisbare bondgenoten. In die verandering weerspiegelt zich de verandering in de zorg die zich gedurende de afgelopen dertig jaar heeft voltrokken.

Familie

Het feit dat er een verstandelijk gehandicapte in het gezin is, betekent altijd dat de draagkracht van het gezin danig op de proef wordt gesteld.

Het is schokkend om te vernemen dat je kind verstandelijk gehandicapt is. Ouders hebben allerlei bewuste of onbewuste verwachtingen ten aanzien van kinderen. Ze hopen bijvoorbeeld dat ze trots op het kind zullen kunnen zijn, dat het kind een goed functionerend lid van de maatschappij zal worden, dat het kind gelukkiger zal worden dan ze zelf misschien zijn enzovoort. Het verstandelijk gehandicapt zijn slaat al die verwachtingen de bodem in. Dat zorgt voor een zware belasting waardoor het gezin zwaar onder druk komt te staan. Overigens is lang niet altijd onmiddellijk na de geboorte duidelijk dat er iets met het kind aan de hand is. Vaak is er al heel wat gebeurd voor er zekerheid ontstaat. Die periode van onzekerheid kan slopend zijn: het voortdurend van de ene deskundige naar de andere gaan en het opflikkeren en weer verdwijnen van hoop.

Hoe het gezin vervolgens met de situatie zal omgaan is afhankelijk van uiteenlopende factoren. De belangrijkste zijn: de ernst van de handicap, de samenstelling van het gezin, het gedrag van het kind, de steun vanuit de omgeving en de draagkracht van de ouders.

Bij het verwerken van de schok treden reacties op die vergelijkbaar zijn met het rouwverwerkingsproces van Kübler-Ross. In contacten met ouders kunnen ontkenningsmechanismen een rol spelen. Bijvoorbeeld: ouders die aangeven dat hun kind autistisch is en zeker niet verstandelijk gehandicapt. Of ouders die menen dat een buitenissige therapie de verstandelijke handicap kan opheffen.

Dit soort reacties laat zien hoe moeilijk ouders het kunnen hebben, en vooral voor dat gegeven moet de verpleegkundige oog hebben. Het is te simpel en te generaliserend om het

af te doen met: die ouders zitten in die-en-die Kübler-Ross-fase. Die fasebenadering is toch wat kunstmatig. Allerlei gevoelens blijven een rol spelen. Uiteindelijk leren ouders leven met het feit dat hun kind zo is. Dat is meestal de hoogst haalbare vorm van 'aanvaarding'.
De problemen die in het gezin kunnen optreden, kunnen betrekking hebben op de relatie van de ouders en op de eventuele andere kinderen in het gezin. Ouders reageren ook weer individueel als hun kind in een woonvoorziening wordt opgenomen. Voor veel ouders is die opname een schokkende gebeurtenis, waarbij gemengde gevoelens kunnen optreden: het gevoel gefaald te hebben, mislukt te zijn naast opluchting over de last die wegvalt. Tegenwoordig vindt die overgang minder abrupt plaats. Via logeerplaatsing is die overgang dan al voor kind en ouders voorbereid. Ook het gegeven dat ouders een grote betrokkenheid kunnen houden, nadat het kind geplaatst is, maakt de overgang minder gevoelig dan vroeger het geval was.

In hoeverre ouders ook betrokken willen of kunnen zijn, kan per situatie verschillen. Er blijft een tamelijk grote groep die het kind als het ware loslaat en geen of nauwelijks contact wenst te hebben. Het gaat niet aan daar op een makkelijke manier over te oordelen, laat staan dit te veroordelen. Het contact blijven onderhouden kan voor sommigen een te zware psychische belasting vormen.

Volgens de huidige opvattingen zijn ouders en familieleden belangrijke participanten in de zorg. De term 'ouderparticipatie' wordt wel gebruikt. Die zou verbreed moeten worden naar familieparticipatie. Bij de steeds grotere groep ouder wordende zorgvragers komen meer en meer de broers en zussen naar voren als degenen die betrokkenheid bij de zorg voor hun familielid gestalte wensen te geven.
Die betrokkenheid kan zowel collectief als individueel gestalte krijgen. Op collectief niveau uit zich dat in bijvoorbeeld de familieraad die elk instituut wel kent, in het samen

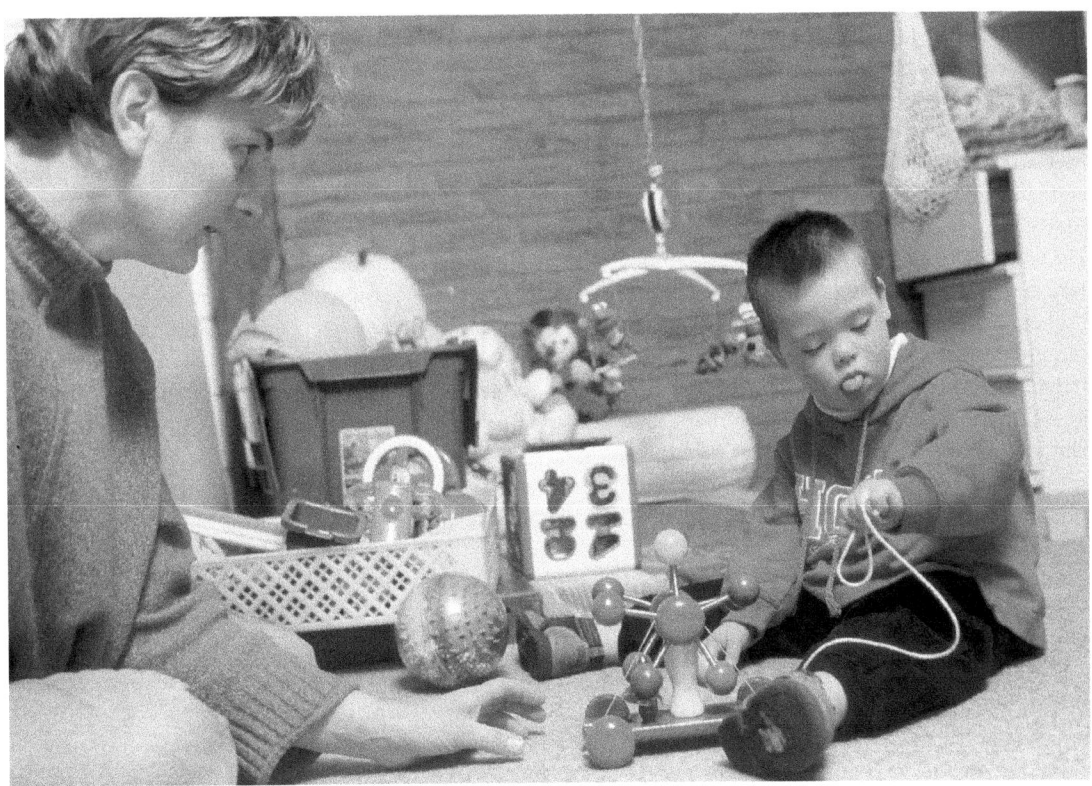

Afbeelding 4.4
Het feit dat er een gehandicapt kind in het gezin is, betekent dat de draagkracht van het gezin op de proef wordt gesteld

opzetten van activiteiten die voor het instituut als geheel van belang zijn. Op individueel niveau kan de participatie op verschillende manieren tot uiting komen:
- meeweten: de familie heeft recht op informatie die betrekking heeft op hun familielid
- meedoen: familieleden kunnen participeren in het verlenen van zorg
- meebeslissen: de familie kan een rol spelen in het nemen van beslissingen over de zorgvrager. De laatste jaren is vanuit de wetgeving een tendens te bespeuren om hiervoor ook wettelijke kaders te scheppen, zoals de WGBO en het klachtenrecht. Als de verstandelijk gehandicapte achttien jaar is geworden, is er de mogelijkheid om mentor of curator te worden. Een functie die vaak, zij het niet uitsluitend, door familieleden wordt vervuld (zie hoofdstuk 7).

Voor de verpleegkundige betekent dit dat zij een goed contact zal moeten opbouwen met familieleden. Zij zal dit open en eerlijk moeten doen met begrip voor de positie waarin familieleden verkeren. Ze zal ook oog moeten hebben voor de beperkingen die aanwezig zijn in de instituutssituatie en de belangen van andere zorgvragers. Het mag natuurlijk niet zo zijn dat zorgvragers zonder betrokken familieleden een slechtere zorg krijgen omdat er niemand voor hen opkomt.

De verpleegkundige moet leren dit spanningsveld te hanteren, hetgeen niet eenvoudig is. Haar communicatieve vaardigheden kunnen daarbij in sommige gevallen op de proef gesteld worden. Het zal soms onvermijdelijk zijn dat er bepaalde grenzen gesteld moeten worden. Dat kan veel gemakkelijker gebeuren als een contact is opgebouwd over een aantal jaren heen, waarbij het vertrouwen over en weer gegroeid is. In dat langdurige contact met familie onderscheidt de verstandelijk-gehandicaptenzorg zich van andere zorggebieden.

Vrijwilligers
Er is altijd een groep zorgvragers zonder familiecontacten. Dat betekent dat de kans op een verschraalde leefwereld behoorlijk toeneemt. De situatie kan ontstaan dat er alleen maar beroepsmatig bekommering is voor een zorgvrager. Over het algemeen is dat een slechte zaak. In deze gevallen kan het werken met vrijwilligers een mogelijkheid zijn.

De vorm waarin gewerkt wordt met zogenaamde 'bezoekvrijwilligers' kan sterk variëren. Zo hoeft een bezoekvrijwilliger niet altijd een soort vervangende ouder te zijn. Op tal van gebieden zijn verschillende rollen voor bezoekvrijwilligers mogelijk. Bij het inschakelen van bezoekvrijwilligers gelden de volgende aandachtspunten:
- Selectie. Hierbij zal gekeken moeten worden naar de motivatie, het beeld dat men van verstandelijk gehandicapten heeft, de inzetbereidheid, vooral wat betreft frequentie en bereidheid er langere tijd mee door te gaan.
- Introductie. Welke mogelijkheden en keuzen bied je de bezoekvrijwilliger? Hoe laat je de vrijwilligers kennismaken met het team? Hoe verlopen de eerste contacten met de zorgvragers?
- Begeleiding. De groepsleiding zal moeten weten wat er van haar aan begeleidingstaken verwacht wordt. Vanuit een goed contact zullen allerlei zaken doorgepraat moeten worden. Bovendien zal de vinger aan de pols gehouden moeten worden via regelmatige evaluatiegesprekken die doorgaans informeel zullen verlopen.

Te verwachten valt dat de rol van bezoekvrijwilligers groter zal worden. Onze maatschappij is voor een groot deel een vrijetijdsmaatschappij. Veel mensen zijn op zoek naar bevredigende activiteiten. De zorg voor verstandelijk gehandicapten kan hiervan profiteren door vrijwilligers niet-professionele taken toe te bedelen. Voor de zorgvragers betekent het een extra dimensie in hun leven. Vanuit integratieoogpunt is deze ontwikkeling ook van groot belang. Sommige instituten voeren op dit gebied een actief wervingsbeleid.

In het tertiaire milieu is de familiekring de belangrijkste groep. Daarnaast kunnen er allerlei recreatieve groepen zijn. Een vraag hierbij is of een instituutsbewoner beter deel kan nemen aan speciale clubs voor verstandelijk gehandicapten of juist niet. In elk geval is het verheugend dat er een netwerk bestaat van recreatievoorzieningen voor verstandelijk gehandicapten: vrijetijdsclubs, zwemclubs, sport, dansen, paardrijden enzovoort. Ook instituutsbewoners kunnen hieraan deelnemen en zo hun sociale omgeving vergroten.

Met de bespreking van de sociale omgeving is één segment van de leefomgevingscirkel ingevuld. Dat segment ziet er als volgt uit:

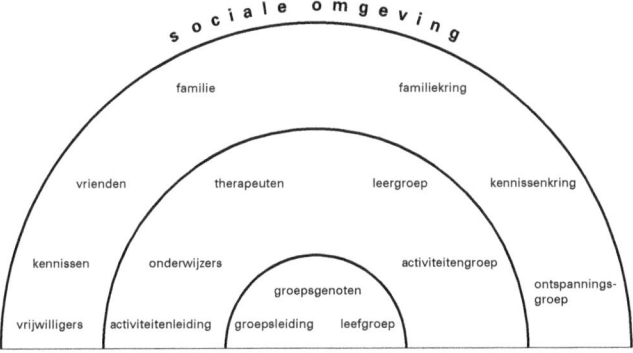

Afbeelding 4.5
De leefomgevingscirkel: sociale omgeving

4.3.6 Activiteiten

Onder activiteiten valt alles wat mensen doen, en dat is nogal wat. Het is dan ook niet doenlijk om hier alle vormen van activiteiten te bespreken. Hier wordt een globaal overzicht gegeven dat hier en daar uitgewerkt wordt. In het algemeen kan gezegd worden dat inspanning en ontspanning belangrijke begrippen zijn bij het indelen van activiteiten. In het primaire milieu ligt het accent op ontspanning, in het secundaire milieu op inspanning. De leefgroepmedewerker c.q. de verpleegkundige heeft een directe uitvoerende verantwoordelijkheid voor de activiteiten in het primaire milieu. Daarom verdient dit segment een diepgaander uitwerking.

Activiteiten in het primaire milieu

In het primaire milieu is een drietal soorten activiteiten aanwezig:
- basiszorgactiviteiten
- activiteiten gericht op ontspanning
- huishoudelijk werk

Elk van de drie soorten activiteiten komen in de nu volgende paragrafen uitvoerig aan de orde.

Basiszorg
Het betreft hier fundamentele zaken als eten en drinken, kou en warmte, wassen en aankleden. Voor veel verstandelijk gehandicapten is eten en drinken erg belangrijk. De keuze van maaltijden en drinken zal met de nodige zorg moeten gebeuren. Daarnaast zijn er nogal wat zorgvragers die aangepaste voeding moeten hebben. Wat betreft de kou- en warmteregulatie: de wat kwetsbaardere zorgvragers bewijst men geen dienst door ze zoveel mogelijk binnen te houden in tochtvrije, warmgestookte vertrekken. Voor het opbouwen van weerstand hebben ook zij enige klimaatvariatie nodig.

De basiszorg heeft bij verstandelijk gehandicapten andere accenten en een andere sfeer dan bij veel andere categorieën zorgvragers. Het eten, drinken, wassen, aankleden en de tandverzorging geschieden vanuit een huiselijke sfeer. Het zijn tevens dagelijks terugkerende handelingen die de voorwaarden scheppen om op een gezonde maatschappelijk geaccepteerde manier te leven. De leefgroepwerker zal de zorgvrager moeten stimuleren om deze activiteiten zoveel mogelijk zelf te verrichten. Hij of zij heeft hierin een opvoedende taak. Bij diep verstandelijk gehandicapten zullen deze verzorgende verrichtingen helemaal of grotendeels door de begeleiders uitgevoerd moeten worden. Van groot belang is dat ze vanuit een warm menselijk contact verricht worden. De verzorgende momenten hebben juist voor deze gehandicapten een grote emotionele waarde en de houding van de begeleider daarbij bepaalt de kwaliteit van hun leven. Extra aandacht op het gebied van lichaamsverzorging gaat uit naar:

Huidverzorging
Overgevoeligheidsreacties van de huid, slechte doorbloeding en decubitusrisico zijn vaak aanwezig. De huid moet goed droog en schoongehouden worden, vooral huidplooien moeten goed verzorgd worden.

Nagels en haren
Nagels van handen en voeten vragen vaak veel aandacht. Ter voorkoming van infecties moeten de nagels kort en schoon worden gehouden. Voetverzorging is zeer belangrijk, zeker bij motorisch gehandicapte zorgvragers bij wie sterk afwijkende nagelgroei kan optreden.

Slijmvliezen
Veel verstandelijk gehandicapten hebben last van infecties en irritaties van slijmvliezen. Vaak treden moeilijk te bestrijden verkoudheden op. De kans op bronchitis en infecties aan de luchtwegen is groot. Ook is er verhoogd risico op schimmelinfecties, zoals candida. Vooral bij zorgvragers die suikerziekte hebben of antibiotica gebruiken, moet men hierop alert zijn. Deze infectie komt vooral voor in huidplooien, tussen de vingers en in de slijmvliezen van de geslachtsdelen.

Tanden
Over het algemeen vraagt de tandverzorging veel aandacht. Daar is een aantal redenen voor:
- Sommige zorgvragers hebben vreemde gebitten, hetgeen kan samengaan met het syndroom van verstandelijke handicap. Bij spastische mensen komt slecht tandglazuur voor.
- Spastische zorgvragers neigen soms bij het poetsen tot een kokhalsreflex, waardoor het poetsen niet zo goed gebeurt als nodig is.
- Sommige zorgvragers van wie verondersteld wordt dat ze hun tanden zelf kunnen poetsen doen het niet goed genoeg.
- Het via rumineren opgehaalde maagzuur is schadelijk voor het gebit.
- Sommige anti-epileptica veroorzaken woekering van het tandvlees. Er kan daardoor meer tandplak ontstaan, bovendien is het gebit moeilijker te reinigen.
- Tandenknarsen en bepaalde vormen van automutilatie kunnen gebitsbeschadiging veroorzaken.

Een elektrische tandenborstel is aan te bevelen, naast het minstens eenmaal per dag zeer zorgvuldig poetsen. Een hoofdstuk apart vormt het tandartsbezoek. Het is goed dat ook verstandelijk gehandicapten halfjaarlijks door de tandarts gezien worden. Als dat gebeurt door het gebruik van zware premedicatie, kan daarbij een vraagteken gezet worden. Een in verstandelijk gehandicapten gespecialiseerde tandarts kan goed werk doen. Er zijn daarbij mogelijkheden om behandeling in de leefgroep te laten plaatsvinden.

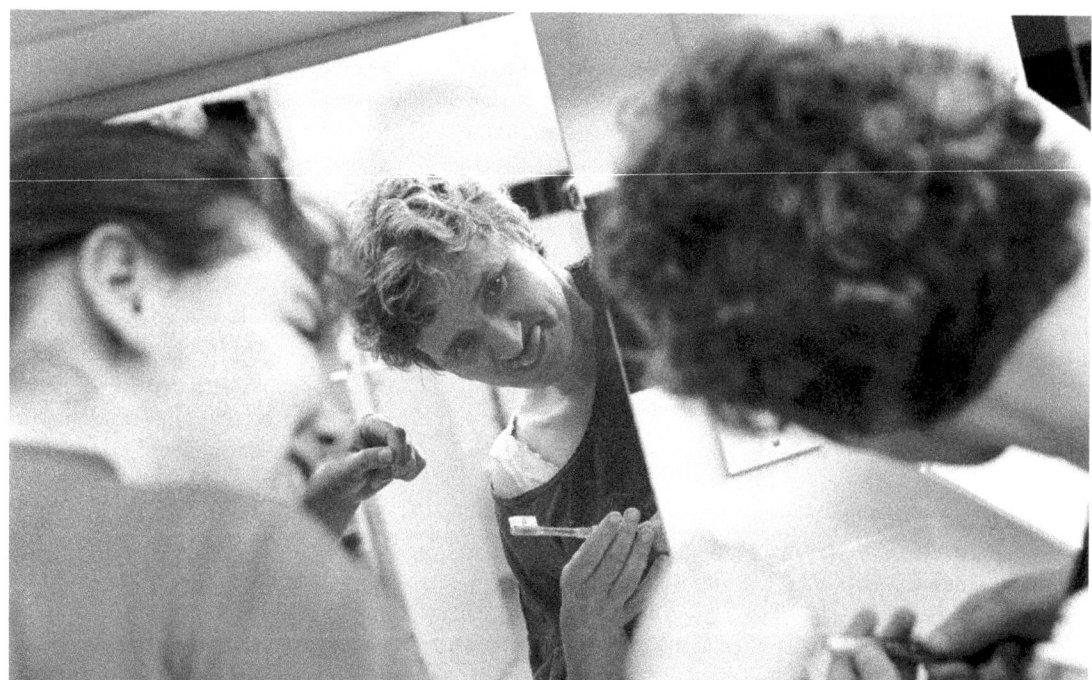

Afbeelding 4.6
Over het algemeen vraagt de tandverzorging veel aandacht

Activiteiten gericht op ontspanning

Ter bevordering van het welzijn van de zorgvragers moet meer gedaan worden dan huishoudelijk werk en lichaamsverzorging. In en vanuit het primaire milieu zullen allerlei activiteiten opgezet moeten worden waarbij het accent op ontspanning ligt. De organisatie en uitvoering daarvan behoren tot de taak van de leefgroepwerkers. Per niveau zal het soort activiteit verschillen.

Activiteiten als snoezelen, sensopathisch spel, bewegingsspelletjes en muziek zijn geschikt voor zorgvragers die hoofdzakelijk lichaamsgebonden/associatief ordenen. Deze activiteiten liggen heel dicht tegen de basiszorg aan en zijn daarvan veelal niet los te maken. Vanwege het grote belang van deze activiteiten komen ze wat uitgebreider aan de orde.

Snoezelen is een activiteit rond de zintuigen waarbij de sfeer centraal staat. Snoezelen kan gekozen worden als geplande activiteit in het secundaire milieu in een aparte daarvoor ingerichte ruimte. Maar ook in de dagelijkse omgang kunnen er 'snoezelachtige' momenten voorkomen en gecreëerd worden. Als het goed is, ontstaan tijdens de verzorging van die momenten. Er kan voor worden gekozen om een ruime tijdsplanning voor de dagelijkse verzorging aan te houden. Met enige creativiteit kan iedereen allerlei snoezelactiviteiten bedenken, bijvoorbeeld:
- Snoezelmogelijkheden rond de tastzin: te denken valt aan knuffels van verschillende soorten materiaal, kistjes met allerlei materialen (met zand, grint, macaroni, papiersnippers), klei, slime, warm en koud bijvoorbeeld door het gebruik van een föhn enzovoort.
- Snoezelmogelijkheden rond smaak en reuk: slagroom, appelmoes, ijs met warme kersen, zuur, zoet, zout, wierookstaafjes branden, bloemengeur.
- Snoezelmogelijkheden voor het zien: vloeistofdia's, zaken uit de disco- en glitterwereld (lichtorgels, lichtslangen), lampenborden.

Veel afdelingen beschikken over een eigen snoezelruimte. Deze wordt als volgt ingericht:
- matrassen en grote kussens op de vloer
- verlichting die te dimmen is
- rustig muziekje op de achtergrond.

Bij snoezelen gaat het erom te ontdekken waarop de zorgvrager reageert, wat hij plezierig vindt. Dat geldt vooral voor de dosering van het aantal prikkels. Snoezelen is een activiteit die in alle rust moet gebeuren. Neem de tijd en de ruimte. Het zit hem ook niet in allerlei technisch geavanceerde, dure apparatuur. Snoezelen kan net zo goed met heel eenvoudige middelen plaatsvinden.

Bij *sensopathisch spel* gaat het om een basale spelvorm waarbij het omgaan met ongevormd materiaal centraal staat. Al spelend en experimenterend leert de zorgvrager de voelbare eigenschappen kennen van allerlei materialen: zacht, hard, vloeibaar, vochtig, koud, warm enzovoort. Geschikte materialen voor sensopathisch spel zijn: water, zand, vingerverf, klei, papier-maché en brooddeeg.

Vanuit verzorgingssituaties kunnen allerlei *contact- en bewegingsspelletjes* ontstaan. Een nat washandje geeft, naast een gevoelservaring, een besef van het feit dat een bepaald lichaamsdeel in aanraking komt met dat washandje.
Aan- en uitkleden betekent het bewegen van armen, benen en andere lichaamsdelen. Tijdens deze activiteiten communiceert de verpleegkundige met de zorgvrager. Het benoemend taalgebruik is heel belangrijk tijdens de verzorgingssituatie. Bij degenen die lichaamsgebonden of associatief ordenen gaat het om korte zinnen die op het hier en nu betrekking hebben. Door te praten creëert de begeleidster een bepaalde sfeer. Ze geeft structuur door herhaaldelijk dezelfde taaluitingen te gebruiken in dezelfde situaties. Bovendien wordt de taalontwikkeling gestimuleerd.

Muziek beïnvloedt in belangrijke mate de sfeer en kan ook als markering dienen voor overgangsmomenten, bijvoorbeeld het zingen van liedjes voor het naar bed gaan, bij het wekken en voor het eten.

Huishoudelijk werk

Het is gebruikelijk dat in een instituut een aantal huishoudelijke werkzaamheden, zoals koken en schoonmaken, niet vanuit het primaire milieu plaatsvindt. Hier wordt dus afgeweken van het normalisatiemodel. Het argument daarvoor zou kunnen zijn dat de groepsleiding op die manier ontlast

wordt en zo meer aandacht kan besteed aan de direct op de zorgvrager gerichte zorg. Maar er blijven heel wat huishoudelijke werkzaamheden over: de zorg voor de was, kleding herstellen en sorteren, afwassen enzovoort.
Hoe hoger het niveau van de zorgvragers is, hoe meer ze kunnen worden ingeschakeld bij deze werkzaamheden. Het is voor de groepsleiding vaak ondankbaar werk, het komt steeds terug en ondertussen kan geen tijd besteed worden aan de directe zorg. Toch zijn deze werkzaamheden van groot belang om een goed leefmilieu voor de zorgvragers te scheppen en daarom moeten zij er (voor zover mogelijk) bij betrokken worden.
Binnen een team ontstaan vaak conflicten over de verdeling van huishoudelijk werk en vooral over de vraag hoeveel tijd daarin gestopt moet worden. Er is een duidelijk spanningsveld omdat tijd en mankracht beperkt zijn.

Activiteiten in het secundaire milieu

In het secundaire milieu spelen zich allerlei activiteiten af die vroeger – ten tijde van het medische model – wel aangeduid werden met therapieën: bezigheidstherapie, bewegingstherapie, enzovoort. Tegenwoordig wordt eerder gesproken over bezigheidsactivering, beweging, zwemmen. Kenmerkend is dat deze activiteiten plaatsvinden op het instituut onder leiding van mensen met een specifieke deskundigheid. Ook kan het accent liggen op leren. Dat is dikwijls het geval bij fysiotherapie en logopedie.
Op schoolgebied bestaan de ZMLK- en MLK-scholen (zie hoofdstuk 7). Een andere manier om te leren is het 'speelleerklasje'. Hiervoor komen kinderen in aanmerking die vanwege een te laag niveau of gedragsproblemen niet toegelaten worden tot het reguliere onderwijs. De activiteiten zijn vergelijkbaar met datgene wat wordt gedaan op de ZMLK-school, alleen is het nog speelser en eenvoudiger. Ook gaat het hier vaak om kleine groepjes (vijf tot tien kinderen).

Arbeid

Arbeid wordt steeds verricht vanwege een doel dat buiten de arbeid zelf is gelegen. In dit opzicht verschilt arbeid van spel. Via arbeid worden de volgende doelen nagestreefd:
– geld verdienen
– iets produceren
– het gevoel krijgen maatschappelijk iets te betekenen
– het gevoel krijgen iets gepresteerd te hebben.

Niet voor alle verstandelijk gehandicapten zijn alle doelen van arbeid even belangrijk. Vooral voor de licht en matig verstandelijk gehandicapten zijn ze van toepassing. Arbeid kan iemands zelfvertrouwen versterken en identiteitsverlies tegengaan. Op die manier kan het een belangrijke bijdrage leveren aan het verminderen van psychische problematiek. Het ontbreken van arbeid is daarentegen een belangrijke bron van problemen.
Verstandelijk gehandicapten kunnen werken op een sociale werkplaats, ingeschakeld worden binnen het instituut (keuken, ophaaldienst, e.d.) en een enkele maal buiten het instituut (bijv. in een tuinderij of een winkel). Voor matig verstandelijk gehandicapten bedenkt men vaak activiteiten die lijken op arbeid, de zogenaamde bezigheden met een arbeidskarakter. Allerlei productgerichte handenarbeid en handwerkactiviteiten vallen hieronder.

Activiteiten in het tertiaire milieu

Activiteiten in het tertiaire milieu zijn die activiteiten die plaatsvinden in de maatschappij, samen met mensen die in de maatschappij leven en werken. Die activiteiten kunnen een ontspannend of inspannend karakter hebben.

Nu de activiteiten besproken zijn, kan opnieuw een segment toegevoegd worden aan de cirkel in opbouw. Deze komt er nu uit te zien als afbeelding 4.7.

4.3.7 De materiële omgeving

Het laatste leefmilieugebied dat besproken wordt, is de materiële omgeving. Het gaat hierbij om zaken als licht, vochtigheidsgraad, verwarming en de inrichting en aankleding van leefruimten. De inrichting en aankleding van leefruimten zal hier verder besproken worden. Daarbij wordt als richtsnoer opnieuw het normalisatiebeginsel gehanteerd. Dat betekent dat we bij het inrichten van de woonomgeving zoveel mogelijk voor ogen moeten houden hoe we zelf het liefst zouden willen wonen of hoe het in onze samenleving gebruikelijk is te wonen.

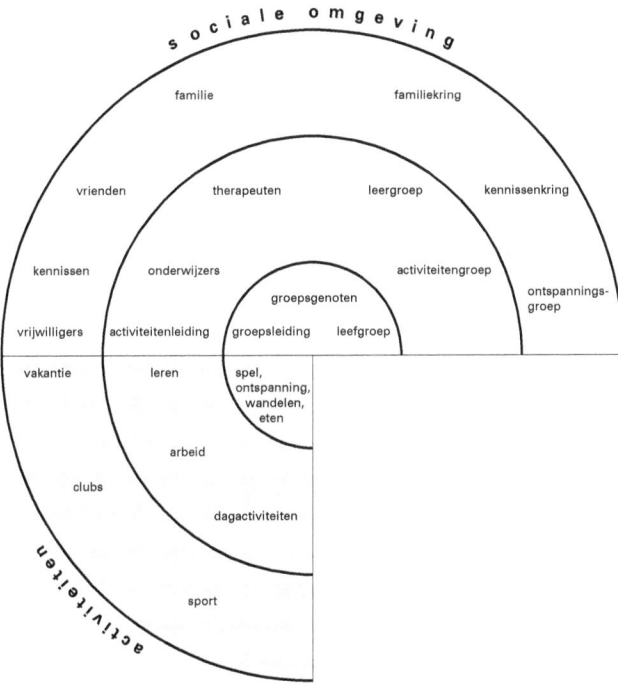

Afbeelding 4.7
De leefomgevingscirkel: sociale omgeving en activiteiten

De materiële omgeving in het primaire milieu

De materiële omgeving in het primaire milieu heeft betrekking op de thuissituatie in de groep. Die omgeving is in inrichtingen meestal het paviljoen. Dit is doorgaans een soort bungalow die bestaat uit ongeveer zes woonafdelingen.
Een andere mogelijke woonvorm is de sociowoning of het buitenhuis. Dit is een huis dat zich kan bevinden aan de rand van of op korte afstand van het instituut of in een gewone woonwijk op enige afstand van het instituut. Een sociowoning blijft organisatorisch deel uitmaken van het instituut en de zorgvragers blijven instituutsbewoners.
De woonruimte lijkt zoveel mogelijk op een gewoon huis en bestaat uit een aantal afzonderlijke ruimten: huiskamer, badkamer, slaapkamer, gang, enzovoort De zorgvrager woont letterlijk in die woonruimte. Hij moet zich er thuis voelen.

Een mens komt tot zijn recht als hij beschikt over een thuissituatie die veiligheid en geborgenheid biedt, waarin hij zichzelf mag zijn. Twee punten kunnen genoemd worden als het gaat om gestalte geven aan de ruimtelijke omgeving:
- het scheppen van een goede leefsfeer
- het tegemoetkomen aan de behoefte die de zorgvrager heeft aan privacy.

Op beide aspecten wordt nu ingegaan.

Een goede leefsfeer

Hoe zou je zelf willen wonen? Vind je de leefruimte kaal, ongezellig, vlieg je tegen de muur op? Het is verstandig om je dit soort vragen te stellen als je de materiële leefomgeving wilt gaan verbeteren. De inrichting van de ruimte heeft ook iets te maken met de functie van de ruimte: een huiskamer zal er anders uitzien dan een badkamer. De sfeer in de ruimte zal onder andere bepaald worden door zaken als wandbedekking en -versiering, vloerbedekking, kleuren, meubilair, verlichting, planten, huisdieren, tv, radio. Drie aandachtspunten die hierbij genoemd kunnen worden zijn combinatie, variatie en individualiteit:
- de combinatie van genoemde zaken met elkaar, de afstemming in grootte, kleur en stijl
- de variatie van vormen en kleuren en de aanwezigheid van zo weinig mogelijk standaardinrichtingsmateriaal
- de individualiteit van ruimten, dat wil zeggen: de mate waarin een ruimte het persoonlijke karakter draagt van de groep mensen die er woont; persoonlijke bezittingen van zorgvragers kunnen een ruimte een eigen, individueel aanzien geven.

Behoefte aan privacy

Een mens heeft behoefte zowel aan contact met anderen als aan afstand nemen van anderen. Het is niet plezierig om altijd samen met een groep te zijn, alleen met iets bezig zijn is ook belangrijk. Ook verstandelijk gehandicapten hebben privacy nodig. Natuurlijk is de manier waarop tegemoetgekomen moet worden aan deze behoefte mede afhankelijk van leeftijd en niveau. Een aantal voorbeelden:
- De woongroep kunnen afsluiten voor buitenstaanders. Als op elk moment van de dag iedereen zomaar kan binnenvallen, is dat niet bevorderlijk voor de rust en de pri-

vacy van de zorgvragers. (Denk in dit verband eens aan excursies.)
- Zorgvragers een eigen plekje geven. Dat kan variëren van een eigen stoel, of een eigen hoekje, tot een eigen kamertje.
- Zorgvragers de mogelijkheid geven hun spullen te bewaren, bijvoorbeeld een eigen kastje.

Observatieschema

De materiële omgeving wordt nu in beeld gebracht aan de hand van het volgende observatieschema (afgeleid van de Gunzburg-schaal). De materiële omgeving is daarbij gesplitst in een aantal onderdelen. De niet-genormaliseerde situatie wordt per onderdeel aangegeven bij a; bij b staat de genormaliseerde situatie beschreven.

Tabel 4.1
Observatieschema voor de materiële omgeving

1 toiletten en douches
   a geen deuren of deuren zonder sloten
   b bieden privacy, afsluitbaar

2 verf en behang
   a overal dezelfde deuren en hetzelfde behang
   b elke ruimte heeft een eigen karakter door het gebruik van verschillende soorten verf en behang

3 gordijnen en vloerbedekking
   a zijn overal hetzelfde wat betreft dessin en kleur
   b zijn gevarieerd en aangepast bij het karakter van de ruimte

4 elektrisch licht
   a overal dezelfde (neon)verlichting
   b gevarieerde sfeerverlichting

5 meubilair
   a dezelfde inrichtingsstoelen, -tafels, -kasten
   b per groep verschillend, huiselijk meubilair

6 huisdieren
   a het houden van huisdieren is niet toegestaan
   b het houden van huisdieren is toegestaan

7 slaapkamers
   a voor vier personen of meer, geen ruimte voor persoonlijke spullen
   b voor één tot drie personen, met bergingsmogelijkheden voor privé-spullen

8 aanwijzingen met het oog op brand en plaatsing van brandblusmiddelen
   a zijn goed zichtbaar aanwezig
   b zijn niet of onopvallend aangebracht

9 de groepsleiding
   a draagt speciale werkkleding
   b draagt gewone kleding, eventueel schorten

10 kleding voor bewoners
   a komt uit centrale magazijnen met vaste voorraden
   b wordt individueel gekocht, eventueel met begeleiding

11 eetkamer
   a wordt alleen gebruikt voor maaltijden
   b is een gedeelte van de leefruimte, de tafels worden ook voor andere doelen gebruikt

12 toegankelijkheid
   a bepaalde kamers zijn verboden terrein (bijv. de slaapkamer overdag)
   b alle ruimten zijn vrij toegankelijk voor alle bewoners

13 bedspreien en/of dekens
   a zijn hetzelfde wat betreft kleur, dessin en stof
   b zijn gevarieerd

Tabel 4.1 (vervolg)
Observatieschema voor de materiële omgeving

14 *toilettafels, ladekasten en dergelijke*
   a zijn over het algemeen kaal, zonder persoonlijke bezittingen
   b laten een hele uitstalling zien van persoonlijke snuisterijen

15 *persoonlijke bezittingen in klerenkasten en ladekasten*
   a worden regelmatig verwijderd om 'hamsteren' te voorkomen
   b vermindering van de hoeveelheid gebeurt alleen door overreding of in overleg

16 *huiskamer*
   a maakt een kale indruk
   b is smaakvol ingericht met planten, schilderijen en snuisterijen

17 *entree*
   a binnenkomst gebeurt via een centrale paviljoensingang
   b elke groep heeft een aparte ingang met bel

18 *tuin*
   a rondom het woongebouw zijn geen of centraal onderhouden tuinen
   b elke groep heeft een stukje tuin

19 *separatieruimte*
   a er is een speciale time-outruimte
   b er is geen speciale ruimte, even apart zetten gebeurt bijvoorbeeld op de slaapkamer

20 *keuken*
   a er is alleen een centrale paviljoenskeuken
   b elke groep heeft een eigen keukentje

De genormaliseerde leefomgeving in groepen met diep-verstandelijk gehandicapten: normalisatievertaling

In de inleiding is reeds aangegeven dat de aard en de ernst van de handicap meegewogen moeten worden bij het toepassen van het normalisatiebeginsel. Bij het bespreken van de materiële leefomgeving in het primaire milieu zal dat punt enige aandacht krijgen.
Voor diep-verstandelijk gehandicapten zullen vormen gezocht moeten worden die zo dicht mogelijk liggen bij hetgeen in de maatschappij gebruikelijk is. Je kunt dit proces 'normalisatievertaling' noemen omdat je het normale vertaalt naar een bepaalde groep zorgvragers die niet zonder meer in staat zijn te leven zoals anderen in de maatschappij leven. Hoe kan voor zo'n groep een gezellige, menselijke leefomgeving gecreëerd worden? Stoelen zouden voor hen niet geschikt zijn, maar wel zaken die een vergelijkbare functie hebben zoals hangmatten en ligboxen. Zo kunnen alle aspecten van de materiële omgeving nagegaan en aangepast worden in de richting van het normale.
In het volgende schema zijn verschillende voorbeelden opgenomen. Steeds wordt daarbij uitgegaan van hetgeen gebruikelijk is (I), en dit wordt dan vertaald naar diep-verstandelijk gehandicapten (II) (zie tabel 4.2).

Tabel 4.2
Normalisatievertaling voor de materiële omgeving

wat is gebruikelijk?	vertaald naar diep-verstandelijk gehandicapten
luie stoelen	hangmatten, leefkuil
gewone stoelen	vloermatten, ligboxen
vloerbedekking	verwarmde vloer, vinyl
versierde muren	versierd plafond (gezichtsveld)
kleed over de tafel	geverniste voorstellingen, plakplastic

Tabel 4.2 (vervolg)
Normalisatievertaling voor de materiële omgeving

wat is gebruikelijk?	vertaald naar diep-verstandelijk gehandicapten
individuele spulletjes	één kleur per bewoner (bed, enz.)
planten voor de ramen	plantenkas van onbreekbaar glas, planten en bloemen op ruiten geverfd (aan de buitenkant)
breekbare spiegel	onbreekbare spiegel

De materiële omgeving in het secundaire en tertiaire milieu

In het secundaire milieu zal de materiële omgeving er iets zakelijker uitzien dan in het primaire milieu: het is niet zo gebruikelijk de huiskamer te verlichten met tl-buizen, maar bij kantoor- en werkruimten wordt dit wel gedaan.
Het tertiaire milieu omvat een grote variatie aan mogelijkheden: het oorspronkelijke ouderlijk huis, de stads- en plattelandsomgeving, de werkplaats. Afhankelijk van het soort activiteit dat in het tertiaire milieu plaatsvindt, is die omgeving meer of minder intiem ingericht.

Nu de drie leefomgevingsgebieden besproken zijn, kan de cirkel helemaal ingevuld worden.
NB: Realiseer je wel dat er meer mogelijkheden zijn dan in de cirkel staan beschreven.

Het leefmilieu vormt een eenheid

In het voorafgaande is het leefmilieu gesplitst in drie gebieden en drie milieus. Dit is gedaan om zo begrijpelijk mogelijk te maken wat er allemaal speelt en moet spelen in het leven van een verstandelijk gehandicapte zorgvrager. Nu de bespreking van de leefomgeving is afgerond, moet opnieuw

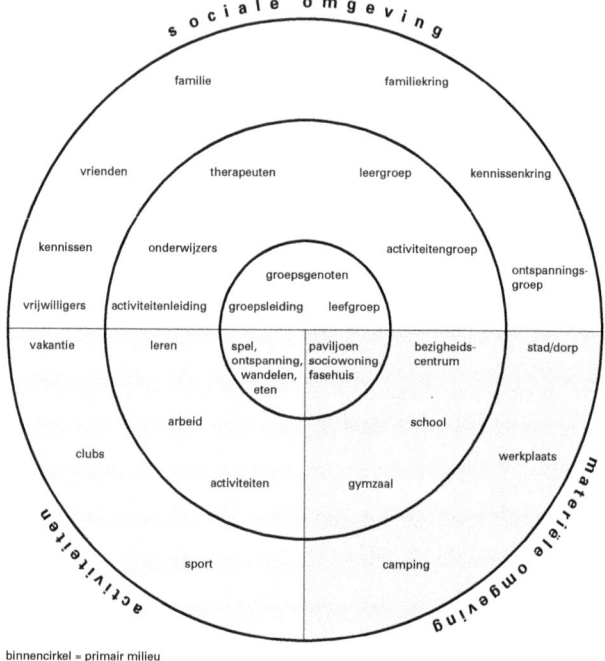

Afbeelding 4.8
De leefomgevingscirkel: sociale omgeving, activiteiten en materiële omgeving

benadrukt worden dat de behandelde leefomgevingsgebieden en milieus wel te onderscheiden zijn, maar niet te scheiden.
Een dynamisch spel tussen de verschillende leefomgevingsgebieden bepaalt de eindkwaliteit van het leven. Het is te vergelijken met het leefmilieu van de scholekster in de Waddenzee: dat is afhankelijk van verschillende factoren, namelijk de aanwezigheid van mosselen, ruimte, rust enzovoort. De juiste combinatie van de verschillende factoren bepaalt de levenskwaliteit voor de vogel.
Zo kunnen we de leefomgeving van de verstandelijk gehandicapte ook zien als een ecosysteem waarbij door onderlinge beïnvloeding van de verschillende factoren een bepaald leefklimaat ontstaat.

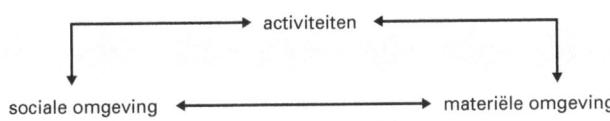

Afbeelding 4.9
Leefomgevingsgebieden en onderlinge beïnvloeding

Individuele bijstelling

De basale strategie zal toegesneden moeten worden op de specifieke hulpvraag van de zorgvrager. Via een continu diagnostisch proces komt er steeds meer duidelijkheid over die individuele behoeften. Het zorgplan wordt meer en meer in die richting bijgesteld. Er kan ook een totale wijziging van de diagnose plaatsvinden. Dit betekent dat alle elementen van de basale strategie onmiddellijk herzien moeten worden. Dit gebeurt in een beweging die, vertrekkend vanuit het normale, specifieke kleuring aanbrengt waar dat nodig is. Twee voorbeelden kunnen dit verhelderen:

- Op goede gronden kan besloten worden iemand te plaatsen in een groep die extra begeleiding nodig heeft. In zo'n groep is een aantal zaken aanwezig, zoals een time-outruimte. Andere zaken zijn wenselijk, bijvoorbeeld een gesloten televisiecircuit. Beide zijn moeilijk te verenigen met een ideologische opvatting over normalisatie, maar wel goed te verdedigen vanuit het ijkpunt, namelijk de hulpvraag van de persoon.

- Bij een (veronderstelde) diagnose schizofrenie zal de invulling van het leven in het secundaire en tertiaire milieu drastisch herzien moeten worden. Ook de sociale en materiële omgeving moeten aangepast worden. (Zie hoofdstuk 5 over 'expressed emotion'.)

De taken van de verpleegkundige

Aan het slot van het onderdeel leefomgeving zijn de begeleidingstaken van de leefgroepwerker c.q. de verpleegkundige duidelijker geworden. De uitvoerende verantwoordelijkheid in het primaire milieu berust bij het team dat dag in dag uit in de groep werkt. Verpleegkundigen zijn daarbinnen belangrijke functionarissen.

Daarnaast hebben verpleegkundigen (en in mindere mate leerlingen) de verantwoordelijkheid mee te denken en mee te beslissen over het beleid ten aanzien van alle milieus. Dat beleid krijgt gestalte in het participeren in het diagnostische proces en het op grond daarvan opstellen van het verpleeg- of begeleidingsplan. De inbreng van de verpleegkundigen is hierbij noodzakelijk, omdat zij het dichtst bij de zorgvragers staan en daarom het beste de mogelijkheden van de zorgvragers kunnen inschatten.

Daarnaast moeten zij kunnen aangeven wat al dan niet praktisch haalbaar is. Zij zijn de experts op het gebied van het dagelijkse leven. In dat leven van elke dag ligt het accent voor de verpleegkundige op het omgaan met groepen zorgvragers. De individuele begeleiding wordt meestal gegeven in het kader van het leven in de groep.

De taken van de verpleegkundige zijn samen te vatten in de volgende punten:
- Verantwoordelijkheid dragen voor het totstandkomen (evalueren en bijstellen) van het verpleegplan of begeleidingsplan voor de groep en voor de individuele zorgvragers, door:
  - te participeren in het diagnostische proces
  - een verpleegplan op te stellen voor het primaire milieu
  - in overleg met vertegenwoordigers van het secundaire en tertiaire milieu ervoor zorgen dat er een verpleegplan komt voor deze beide milieus
  - het samenvoegen en op elkaar afstemmen van de verschillende verpleegplannen tot één verpleegplan voor de groep en de individuen binnen de groep.
- Zorg dragen voor de begeleiding van de zorgvragers in het primaire milieu.
- Medeverantwoordelijkheid dragen voor de begeleiding van de zorgvragers in het secundaire en tertiaire milieu. In overleg met begeleiders uit het secundaire en tertiaire milieu coördineert de verpleegkundige de verschillende 'levens'.

De hoofdstukken 5 en 6 houden zich bezig met specifieke bijstellingen en aanvullende begeleidingsmogelijkheden.

4.4 INDICATIE EN CONCLUSIE

De basale strategie is altijd aanwezig, min of meer methodisch opgezet, min of meer bewust gehanteerd. Een goede basale strategie zorgt voor een leefomgeving waarbij fundamentele menselijke behoeften bevredigd kunnen worden. Als zodanig is zo'n leefomgeving de beste remedie tegen het inrichtingssyndroom. Het is van belang eerst te zorgen voor een goede leefomgeving voordat allerlei specifieke strategieën geïntroduceerd worden. Die zouden dan wel eens overbodig kunnen zijn. Een goede basale strategie is bovendien de beste preventie voor het ontstaan van psychische problemen.

OPDRACHTEN

A

1. Maak een overzicht van mogelijke activiteiten per milieu en werk dit naar niveau uit.

2. Neem het observatieschema van de materiële omgeving voor je (tabel 4.1).
   - Omcirkel nu *a* of *b*, afhankelijk van hetgeen geldt voor de groep waar jij werkzaam bent of stage hebt gelopen.
   - Als je de lijst hebt ingevuld, tel je hoeveel keer je *b* hebt ingevuld. Je krijgt dan een getal dat je weer door 2 moet delen. Zo kom je aan een soort 'rapportcijfer' dat aangeeft in hoeverre de leefomgeving genormaliseerd is.
   - Discussieer over de vraag wat je uit dit resultaat kunt afleiden over de kwaliteit van zorg die geleverd wordt. (Lees in dit verband nog eens door wat in hoofdstuk 2 is geschreven over het normalisatiebeginsel.)
   - Als je geen ervaringen hebt in de verstandelijk-gehandicaptenzorg maar wel in de psychiatrie of in een verpleeghuis, kun je deze opdracht toepassen op die velden. De gegevens bieden tevens een goede basis voor discussie over de mogelijke verschillen tussen de velden.

3. Probeer het rijtje dat in tabel 4.2 (normalisatie bij diep-verstandelijk gehandicapten) gegeven wordt aan te vullen met zelfbedachte voorbeelden.

4. Teken een leefomgevingscirkel en vul deze in voor een zorgvrager van jouw groep.
   Bespreek aan de hand daarvan mogelijke verbeteringen.

5. Ga na welke leefgroepindeling in jouw instituut (eventueel: het instituut waarin je stage loopt) wordt gehanteerd.

6. Het belang van ouderparticipatie is in de tekst naar voren gekomen. Ouders en verpleegkundigen kijken op bepaalde manieren tegen elkaar aan.
   - Op welke manieren zouden ouders tegen verpleegkundigen kunnen aankijken?
   - Op welke manieren zouden verpleegkundigen tegen ouders kunnen aankijken?
   - Vergelijk de antwoorden en trek conclusies.

7. De laatste jaren stelt de wetgever duidelijk eisen aan de kwaliteit van zorg en geeft daarbij de familie allerlei bevoegdheden. Inventariseer de voor- en nadelen van deze juridisering van zorg, trek daaruit conclusies en geef vervolgens je mening. Onderbouw die mening met argumenten.

8. In dit hoofdstuk is gesteld dat communicatie bij het verlenen van basiszorg van essentieel belang is.
   - Bekijk een videoband waarop vanuit een skills lab-methodiek het wassen van een zorgvrager wordt gedemonstreerd.
   - Bespreek de manieren van communiceren die gehanteerd worden.
   - Ga vervolgens na welke wijzigingen in de communicatie nodig zijn bij het wassen van verstandelijk gehandicapte zorgvragers die op verschillende manieren hun ervaringen ordenen.

B

1 Welke methode van onderzoek zou je hanteren om een kwaliteitsonderzoek naar de leefomgeving op te zetten?

2 Leid uit de theorie van de hoofdstukken 3 en 4 criteria af om de kwaliteit te meten van een bepaalde leefomgeving.

3 Maak een opzet voor zo'n kwaliteitsonderzoek.

4 Maak een vergelijking tussen de theorie die in dit hoofdstuk is aangeboden en de theorie van Orem.

HOOFDSTUK 5
BEHANDELSTRATEGIEËN

LEERDOELEN

Na bestudering van hoofdstuk 5 kan de student:
- het verschil tussen behandel- en omgangsstrategieën beschrijven
- de principes en begrippen van de gedragsmodificatie aan de hand van voorbeelden duidelijk maken
- functionele analyses maken van gedragingen van verstandelijk gehandicapte zorgvragers
- een programma opzetten volgens de principes van respondente conditionering
- aan- en afleerprogramma's opzetten op basis van operante conditionering
- de uitgangspunten van 'gentle teaching' omschrijven
- voorbeelden geven van ondersteunende technieken die binnen gentle teaching gebruikt worden
- beschrijven op welke manieren vanuit gentle teaching omgegaan kan worden met probleemgedrag
- aangeven hoe een behandeling via relatietherapie opgezet en uitgevoerd wordt
- de aandachtspunten uiteenzetten die betrekking hebben op het toepassen van de inhaalstrategie
- aangeven welke vormen van psychotherapieën in het secundaire milieu bij uitstek geschikt zijn voor verstandelijk gehandicapten
- de indicatiegebieden benoemen van gedragsmodificatie, gentle teaching, individueel relationele begeleidingsstrategieën en secundair milieu-psychotherapieën.

Er zijn twee soorten begeleidingsstrategieën te onderscheiden, namelijk behandelstrategieën en omgangsstrategieën. Behandelstrategieën zijn gebaseerd op de hoofdstromingen in de psychologie en agogiek. Zij zijn in eerste instantie afgeleid van theorieën en vervolgens toegepast in de praktijk en daarna eventueel bijgesteld. Behandelstrategieën hadden, zeker bij hun ontstaan, de pretentie dat ze problemen zouden laten verdwijnen.

Omgangsstrategieën zijn ontstaan doordat behandelstrategieën in veel opzichten tekortschoten bij het bieden van handvatten voor het handelen in de praktijk. Omgangsstrategieën zijn in de praktijk ontstaan en vervolgens verder ontwikkeld. Ze zijn vaak theoretisch minder doordacht en samenhangend. Ze bestaan uit brokstukken van verschillende theorieën en zijn vermengd met praktijkervaringen.

In dit hoofdstuk komt een aantal behandelstrategieën aan de orde en in hoofdstuk 6 volgt een aantal omgangsstrategieën.

5.1 Gedragsmodificatie

Gedragsmodificatie is een uit de psychologie (het behaviorisme) afkomstige methode om gedrag te veranderen. Het theoretische kader waarop dit systeem zich baseert, wordt 'leertheorie' genoemd. In de tweede helft van de jaren zeventig was gedragsmodificatie heel populair bij de begeleiding van verstandelijk gehandicapten. Later kwam er nogal wat kritiek op de methode: het zou een kille, onpersoonlijke manier zijn om gedrag van zorgvragers te manipuleren. Verstandelijk gehandicapten hebben liefde en persoonlijke aandacht nodig, zij mogen niet als robots geprogrammeerd worden, zo werd wel gesteld.

Zeker is kritiek mogelijk op de manier waarop gedragsmodificatie in het verleden incidenteel is toegepast en soms – vooral in de Verenigde Staten – nog toegepast wordt. Maar dit wil niet zeggen dat de methode onbruikbaar is. De praktijk wijst uit dat het heel goed mogelijk is deze methode vanuit een respectvolle en empathische houding toe te passen. Bovendien is het twijfelachtig om hulpvragers leermethoden te onthouden waarvan de effectiviteit bewezen is.

Gedragsmodificatie sluit aan bij die laag in het menselijk bestaan die met gewoonten te maken heeft. Mensen hebben de neiging om vaste gedragspatronen te ontwikkelen. Meestal zijn die gewoonten heel nuttig, maar ze kunnen ook schadelijk zijn. Gedragsmodificatie kan helpen door het afremmen van bepaalde gewoonten en daar andere constructieve gewoonten voor in de plaats te stellen. Ook kan gedragsmodificatie helpen nieuw gedrag aan te leren.

Eerst komen de principes van de respondente (klassieke) conditionering aan de orde en de principes van de operante conditionering; vervolgens wordt ingegaan op de toepassing van de besproken leerprincipes.

5.1.1 Respondente conditionering

De respondente conditionering (ook wel klassieke conditionering genoemd) is rond de eeuwwisseling ontdekt door de Rus Pavlov. Hij deed onderzoek naar speekselafscheiding bij honden. Van nature gaat een hond kwijlen als je vlees in zijn bek legt. Die speekselvorming is een reflex die uitgelokt wordt door het proeven van vlees. Het viel Pavlov op dat de honden al begonnen te kwijlen bij het zien van het vlees en zelfs bij het zien van de persoon die het vlees bracht. Dat gaf aanleiding tot het opzetten van een experiment.

Hij gaf een hond vlees en liet gelijktijdig een bel klinken. Na een aantal keren bel en vlees gezamenlijk aangeboden te hebben, liet Pavlov de bel klinken, maar bood geen vlees aan. De hond reageerde hierop met kwijlen. Het geluid van de bel lokte de kwijlreactie uit, ook al kwam er geen vlees. Pavlov had de hond, die eerst alleen kwijlde als hij vlees kreeg, geconditioneerd om te gaan kwijlen bij het horen van de bel.

Het woord conditioneren verwijst naar 'conditie', wat voorwaarde betekent. Wanneer de term 'conditioneren' gebruikt wordt, doelt dat op het scheppen van voorwaarden voor het optreden van bepaald gedrag, namelijk gewenst gedrag. Bij respondente conditionering gaat het steeds om een reeds bestaande reactie, een reflex of een emotie, die door een nieuw signaal (stimulus) opgeroepen wordt.

In het experiment van Pavlov was het vlees de stimulus die in eerste instantie het kwijlen opriep. Omdat er dan nog niets geconditioneerd is, heet die stimulus de 'unconditioned (niet-geconditioneerde) stimulus', afgekort de UCS. De aanvankelijke kwijlreactie krijgt de benaming 'unconditioned response', afgekort de UCR.
In tweede instantie werd een 'neutral (neutrale) stimulus', afgekort de NS, toegevoegd, namelijk de bel die op zichzelf geen kwijlreactie uitlokte. Deze neutrale stimulus werd gekoppeld aan het vlees, de UCS.
In derde instantie begon de neutrale stimulus (de bel) dezelfde reactie op te roepen als de niet-geconditioneerde stimulus (het vlees), namelijk kwijlen. De neutrale stimulus (NS) veranderde in een geconditioneerde stimulus ('conditioned stimulus' of CS). Het gedrag – nog steeds hetzelfde kwijlen – werd nu door een geconditioneerde stimulus opgeroepen. Het is een geconditioneerde reactie geworden, een 'conditioned response' of CR.

Respondente conditionering volgt altijd de hierboven beschreven drietrap. In schema gezet ziet die drietrap er als volgt uit:

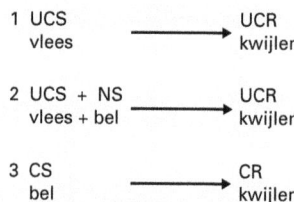

Afbeelding 5.1
Drietrapsschema voor respondente conditionering

De volgende twee zaken zijn opvallend:
- De response blijft zowel ongeconditioneerd als geconditioneerd hetzelfde (in dit geval: kwijlen).
- Het draait om een neutrale stimulus (NS) die op een bepaald moment niet meer neutraal blijkt te zijn en dan een geconditioneerde stimulus (CS) wordt genoemd. Vanwege dit gegeven wordt respondente conditionering ook wel stimulus-leren genoemd.

Respondente conditionering kan een krachtige hulp zijn bij het omgaan met angsten van verstandelijk gehandicapten. Zoals angst via respondente conditionering kan ontstaan, kan het volgens dezelfde principes tegengegaan worden. Een klassiek, zij het ietwat sadistisch, experiment laat zien hoe via respondente conditionering angst aangeleerd kan worden. De Amerikaan Watson deed het volgende experiment met het elf maanden oude jongetje Albert. Het jongetje kreeg een wit konijn te zien en reageerde hierop met belangstelling. Op het moment dat Albert het konijntje wilde aanraken, gaf Watson met een hamer een harde slag op een staaf ijzer. Nadat dit enkele keren was herhaald, bleek Albert doodsbang te zijn voor het konijn. Deze angst breidde zich zelfs uit tot zaken die op het konijn leken, harige dingen, zoals een speelgoedbeer en mannen met een baard. Zijn angst was gegeneraliseerd, dat wil zeggen: overgedragen op andere stimuli.

OPDRACHT

Het gaat hier om respondente conditionering, dus moet het drietrapsschema worden toegepast. De eerste trap gaat zo:

1 UCS → UCR
hard geluid   angst

Afbeelding 5.2
Eerste trap van het drietrapsschema voor respondente conditionering

Vul nu de overige trappen in. Kun je ook de generalisatie volgens het drietrapsschema verklaren?

Het principe van de generalisatie is heel belangrijk bij de verklaring van het ontstaan van angststoornissen. Een zorgvrager wordt bijvoorbeeld door een gemeen, klein keffertje gebeten. Vervolgens is hij bang voor alle honden, ook al lijken die helemaal niet op het kleine keffertje.

5.1.2 Operante conditionering

De principes van operante conditionering zijn vooral ontwikkeld door B.F. Skinner. Deze ging ervan uit dat wat een mens doet, bepaald wordt door datgene wat volgt op het gedrag. Mensen doen uitsluitend iets als dat op de een of andere manier winst oplevert, of als ze denken dat ze kans hebben op winst. Gedrag wordt uitgelokt door een bepaalde situatie. Er gaat iets aan vooraf en er volgt iets, mogelijk winst.

Het gedrag zelf wordt de response (R) genoemd, hetgeen eraan voorafgaat de stimulus (S), hetgeen erop volgt de consequentie (C). De consequentie kan winst zijn, iets positiefs. Dan wordt dat *bekrachtiging* genoemd. Maar het kan ook iets vervelends zijn, dat wordt *straf* genoemd. De derde mogelijkheid is dat er niets prettigs of niets vervelends gebeurt. Dat heet *extinctie*. Aan de hand van een experiment van Skinner kunnen deze begrippen verduidelijkt worden.

Bekrachtiging

Skinner ontwierp een instrument dat later de naam Skinner-box kreeg (afb. 5.3). Deze box bestaat uit een voedselhendel, een voerbakje, licht, en een regelbare watervoorziening (niet afgebeeld).

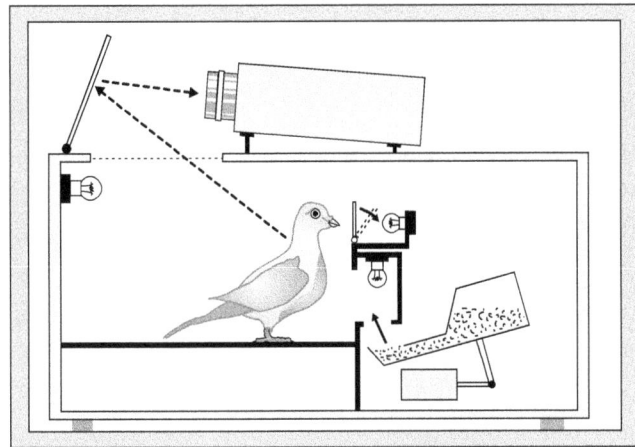

Afbeelding 5.3
De Skinner-box

In de kooi wordt een hongerige duif gelaten. De duif begint z'n omgeving te verkennen. Hij heeft wel trek in iets en stuit al gauw op de hendel; door erop te pikken krijgt hij eten. Aanvankelijk associeert de duif het indrukken van de hendel niet met het verkrijgen van voedsel. Bij een tweede of derde keer echter wel. Hij zal dan vaker op de hendel gaan drukken. Voedsel is iets prettigs dat opgeroepen wordt door het gedrag van de duif. Zo'n prettige consequentie van het gedrag wordt een bekrachtiger genoemd. Doordat het voedsel een beloner is, een *positieve bekrachtiger* in dit geval, zal het gedrag (drukken op de hendel) sterk toenemen.

De duif vertoont operant gedrag en vanuit de omgeving wordt dit gedrag beïnvloed. Hij leert onderscheid te maken (te discrimineren) tussen de hendel en de overige dingen in die kooi: de hendel levert eten op. De hendel is een *discriminatieve stimulus* geworden.

Tevens leert de duif dingen te combineren: de hendel levert eten op. De hendel neemt ook iets van die positieve waarde van het eten over, zodat de hendel tevens een *geconditioneerde bekrachtiger* is geworden.

Door middel van discriminatietraining kan de duif geleerd worden dat hij eten krijgt, als het lampje brandt en hij op de hendel drukt. De duif leert zo het verschil tussen de situatie 'lampje aan' (wel eten) en 'lampje uit' (geen eten). Alle mogelijke leersituaties zijn zo bedacht voor onze duif. In het leermoment zit een zekere toevalligheid: de duif opereert in zijn omgeving en toevallig drukt hij op de hendel. Wanneer de duif het doorheeft, ontstaat bekrachtiging.

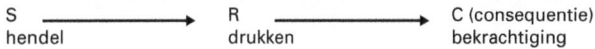

Afbeelding 5.4
Schematische voorstelling van het ontstaan van bekrachtiging

De bekrachtiging houdt het drukgedrag in stand. Skinner gaat ervan uit dat veel menselijk gedrag vergelijkbaar is met het gedrag van een duif in een Skinner-box. Net zoals die duif verkennen mensen hun omgeving en proberen ze gedragingen uit. Er blijkt gedrag te zijn dat succes heeft (bekrachtigd wordt), en *dat* gedrag zal herhaald worden.

Extinctie

Een andere mogelijke consequentie van gedrag is extinctie. Extinctie is het gevolg van het achterwege laten van de bekrachtiger. Als de duif geen voedsel meer zou krijgen, is er sprake van extinctie. De duif zal proberen voedsel te krijgen door heel vaak op de hendel te gaan drukken. Als hij toch geen voedsel krijgt, zal het hendel-drukgedrag afnemen. Bij extinctie treedt eerst een toename van het gedrag op en daarna pas een afname.

Straf

De derde mogelijke consequentie van gedrag is straf. Daarvan is sprake als op het gedrag een onprettige consequentie volgt. Een heel gemeen, maar wel duidelijk voorbeeld is het volgende:
De hendel waarop de duif moet drukken om voedsel te krijgen wordt onder stroom gezet, zodat de duif, telkens als hij op de hendel drukt, een lichte schok krijgt. Je begrijpt dat de duif al snel niet meer op de hendel zal drukken. De duif ontwikkelt angst voor de hendel. Het kan zijn dat die angst ook overgedragen wordt op de omgeving van de hendel. Dan komt de duif niet meer in het gebied waar de hendel zich bevindt. Dit verschijnsel heet *generalisatie*.

Bij het veranderen van gedrag blijkt bekrachtiging het effectiefst. Er zijn verschillende soorten bekrachtigers:
- Sociale bekrachtigers: aandacht, contact wordt over het algemeen als iets fijns beleefd. Aandacht kan verbaal gegeven worden via prijzende opmerkingen, maar ook via aanraking en oogcontact.
- Materiële bekrachtigers: ze zijn tastbaar, bijvoorbeeld speelgoed, snoepjes.
- Belonende activiteiten: activiteiten zijn belangrijke bekrachtigers, bijvoorbeeld een uitstapje maken, iemand bezoeken, spelen, televisie kijken.
- Tokens: er wordt bekrachtiging gegeven in de vorm van zegeltjes, punten, fiches, stempels enzovoort. Al deze vormen zijn aanvankelijk geen bekrachtigers maar ze worden het wel, omdat ze ingewisseld kunnen worden voor materiële bekrachtigers of belonende activiteiten.

De werking van bekrachtigers wordt door een drietal factoren bepaald:

- De mate van deprivatie: dit heeft betrekking op de mate waarin een persoon een tekort, dus ook een behoefte heeft aan een bepaalde bekrachtiger. Bij deprivatie werkt de bekrachtiger sterker.
- De mate van verzadiging. Dit is de mate waarin behoefte aan een bepaalde bekrachtiging reeds bevredigd is. Bij verzadiging is de werking van de bekrachtiger verminderd. Om dit te voorkomen maakt men onder andere gebruik van tokens.
- De tijd tussen gedrag en bekrachtiger: deze moet zo kort mogelijk zijn. We spreken wel van de één-seconde-regel, zonder daarmee te bedoelen dat het precies één seconde zou moeten duren.

Bekrachtiging en straf kunnen in positieve vorm of in negatieve vorm optreden. Daarbij worden de termen 'positief' en 'negatief' in een specifieke betekenis gebruikt. Het heeft niets te maken met prettig of vervelend. Negatief betekent dat er iets verdwijnt, positief betekent dat er iets bijkomt. Daarbij wordt bekrachtiging altijd als iets plezierigs ervaren, dus ook negatieve bekrachtiging, terwijl straf, ook positieve straf, als onprettig ervaren wordt. Aan de hand van voorbeelden wordt dit nu verder verduidelijkt.

Positieve bekrachtiging. Het gedrag produceert iets prettigs dat nog niet aanwezig was. Voorbeelden:
- De zorgvrager strikt zelf z'n schoenen, je geeft hem een complimentje.
- De zorgvrager eet zijn bord leeg, hij mag een toetje hebben.

Negatieve bekrachtiging: Door het gedrag te vertonen ontkomt de persoon aan iets onplezierigs of wordt een onplezierige situatie beëindigd. Voorbeelden:
- Je hebt hoofdpijn. Je neemt een aspirientje, de hoofdpijn verdwijnt.
- Een zorgvrager wil niet mee gaan wandelen. Hij begint zichzelf te slaan en moet 'voor straf' thuisblijven. De uitgedeelde straf is geen straf, maar (negatieve) bekrachtiging.

Positieve straf: Het gedrag produceert iets onaangenaams dat nog niet aanwezig was. Voorbeelden:
- Een zorgvrager valt van zijn stoel en bezeert zijn knie.

– Een zorgvrager breekt expres een ruit: hij moet alles opruimen en de vloer heel goed dweilen.

Negatieve straf: Het gedrag produceert iets onaangenaams, omdat iets prettigs (wat er is of zou komen) weggenomen wordt. Voorbeelden:
– Een zorgvrager slaat een medebewoner. Hij mag niet mee naar de kinderboerderij.
– Een zorgvrager ruimt z'n kamer niet op: hij moet zegeltjes inleveren.
– Een zorgvrager treuzelt met eten: jij geeft hem een berisping, hij vindt dit niet leuk. Een ander woord voor negatieve straf is 'gedragskosten'.

Verder is het *bekrachtigingsschema* van belang. Dat geeft aan in welke frequentie bekrachtiging wordt gegeven. Als elke keer bij gewenst gedrag bekrachtigd wordt, past men continu het schema toe. Zo'n schema wordt bij het aanleren van nieuw gedrag in de beginfase gebruikt. Onderzoek heeft uitgewezen dat gedrag dat zo nu en dan bekrachtigd wordt, het sterkst aanwezig blijft. Een schema waarbij zo nu en dan bekrachtigd wordt, heet een *intermitterend schema*. Op een bepaald moment zal van een continu schema overgeschakeld moeten worden naar een intermitterend schema.

Uitgaande van de drie elementen stimulus, response en consequentie (S, R, C) zijn er twee manieren om gedrag te laten afnemen of toenemen.
– Via hetgeen vooraf gaat aan het gedrag, de S. De aanleiding voor het gedrag wordt weggenomen of een andere S wordt ingevoerd.
Bijvoorbeeld: Koos begint telkens te automutileren als hij langs het klimrek loopt. Het klimrek wordt weggehaald (S weggenomen). Op die plek wordt een bloemperk aangelegd (andere S ingevoerd).
NB: meestal zijn er verschillende S'en aanwezig. Een tijdstip, een persoon, en een plek kunnen samenhangende S'en vormen of een stimulussituatie.
– Via de consequentie (C). Dat kan via het weghalen van de bekrachtiger (extinctie) of via bekrachtiging of straf. Een combinatie van verschillende consequenties is ook mogelijk. Bijvoorbeeld: Joost begint luid te boeren en iedereen lacht. Dat lachen is een vorm van aandacht geven (bekrachtigen). Er kan ook niet op het gedrag gereageerd worden (extinctie) of hij kan naar zijn kamer gestuurd worden, wat hij niet leuk vindt (straf).

Tabel 5.1
Bekrachtiging en straf

	iets prettigs	iets onprettigs
aanbieden	positieve (+) bekrachtiging	(–) positieve straf
wegnemen	negatieve (–) straf of gedragskosten	(+) negatieve bekrachtiging

(+) = door de persoon als prettig ervaren
(–) = door de persoon als onprettig ervaren

Nu de principes besproken zijn, komen de toepassingsvormen van gedragsmodificatie aan de orde.

5.1.3 Impliciete toepassing van gedragsmodificatie

De impliciete toepassing van gedragsmodificatie heeft te maken met de houding van de begeleider. In feite sluit deze toepassingsvorm aan bij spontaan optredend gedrag dat bij goede begeleiders optreedt. Het gaat daarbij om het bekrachtigend reageren op gewenst gedrag en niet, of in bepaalde gevallen, afkeurend reageren op ongewenst gedrag. Toch is dit niet vanzelfsprekend. Over het algemeen hebben mensen de neiging sterk te reageren op spectaculair of ongewenst gedrag en niet of nauwelijks te reageren op aangepast, onopvallend gedrag. Op deze manier leren zorgvragers dat zij alleen via opvallend gedrag aandacht kunnen krijgen.
Ook kan respondente conditionering impliciet worden toegepast: als je bijvoorbeeld merkt dat een zorgvrager angstig is, geef je hem automatisch een hand. Dit betekent in feite dat je een angstremmer introduceert die de geconditioneerde angst tegenwerkt.

Een apart onderwerp is straf. Aanvankelijk ging de gedragsmodificatie ervan uit dat straf in gelijke mate gedrag zou kunnen beïnvloeden als bekrachtiging. Allerlei onderzoek en veel praktijkervaring wijst uit dat dit niet zo is. Bekrachtiging is veel effectiever. Straf heeft veel nadelen:
- De zorgvrager weet wat hij niet moet doen, maar niet wat hij wel moet doen.
- Wat als straf bedoeld is, werkt vaak als bekrachtiger; bijvoorbeeld bestraffend toespreken als sociale bekrachtiging. De persoon krijgt door het gebeuren onbedoeld veel aandacht. Daardoor ervaart hij dit 'bestraffend toespreken' als prettig.
- Door het geven van veel straf kan een heilloze machtsstrijd ontstaan waarbij begeleider en zorgvrager beiden verliezers zijn. In bepaalde gevallen is straf evenwel niet te vermijden. Deze straf moet dan wel gegeven worden vanuit een goede relationele basis die de begeleider met de zorgvrager heeft opgebouwd.

Gedragsmodificatie kan voor de zorgvrager een hulpmiddel zijn om tot zelfcontrole te komen. In zo'n geval overlegt de begeleider met de zorgvrager over bepaalde doelen die bereikt moeten worden en hoe ze daar samen aan kunnen werken. Met een zorgvrager wordt bijvoorbeeld afgesproken dat hij via extra karweitjes zegeltjes kan verdienen. Een volgeplakte kaart levert een cassettebandje op. Als de zorgvrager de karweitjes die horen bij het normale leven (zoals kamer opruimen) niet doet, levert hij een zegeltje in. Dit is een voorbeeld van een tokensysteem (niet-systematisch opgezet). Als beiden akkoord zijn gegaan met deze regeling, worden de vervelende gevolgen die de straf kan hebben (zegeltjes inleveren) vermeden. De zorgvrager werkt zelf aan de verbetering van zijn gewoontegedrag. De begeleider laat hem meebeslissen over de te maken afspraken en voorkomt zo dat er een machtsstrijd ontstaat.

De impliciete toepassing van gedragsmodificatie komt ook naar voren bij het omgaan met aanleidingen tot ongewenst gedrag. Dan gaat het om het herkennen van situaties die het ongewenste gedrag oproepen (de S). Een goede begeleider speelt daarop in door op tijd de situatie te veranderen, bijvoorbeeld de aandacht af te leiden. Daarvoor is het noodzakelijk dat hij goed leert kijken naar de zorgvrager en leert herkennen welke signalen bij hem wijzen op oplopende spanning.

De impliciete toepassing van gedragsmodificatie omvat een aantal elementen die ook naar voren zullen komen bij de bespreking van de benadering van Heijkoop.

5.1.4 Systematische toepassing van gedragsmodificatie

Bij systematische toepassing probeert men de behandeling op een wetenschappelijke manier op te zetten. Zo'n behandeling begint met de functionele analyse. De functionele analyse is een belangrijke bijdrage van de gedragsmodificatie aan de begeleidingswetenschap. Het maken van zo'n analyse is voor het in beeld brengen van probleemgedrag in alle gevallen raadzaam, ook al zou voor de behandeling niet voor een vorm van gedragsmodificatie gekozen worden. Functionele analyse vindt plaats op basis van het inmiddels bekende schema S-R-C. Via herhaalde systematische observatie van het gedrag worden gedetailleerde gegevens verzameld die verder geanalyseerd worden:
- S
  - wat gaat er aan het gedrag vooraf
  - in welke situaties treedt het gedrag op, bijvoorbeeld op bepaalde tijdstippen, bij bepaalde personen?
- R
  - hoe verloopt het gedrag precies
  - hoe vaak komt het voor?
- C
  - wat volgt op het gedrag
  - hoe reageert de groepsleiding
  - hoe reageren de overige bewoners
  - hoe reageert de zorgvrager zelf?

Het aantal keren dat het gedrag voorkomt per uur, per dagdeel, per dag of per week wordt geteld. Daar wordt vervolgens een grafiek van gemaakt. Het vastleggen van de beginsituatie in getallen noemen we de basislijn. Die basislijn maakt het in een later stadium mogelijk uitspraken te doen over de effectiviteit van de behandeling. Ook respondente conditionering wordt via de functionele analyse zichtbaar; tevens blijkt daarbij welk operant gedrag het gevolg is van de respondente conditionering. Het volgende voorbeeld licht dit toe:

Klaas is bang voor een groepsgenoot. Die groepsgenoot

wordt dan in gedragstechnische termen voor Klaas een geconditioneerde stimulus. Vervolgens treedt operant gedrag op: Klaas gaat bijvoorbeeld die groepsgenoot mijden. Gedragstechnisch betekent dit dat de respondente geconditioneerde stimulus (de groepsgenoot) tevens een discriminatieve stimulus wordt voor vermijdingsgedrag (negatieve bekrachtiging). Merk op dat de functionele analyse voor respondent gedrag geschiedt volgens het S-R-schema, terwijl bij operant gedrag het S-R-C-schema van toepassing is.

Toepassing van respondente conditionering

Verreweg de belangrijkste toepassingsvorm van respondente conditionering is *systematische desensitisatie*, dat wil zeggen: ongevoelig maken voor angst op een planmatige manier. Het gaat daarbij steeds om de behandeling van angststoornissen. Men hanteert hierbij de volgende uitgangspunten:
- Het principe der *geleidelijkheid*: de behandeling gaat altijd stap voor stap via een zogenaamde angsthiërarchie. Dat is een lijst met angstoproepende situaties, die loopt van een situatie die een klein beetje angst oproept via steeds meer beangstigende tussenstappen naar de situatie die de meeste angst oproept.
- Het principe van de *zelfcontrole*: de persoon moet zelf leren met zijn angst om te gaan en tijdens de behandeling wordt uitsluitend een volgende stap gezet als hij zelf aangeeft dat hij daar aan toe is. Zo kan hij op elk moment altijd weer terugvallen op een voorafgaande stap.
- De behandeling op twee fronten: *in imagine* (in fantasie) en *in vivo* (in werkelijkheid).
- Het gebruikmaken van één of meer *angstremmers*. Er wordt naar iets gezocht dat de angst tegenwerkt: een angstremmer. Voor niet-verstandelijk gehandicapte volwassenen kiest men meestal voor ontspanning. Voor verstandelijk gehandicapten is ontspanning als angstremmer in de meeste gevallen niet haalbaar. Er wordt dan gebruikgemaakt van een combinatie van verschillende angstremmers, zoals aanwezigheid van een geliefd persoon, tactiel contact, sensorische prikkels, iets lekkers, bijvoorbeeld een snoepje. Een knuffelbeest of een ander geliefd voorwerp, waaraan de verstandelijk gehandicapte letterlijk houvast heeft, kunnen efficiënte angstremmers zijn.

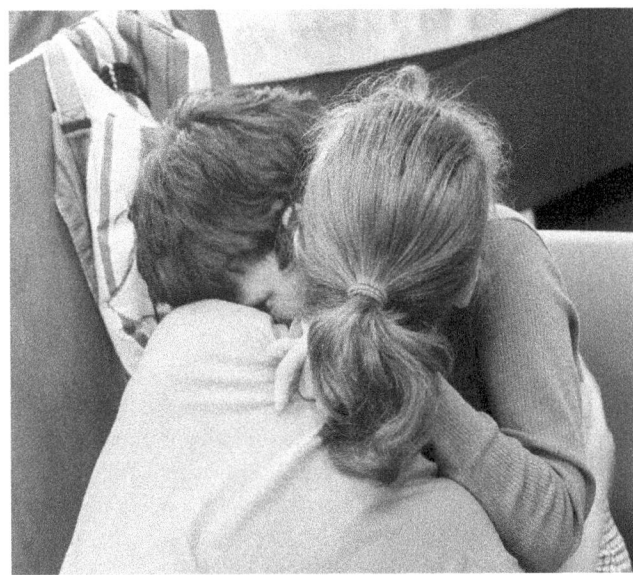

Afbeelding 5.5
Bij verstandelijk gehandicapte volwassenen gebruikt men als 'angstremmer' bijvoorbeeld tactiel contact, zoals de aanwezigheid van een geliefd persoon

In feite loopt het wegwerken van angst via dezelfde drie trappen die eerder besproken zijn. Het volgende voorbeeld kan dit duidelijk maken. Hoogtevrees wordt weggewerkt met behulp van ontspanning. Als de spieren ontspannen zijn, is een angstreactie niet mogelijk, want ontspanning roept een emotioneel rustige reactie op. Het drietrapsschema ziet er als volgt uit:

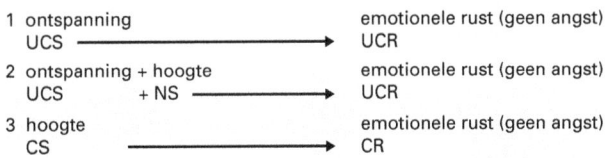

Afbeelding 5.6
Drietrapsschema voor systematische desensitisatie

'Hoogte' is bij stap 2 een neutrale stimulus ten opzichte van de reactie 'emotionele rust'. (Van nature lokt de stimulus 'hoogte' geen emotionele rust uit, eerder het tegendeel.) Natuurlijk is hoogte het stadium van neutrale stimulus reeds gepasseerd. Hoogte is een geconditioneerde stimulus als het om de overmatige reactie 'angst' gaat. Deze stimulus wordt nu als het ware tegengeconditioneerd door de verbinding met iets dat niet kan samengaan met angst (ontspanning). Hoe ziet zo'n behandeling er nu verder uit?
Om te beginnen wordt iemand aangeleerd om zichzelf te ontspannen. Dat kan als volgt gaan. Hij concentreert zich op verschillende lichaamsdelen (in volgorde: handen, armen, voeten, benen, romp, nek, gezicht). De volgende instructie wordt gegeven: Span je linkerhand aan (bal hem tot een vuist), laat hem slap hangen, je vingers ontspannen, vinger voor vinger wordt afgewerkt, denk aan je pink, ringvinger, enzovoort, ze worden zwaar, helemaal los, dan je hele hand. Span nu je hand weer aan en laat los. Als de hand voldoende ontspannen is, wordt de linker arm afgewerkt en vervolgens de rechterhand en arm en zo verder. Af en toe keert men terug naar eerder ontspannen lichaamsdelen. Zo leert iemand zich te ontspannen. Naarmate hij meer oefent is er minder tijd voor nodig om ontspannen te raken.

Het is gebruikelijk de ontspanning aan een signaal te koppelen, bijvoorbeeld het sleutelwoord 'ontspan'. Dat signaal wordt dan een geconditioneerde stimulus die de ontspanning vanzelf oproept. Je kunt je trainen om heel snel het ontspanningsgevoel op te wekken. (Door leefgroepwerkers kan gebruik gemaakt worden van deze techniek om in situaties die spanning oproepen emotioneel neutraal te blijven reageren.) Terug naar het voorbeeld. Nadat de persoon zich heeft leren ontspannen, wordt een angsthiërarchie opgesteld. Hoe die angsthiërarchie er uitziet, verschilt per geval. In het voorbeeld over hoogtevrees zou de angsthiërarchie er als volgt kunnen uitzien:
1 op een stoel staan en naar beneden kijken
2 op de tafel staan en naar beneden kijken
3 uit het raam op de eerste verdieping naar beneden kijken
4 op het balkon gaan staan van een flat (tweede, derde verdieping, enz.)
5 zelf op het dak van de schuur klimmen
6 met een ladder op het dak van het huis klimmen.

Natuurlijk zijn er allerlei tussenstapjes denkbaar (en vaak worden bij de uitvoering van het programma extra stappen ingevoegd).
Als de persoon ontspannen is, wordt geprobeerd in imagine (fantasie) het eerste stapje te nemen. Je denkt je in (een therapeut kan dit heel suggestief) dat je een lamp moet verwisselen en dat je daarbij op een stoel moet gaan staan. Als dat lukt wordt naar stap 2 gegaan. Vervolgens wordt stap 1 in het echt (in vivo) uitgeprobeerd. Zo wordt de hele angsthiërarchie afgewerkt tot het gewenste einddoel is bereikt. Belangrijk in alle stadia is dat de persoon volledige controle over de voortgang heeft: via een afgesproken signaal (bijv. de vinger iets omhoog doen) weet de therapeut dat hij onmiddellijk een stap terug moet gaan.
Verstandelijk gehandicapten met angst kunnen volgens dezelfde principes behandeld worden. Neem het voorbeeld van de zorgvrager met angst voor het zwembad.
– Angstremmers zijn:
  - teddybeer (geliefde knuffel)
  - tactiel contact met een geliefde groepsleidster.

– De angsthiërarchie kan er als volgt uitzien:
  1 op 50 meter afstand van het zwembad staan
  2 op 25 meter afstand van het zwembad staan
  3 bij de deur staan
  4 in de hal van het zwembad staan
  5 in de kleedkamer staan
  6 op de rand van het zwembad staan
  7 met de tenen in het kikkerbadje staan
  8 met de enkels in het kikkerbadje staan
  9 tot aan de knieën in het water staan
  10 tot aan de borst in het water staan
  11 het hoofd onder water hebben.

Ook dit programma kan in imagine (fantasie) worden uitgevoerd door het gebruik van foto's of videobeelden. Groepsgenoten ontspannen zien spelen in het water kan ook angstremmend werken.

Toepassing van operante conditionering

Bij de toepassingen van operante conditionering zijn twee gebieden te noemen:

- het aanleren of stimuleren van gedrag
- het afleren van gedrag.

Het aanleren of stimuleren van gedrag

Zorgvragers die associatief/structurerend ordenen vormen een grote groep. Voor hen kan het stap-voor-stap aanleren van vaardigheden een goede manier zijn om hun gedragsmogelijkheden te vergroten.

Na de bloeiperiode van de operante conditionering, halverwege de jaren zeventig, zijn de methoden massaal toegepast. Vervolgens ontstond er een storm van kritiek: verstandelijk gehandicapten werden als hondjes gedresseerd. Er werd alleen uiterlijk gedrag aangeleerd dat niet geïntegreerd was in de persoon, de trainingsmethoden waren koel en barbaars. Onder invloed van deze kritiek verdwenen de stap-voor-stapmethoden in sommige instituten even snel als ze verschenen waren. Dit is te betreuren. Het stap-voor-stap leren is juist een heel goede methode om ingewikkelde vaardigheden te leren. Als niet-verstandelijk gehandicapten een ingewikkelde vaardigheid moeten verwerven, maken ze net zo goed gebruik van stap-voor-stapprocedures, bijvoorbeeld bij de installatie van een computerprogramma.

Verstandelijk gehandicapten worden niet altijd aangesproken op wat ze wel kunnen. Het gevolg van deze ondervraging is aangeleerde hulpeloosheid. Stap-voor-stapprogramma's zijn ook goed bruikbaar bij de praktische pedagogische thuisbegeleiding (zie hoofdstuk 7).

Voordat men begint met systematische training moet aan de volgende voorwaarden voldaan zijn:
1 De zorgvrager moet zich veilig voelen in de leefsituatie.
2 Het moet zinvol en haalbaar zijn de vaardigheid aan te leren. De haalbaarheid kan bepaald worden door het verstandelijke en sociaal-emotionele niveau te laten meewegen. Uit de SRZ-score bij de betreffende vaardigheid kan bijvoorbeeld een onderfunctioneren vastgesteld worden, hetgeen een argument is om te gaan trainen.
3 Degene die gaat trainen heeft een goed contact opgebouwd met de zorgvrager.

Dit betekent dat er, voorafgaand aan besluitvorming binnen het team, eerst uitvoerig gediscussieerd moet worden of deze voorwaarden aanwezig zijn. Daarvoor zal ruime aandacht moeten zijn. Tevens zullen er personele en andere voorwaarden gecreëerd moeten worden voor de uitvoering van het programma en zullen er evaluatiemomenten gepland moeten worden.

De opzet en uitvoering van aanleerprogramma's

Nadat het besluit genomen is om te gaan trainen volgt een aantal stappen:
1 Formuleren van het doelgedrag. Het doelgedrag moet zo exact mogelijk omschreven worden. Dus niet: hij kan zich zelfstandig aankleden, maar: zelfstandig jas met ritssluiting aantrekken.

2 Vaststellen van de beginsituatie. Het gaat hier om een gerichte observatie naar onderdelen van het doelgedrag die al beheerst worden. Na het vaststellen van de beginsituatie komt het voor dat het doelgedrag geherformuleerd moet worden.
Bij het vaststellen van de beginsituatie zijn er drie mogelijkheden, de persoon:
- voert het doelgedrag nooit uit
- voert het doelgedrag gedeeltelijk uit
- voert het doelgedrag uit maar niet vaak genoeg.

3 Vaststellen van de basislijn. In getallen wordt vastgelegd hoe vaak de persoon het doelgedrag reeds uitvoert en/of hoeveel onderdelen van het doelgedrag uitgevoerd worden.

4 Het kiezen van aanleerprogramma's. Afhankelijk van de analyse van de beginsituatie, wordt gekozen voor een bepaald type aanleerprogramma. Er zijn twee soorten programma's:
- programma's om bestaand gedrag te laten toenemen
- programma's waarbij, geheel of gedeeltelijk, nieuw gedrag aangeleerd wordt.

Programma's om bestaand gedrag te laten toenemen

Bestaand gedrag kan met operante conditionering toenemen zowel via de stimulus (S) als via de consequentie (C). Bij het werken via de S wordt een prikkel aangeboden die het gewenste gedrag uitlokt. Als iemand bijvoorbeeld steeds vergeet zijn bed op te maken, kun je tijdelijk een plaatje op de deur plakken met een opgemaakt bed en daarachter een vraagteken. Zo wordt hij, telkens als hij de kamer verlaat, eraan herinnerd dat hij zijn bed moet opmaken. Als op die manier een vast gedragspatroon is ontstaan, kan het plaatje weer worden weggehaald.

Een voorbeeld van een programma dat hoofdzakelijk via de S werkt, is het volgende zindelijkheidstrainingsprogramma.
- Doelstelling: leren plassen op de wc en in de tussentijd droog blijven.
- Opzet van het programma:
  - Registratieformulier. Er wordt gebruikgemaakt van een registratieformulier waarbij de dag verdeeld is in perioden van dertig minuten. Op de aanvangsmomenten van de periode wordt geregistreerd of de persoon op de wc geplast heeft (a) of niets gedaan heeft, of een 'ongelukje' heeft gehad in de voorafgaande periode (b).
- Trainingsmethode:
  - De zorgvrager krijgt twee liter extra vocht per dag. Gekozen wordt voor een drank die hij lekker vindt.
  - Elk uur wordt hij even op steeds dezelfde wc gezet. Als hij plast, wordt hij uitbundig geprezen (sociale bekrachtiging). Als hij na twee minuten nog niets gedaan heeft, wordt hij van de wc af gehaald. De begeleider reageert daarbij neutraal: niet boos of teleurgesteld.
  - Ongelukjes in de tussenliggende periode worden 'neutraal' behandeld. Zonder extra aandacht te geven wordt de zorgvrager verschoond.
  - Gaandeweg het programma wordt de tijd vergroot tussen de momenten waarop hij op de wc wordt gezet.

Bij dit programma staat de S centraal. De S die de wc vormt en de S van een bepaalde blaasdruk. De consequentie speelt mee in de bekrachtiging die gegeven wordt bij het plassen op de juiste plaats en in het niet bekrachtigend reageren op niet-gewenst gedrag.

De tweede weg gaat uit van de consequentie (C) en bestaat uit het systematisch bekrachtigen van het gewenste gedrag. Vaak wordt dan eerst een continu bekrachtigingsschema gehanteerd dat vervolgens omgezet wordt in een intermitterend schema.

Een bijzondere vorm van bekrachtigen is het werken met tokens. Een token is iets dat ingewisseld kan worden tegen een bekrachtiger: een zegel, een stempeltje, een fiche, een muntje enzovoort. Als een aantal tokens verzameld is, kunnen ze ingewisseld worden tegen een beloning. Bijvoorbeeld:
Sommige jongens in een leefgroep zijn slordig met het opruimen van hun kamer. De volgende afspraak wordt gemaakt. Elke keer als ze hun kamer opgeruimd hebben, krijgen ze een zilverkleurig sterretje. Als ze vijf zilveren sterretjes hebben verzameld, krijgen ze een goudkleurig sterretje. Drie gouden sterretjes kunnen ingewisseld worden. Er mag dan een keuze gemaakt worden uit allerlei voorwerpen die in een glazen kast uitgestald liggen (spelletjes, cd's, horloges e.d.).
Ook bij zo'n programma moet er aandacht zijn voor opbouw en afronding. Het is uiteraard de bedoeling dat een gewoonte ontstaat die ook zonder beloning in stand blijft.

Programma's om nieuw gedrag aan te leren
Het aanleren van nieuw gedrag kan via vier met elkaar samenhangende methoden:

Mondelinge instructie
- Het aanleren via mondelinge uitleg. Deze methode zal nooit geïsoleerd in een aanleerprogramma voorkomen, omdat je geen programma moet opstellen als je op simpele wijze via praten iets kunt leren.
- Het taalgebruik zal afgestemd moeten worden op het niveau waarop de zorgvrager functioneert. Bij zorgvragers die associatief ordenen moeten korte zinnen en concrete woorden worden gebruikt.
- Bekrachtiging als de zorgvrager het gewenste gedrag vertoont of in de richting daarvan komt.

Modeling of het voordoen van gedrag
- Het gedrag wordt voorgedaan door de trainer, vervolgens wordt de zorgvrager uitgenodigd het gedrag na te bootsen. De trainer bekrachtigt hem bij succesvolle nabootsing.
- Ook anderen kunnen als model dienen (zie de methode van Goldstein op pag. 119).

BEHANDELSTRATEGIEËN

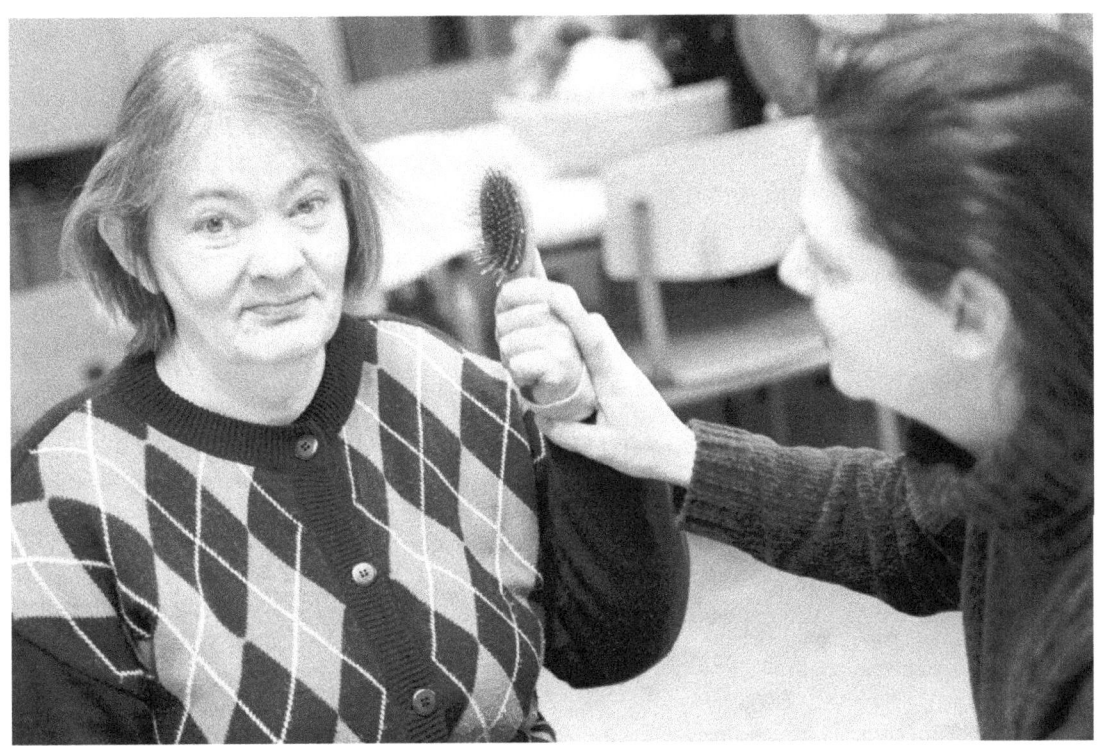

Afbeelding 5.7
De trainer doet het gedrag voor en de verstandelijk gehandicapte wordt uitgenodigd het gedrag na te bootsen

Samendoen
Dit gaat een stapje verder dan voordoen. De begeleider voert de gehele handeling of een deel daarvan samen met de zorgvrager uit, bijvoorbeeld iemands hand vasthouden bij het leren eten met een vork.

Het stap-voor-stapprogramma
Bij het stap-voor-stapprogramma wordt het doelgedrag verdeeld in kleine, voor de zorgvrager haalbare stukjes gedrag. De opzet en uitvoering van het stap-voor-stapprogramma wordt in het nu volgende verder toegelicht.
De keuze voor een van de vier methoden wordt bepaald door een tweetal zaken: enerzijds door de complexiteit van datgene wat geleerd moet worden, anderzijds door het leervermogen van de zorgvrager. Ook niet-verstandelijk gehandicapten leren bij complexe zaken het efficiëntst via een stap-voor-stapprogramma. Als het op een eenvoudige manier kan (bijv. via voordoen) moet niet gekozen worden voor de bewerkelijke vierde manier: het stap-voor-stapprogramma. Verder bevat 'modeling' altijd mondelinge instructie, terwijl het samendoen steeds gepaard gaat met zowel modeling als mondelinge instructie. Een stap-voor-stapprogramma bevat alle vier de manieren van leren.

De stap-voor-stapmethode
De volgende begrippen spelen een rol bij de uitvoering van een stap-voor-stapprogramma:

Shaping
Als gedrag in de richting gaat van het gewenste gedrag, volgt onmiddellijke bekrachtiging. Zo krijgt de zorgvrager informatie over het feit dat het goed gaat. Als iemand bijvoorbeeld moet leren fietsen, moet hij zijn been over de stang krijgen. Als hij zijn been een klein stukje optilt, wordt hij beloond. Hij weet nu dat er iets met zijn been moet gebeuren en dat het been waarschijnlijk omhoog moet. Het

gedrag wordt zo gevormd (shaping) in de richting van het wenselijke gedrag.

Fading
'Fading out' wil zeggen het langzaam doen verminderen van hulp, terwijl fading betrekking heeft op het doen toenemen van hulp. Bij het samendoen van het gedrag zal op een bepaald moment de hulp afgebouwd moeten worden.

Chaining
Dit betekent: schakeling, ketting. De stapjes in een stap-voor-stapprogramma zijn stukjes van een ketting. Er zijn twee manieren om met die kettingstukjes om te gaan:
- forward chaining: bij de training wordt begonnen bij het eerste stapje van de ketting, de handeling wordt wel afgemaakt. Vermeden moet worden dat je bij het eerste stapje blijft hangen.
- backward chaining: samen met de begeleider doorloopt de zorgvrager de gehele handeling tot aan het laatste stapje. Vervolgens nodigt de trainer hem uit om het laatste stapje zelf te doen. Hij leert hem dat eventueel via mondelinge instructie en voordoen. Beheerst de zorgvrager het laatste stapje dan is het op een na laatste stapje aan bod en zo verder. Backward chaining wordt over het algemeen vaker gehanteerd.

Uitwerking van een stap-voor-stapprogramma
Een voorbeeld kan duidelijk maken hoe een stap-voor-stapprogramma gestalte krijgt. Bij de uitwerking van het voorbeeld wordt ook een stap-voor-stapbenadering gehanteerd, omdat het opzetten van zo'n programma voor de meeste verpleegkundigen tamelijk complex is.
Het is de bedoeling dat Kees leert zijn jas uit te trekken. Tevoren is binnen het team vastgesteld dat aan alle genoemde voorwaarden is voldaan.

- Het doelgedrag wordt omschreven: Kees kan zelfstandig zijn jas uittrekken en ophangen.

- Er wordt een programma opgesteld. Bij het opstellen van het programma is het verstandig zelf de handeling uit te voeren en die handeling te splitsen in deelstapjes. Het aantal benodigde deelstapjes kan variëren, afhankelijk van een inschatting van wat voor deze zorgvrager nodig is.
Het programma bestaat uit kleine, genummerde, logisch op elkaar volgende stapjes die leiden naar het doelgedrag. Voor Kees wordt het volgende programma opgesteld:
1 knopen losmaken
2 jas van schouders laten glijden
3 een arm uit de mouw halen
4 de andere arm uit de mouw halen
5 jas opvangen
6 jas ophangen.

- Het programma wordt in een schema gezet waarop de basislijn wordt vastgesteld. Verticaal verschijnen de stapjes, horizontaal een genummerd aantal trainingssessies (oefenmomenten).
De basislijn wordt vastgesteld door Kees te vragen het doelgedrag uit te voeren. Neem een neutrale houding aan: niet helpen, niet voordoen. Observeer wat er gebeurt: beheerst hij geen enkel stapje, beheerst hij één of meer stapjes of beheerst hij stapjes gedeeltelijk? Als het duidelijk is dat hij een stapje niet beheerst, mag je hem helpen zodat hij het volgende stapje bereikt.
Kruis alleen die stapjes aan die hij zonder hulp correct uitvoert. Voer deze beginobservatie driemaal uit. Dan kan blijken dat hij steeds dezelfde stapjes goed uitvoert. Ook is het mogelijk dat hij het soms wel en soms niet goed doet. Ook zo'n 'toevalstreffer' moet je aankruisen. In je schema verschijnen kruisjes die je in een grafiek kunt zetten.
Het stap-voor-staptrainen van vaardigheden vergt over het algemeen van beide partijen veel geduld en doorzettingsvermogen. Het nauwkeurig bijhouden van de vorderingen werkt motiverend, zowel voor de zorgvrager – als hij tenminste het rapportageschema kan begrijpen – maar ook voor de verpleegkundige.

- Kies voor een bekrachtiger en een bekrachtigingsschema. In alle gevallen zal gebruikgemaakt moeten worden van sociale bekrachtiging. In bepaalde gevallen kan deze aangevuld worden met materiële bekrachtiging of belonende activiteiten. Soms ligt de bekrachtiging voor de

Behandelstrategieën

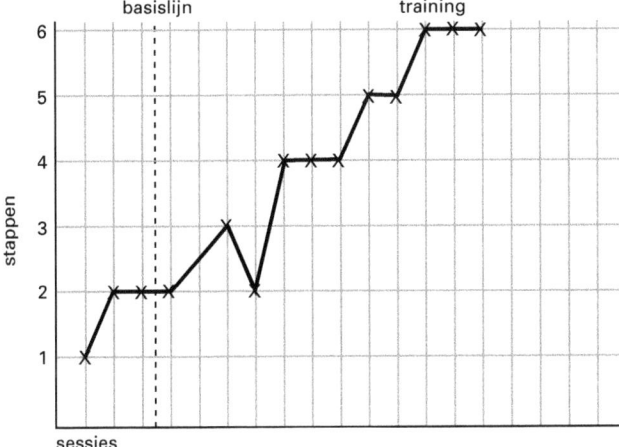

Afbeelding 5.8
Schema en grafiek bij de uitwerking van een stap-voor-stapprogramma

hand: bij een programma dat is gericht op het leren koffie zetten met een koffiezetapparaat is 'samen koffie drinken' de logische bekrachtiger. Wat betreft het schema verloopt de volgorde van continu naar intermitterend.

– Kies voor backward of forward chaining. De keuze voor de vorm van chaining bepaalt welk stapje het eerst in aanmerking komt voor training. Bij beide vormen blijft het van belang dat de handeling in zijn geheel doorlopen wordt.

– Voer het programma flexibel uit. De praktijk leert dat een programma zelden precies zo wordt uitgevoerd als het is opgesteld. Stappen blijken soms te groot of lopen juist in elkaar over. Als je te lang met één stap bezig blijft, moet je hem splitsen in een aantal deelstappen.

Het aanleren van sociale vaardigheden volgens Goldstein

Het aanleren van sociale vaardigheden krijgt veel aandacht bij de begeleiding van zorgvragers die structurerend en/of vormgevend ordenen. Zeker nu de algemene opvatting is dat verstandelijk gehandicapten zoveel mogelijk in 'de maatschappij' moeten verkeren, is dat steeds meer het geval. Een veel gebruikte methode is de methode van Goldstein.

Uitgangspunten van de methode van Goldstein

Goldsteins methode is door hem uiteengezet in zijn boek *Structured learning therapy, towards a psychotherapy for the poor*. Op twee punten heeft de methode zich anders ontwikkeld dan in de titel van het boek gesuggereerd wordt. Het is eerder een socialevaardigheidstraining geworden dan een therapie en de groep mensen bij wie de training wordt toegepast, is vooral de groep zwakbegaafden en licht verstandelijk gehandicapten.
Goldstein heeft een gestructureerd (stap-voor-stap) leerprogramma ontworpen dat gebaseerd is op de principes van de gedragsmodificatie.
In de praktijk wordt de training bijna altijd aan groepjes van drie tot acht mensen gegeven. Medecursisten spelen als 'oefenmateriaal' een belangrijke rol.
De sociale vaardigheden worden geleerd via modeling, gedragsoefening, sociale bekrachtiging en transfertraining. Elk van deze elementen wordt hieronder kort besproken.

Modeling
'Modeling' is, zoals reeds besproken, het principe waarbij vaardigheden door anderen voorgedaan worden. Dit voordoen wordt op verschillende manieren gedaan:
– via rollenspel door medecursisten
– via video-opnamen (of ander audiovisueel) materiaal
– door de cursusleider.

Degene die het voorbeeld geeft
- moet een bedreven, deskundige indruk maken
- heeft bij voorkeur een hoge status (men is dan eerder bereid om zich ermee te identificeren)
- heeft zoveel mogelijk overeenkomsten met de cursist (wat betreft geslacht, niveau van functioneren, leeftijd)
- is vriendelijk en behulpzaam
- blijkt door zijn gedrag positieve gevolgen op te roepen.

Voor het voorgedane gedrag geldt:
- het moet duidelijk en gedetailleerd zijn
- het moet verschillende malen vertoond worden
- als verschillende gedragingen getoond worden, moeten deze verlopen van gemakkelijk naar moeilijk
- overbodig gedrag moet weggelaten worden
- verschillende mensen ('modellen') vertonen het gedrag.

Gedragsoefening
Het gedrag wordt in eerste instantie getraind in een speciale trainingssituatie, in een later stadium wordt overgeschakeld naar de natuurlijke situatie. In de trainingssituatie worden de cursisten gestimuleerd en uitgenodigd om de getoonde gedragingen (modeling) zelf uit te voeren. De opbouw daarbij is als volgt:
- imitatie van (delen) van het getoonde gedrag
- verschillende gedragselementen worden gecombineerd
- verschuiving van imitatie naar het aanleren van een meer persoonlijke versie van het gedrag.

Bekrachtiging
Voor bekrachtiging gelden de eerder behandelde principes:
- keuze van type bekrachtiging (materieel/sociaal)
- één seconde-regel
- van een continu naar een intermitterend schema
- let op verzadiging.

Transfertraining
Van essentieel belang is het overbrengen van de geleerde vaardigheid naar de natuurlijke situatie. De ervaring tot op heden met Goldstein-training wijst erop dat daar de grootste problemen liggen. Goldstein gaat ervan uit dat deze transfer (overdracht) grotendeels gerealiseerd kan worden via huiswerkopdrachten. Dit is niet realistisch. Ook in de natuurlijke situatie zal het gedrag met behulp van de trainer zoveel mogelijk geoefend moeten worden.
Dit betekent dat een zwaar accent komt te liggen op de leefgroep en op activiteiten die worden ondernomen vanuit de leefgroep. Dit betekent ook dat leefgroepmedewerkers c.q. verpleegkundigen bij de Goldstein-training ingeschakeld moeten worden.

Het vaststellen van de beginsituatie
Voor het vaststellen van de beginsituatie bestaan observatielijsten. Zo'n observatielijst wordt een SKIM genoemd: skill (vaardigheid) meter.
Deze lijsten kunnen voor drie doelen gebruikt worden:
- Om materiaal te verzamelen om te bepalen welke zorgvrager voor training van welke vaardigheid in aanmerking komt. Hierbij is tevens de beginsituatie, de basislijn vastgesteld.

- Om na afloop van de training te bepalen of de training effectief is geweest (evaluatie op korte termijn).

- Om na enige tijd te bepalen of de training op lange termijn effect heeft gehad (longitudinale evaluatie).

De leerprogramma's
Via eenvoudige stap-voor-stapprogramma's wordt de vaardigheid getraind. In principe bestaat het stappenplan uit niet meer dan zes vaardigheden, omdat het te overzien moet zijn.
Maar dan nog is een verdeling in zes stappen in veel situaties te veel en te complex. Programma's moeten dan worden aangepast aan de individuele zorgvrager. Hier volgen drie voorbeelden van leerprogramma's.

Een praatje maken
1 ga na of je hier een praatje kunt maken
2 kijk de ander aan
3 groet de ander
4 zeg iets over wat jullie beiden zien, horen of voelen
5 let op de reactie van de ander
6 ga daar op in, of rond het gesprek af.

Reageren op kwaadheid
1 luister aandachtig naar de ander
2 laat merken dat je ziet dat de ander kwaad is
3 vraag naar wat je er niet van begrijpt
4 laat merken dat je begrijpt waarom de ander kwaad is
5 als je denkt dat nu het goede moment is: geef je mening of gevoel.

Opkomen voor je mening
1 ga na wat je vindt van de situatie
2 beslis of je voor je mening wilt opkomen
3 vertel die ander duidelijk en volledig je mening
4 luister naar de reactie van de ander
5 als je daarover niet tevreden bent, zeg dan je mening nog eens.

Goldstein-training heeft ook in de praktijk zijn waarde bewezen. Wel zijn er aandachtspunten:
– Programma's moeten meestal aangepast worden aan individuele zorgvragers en situaties. Van elke verpleegkundige mag verwacht worden dat zij zelfstandig een op een zorgvrager toegespitst Goldstein-programma kan ontwerpen.

– Er moet veel aandacht zijn voor de transfer. Misschien is het zelfs zo dat het effectiever is om zo snel mogelijk over te schakelen naar de natuurlijke situatie en daarop zoveel mogelijk het accent te leggen.

– Bij zorgvrager bij wie er een grote discrepantie is tussen het verstandelijke en het emotionele niveau is de kans op overvraging aanwezig. Hier is extra voorzichtigheid geboden.

Het afleren van gedrag
Operant gedrag levert op de een of andere manier altijd een bepaalde winst op. Een vorm van bekrachtiging (positief of negatief) moet een rol spelen. Daarnaast is er altijd een prikkel die het gedrag uitlokt: de discriminatieve stimulus (S).
Nu kan probleemgedrag op twee manieren aangepakt worden: óf via de S óf via de bekrachtiger. Beide mogelijkheden worden nu besproken.

Aanpak via de S
Bij de aanpak via de S zijn er weer twee mogelijkheden: In de eerste plaats kun je voorkomen dat de prikkel überhaupt optreedt, bijvoorbeeld:

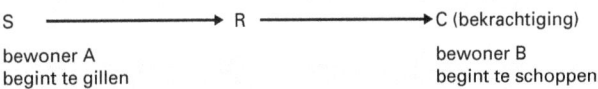

S → R → C (bekrachtiging)
bewoner A   bewoner B
begint te gillen   begint te schoppen

Afbeelding 5.9
Schematische voorstelling van aanpak via de S

Zodra bewoner A begint te gillen, begint bewoner B te schoppen. Het probleemgedrag van B kan bestreden worden door bewoner A over te plaatsen of door ervoor te zorgen dat bewoner A geen probleemgedrag meer vertoont. Door het weghalen van de S haal je in dit geval ook het probleemgedrag van bewoner B weg.

OPDRACHT

In dit voorbeeld is niet vermeld welke bekrachtiging een rol speelt. Ga na welke 'winst' dit gedrag zou kunnen opleveren.
– Geef aan welke mogelijke positieve bekrachtigers een rol kunnen spelen.
– Geef aan welke mogelijke negatieve bekrachtigers een rol kunnen spelen.
– Speelt extinctie een rol? Hoe?

De tweede mogelijkheid bij aanpak via de S heeft vooral betrekking op gedrag dat zich over langere tijd uitstrekt. Bij het hierboven gegeven voorbeeld zou het kunnen zijn dat het 'gilgedrag' van bewoner A wel zo'n twintig minuten aanhoudt. Als aanpak voor dit probleemgedrag kan een nieuwe S aangeboden worden die sterker is dan de (onbekende) S die het gilgedrag uitlokt. Bijvoorbeeld:
Bewoner A wil graag naar buiten. Bij het halen van zijn jas is die jas een S voor 'naar buiten gaan'. Hij houdt dan op met gillen. Bewoner B houdt dan ook op met schoppen, omdat bij hem de uitlokkende stimulus (S) is weggehaald. In schema gezet ziet dit er als volgt uit:

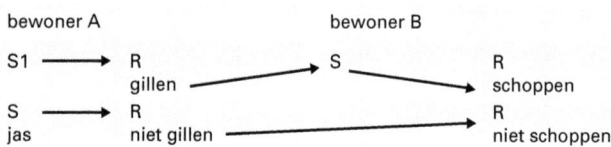

Afbeelding 5.10
Uitgebreide schematische voorstelling van aanpak via de S

Deze aanpak start bij de S. Uiteindelijk zijn ook de gedragsveranderingsprincipes (bekrachtiging, extinctie, straf) van belang, omdat zo'n S al of niet verbonden wordt met een bekrachtiger (bijv. de jas).
De S kan ook buiten beschouwing gelaten worden. Het gedrag kan dan aangepakt worden via de bekrachtiger. Eigenlijk is dat bij het systematisch aanpakken van probleemgedrag gebruikelijker dan werken via de S. Het beïnvloeden van gedrag via de S gebeurt vooral in de dagelijkse omgang, zonder dat daaraan een van tevoren opgesteld plan ten grondslag ligt.

Aanpak via de bekrachtiger

Bij de in de vorige paragraaf besproken manieren van aanpak is uitgegaan van hetgeen voorafgaat aan het gedrag: de S. Nu wordt als aangrijpingspunt genomen datgene wat op het gedrag volgt: de bekrachtiger. Probleemgedrag moet voor degene die het vertoont een of andere vorm van winst opleveren: een bekrachtiger. Het is niet altijd duidelijk welke bekrachtiger een rol speelt. De functionele analyse kan daarover helderheid geven. In sommige gevallen kunnen we slechts gissen naar de werkzame bekrachtiger.
Er zijn ten minste vijf manieren van aanpak via de bekrachtiger mogelijk, namelijk:
– het weghalen van de bekrachtiger
– het bekrachtigen van tegengesteld gedrag
– negatieve oefening
– satiatie
– strafprocedures.

Het weghalen van de bekrachtiger (extinctie)

Een schijnbaar eenvoudige manier om ervoor te zorgen dat het probleemgedrag verdwijnt, is het weghalen van de bekrachtiger. Een zorgvrager pikt bijvoorbeeld snoepjes. Wij zorgen ervoor dat hij niet meer bij de snoepjes kan komen. Zoals eerder in dit hoofdstuk naar voren is gekomen, wordt dit 'extinctie' genoemd. In elk geval zijn er twee voorwaarden die verbonden zijn aan deze aanpak:
– het moet duidelijk zijn welke bekrachtiger een rol speelt;
– de bekrachtiger moet te verwijderen zijn.

Als iemand een bepaald gedrag vertoont om aandacht te krijgen, kan hem die aandacht onthouden worden. Extinctie is dan mogelijk. Maar als een zorgvrager een bepaald gedrag vertoont, omdat hij daarvan een prettig gevoel krijgt zonder anderen daarbij nodig te hebben, wordt het al weer veel moeilijker. Een zorgvrager krijgt bijvoorbeeld een kick als hij rumineert. In dit geval is extinctie alleen mogelijk als voedsel onthouden wordt; dit is dan ook vanuit ethische overwegingen geen haalbare aanpak.

Een veel voorkomende vorm van extinctie (maar niet de enig mogelijke) is negeren. Het is een aanpak die toegepast wordt bij ongewenst gedrag dat vertoond wordt om aandacht te krijgen. In een technische formulering: gedrag dat onder controle staat van sociale bekrachtiging. Meestal werkt dan het gedrag van de groepsleiding als een sociale bekrachtiger. De manier waarop de groepsleiding reageert op het probleemgedrag wordt door de zorgvrager ervaren als een vorm van aandacht. We moeten ons daarbij realiseren dat ook minder prettig gedrag van de groepsleiding, zoals boos kijken, snauwen, bestraffend toespreken, en dergelijke, door de zorgvrager als sociale bekrachtiging ervaren kan worden. Bij negeren reageren we op geen enkele manier op het probleemgedrag. De zorgvrager zelf wordt niet genegeerd, maar uitsluitend zijn gedrag.
Bij negeren is verder nog een aantal zaken van belang:
– In de meeste gevallen neemt het gedrag in het begin van de aanpak niet af, maar neemt het juist toe. Negeren moet dus altijd gedurende een langere periode worden volgehouden.
– De zorgvrager kan gedurende deze aanpak ander ongewenst gedrag gaan vertonen. Je zou het zo kunnen zeggen: omdat hij merkt dat er niet gereageerd wordt op zijn probleemgedrag, probeert hij of er misschien wel gereageerd wordt op andere gedragingen.
– In veel gevallen treedt er na verloop van tijd 'spontaan

herstel' op. Het gedrag neigt – zij het steeds minder sterk – van tijd tot tijd terug te komen.
- In alle gevallen moet negeren gecombineerd worden met andere manieren van aanpak. De zorgvrager moet leren hoe hij op een prettige wijze aandacht kan krijgen, maar dan moet die aandacht wel op de juiste momenten gegeven worden.

De volgende aanpak wordt vaak gecombineerd met negeren of met andere manieren van aanpak:

Bekrachtiging van tegengesteld gedrag
Het bekrachtigen van tegengesteld gedrag, dat wil zeggen: tegengesteld aan het probleemgedrag (het gaat dus om gewenst gedrag), wordt in twee gevallen toegepast:
- als afzonderlijke aanpak
- altijd samen met andere methoden van gedragsmodificatieaanpak. Het is dan een noodzakelijke aanvulling op die andere methoden van aanpak.

De gedachte erachter is dat niet alleen negatief gedrag afgeleerd moet worden, maar dat tevens positief gedrag gestimuleerd moet worden. Als een zorgvrager gilt om aandacht te krijgen, moet hij leren dat aangepast gedrag, zoals spelen, ook aandacht kan opleveren. Maar de groepsleiding heeft het vaak zo druk. Men is eerder geneigd te reageren op vervelend gedrag dan op prettig gedrag. Van prettig gedrag heb je immers geen last...
Zo leren de begeleiders zorgvragers dat ze probleemgedrag moeten vertonen om aandacht te krijgen. Eigenlijk zou de houding van de groepsleiding er al automatisch op gericht moeten zijn om aandacht te geven aan zorgvragers die positief gedrag vertonen. Zo beschouwd is deze aanpak zowel een middel om het gedrag van de groepsleiding te conditioneren als dat van de zorgvrager.
Bij een systematische opzet van deze aanpak kan gekozen worden voor de volgende procedure: De zorgvrager ontvangt een bekrachtiger voor iedere tijdsinterval (10 minuten, 15 minuten) waarin het probleemgedrag niet voorkomt. Om de groepsleiding eraan te herinneren dat zij moeten bekrachtigen wordt soms gebruik gemaakt van een kookwekker. Het programma vertoont een bepaalde opbouw. Begonnen wordt met een continu bekrachtigingsschema dat gaandeweg omgezet wordt in een intermitterend schema. De tijdsinterval wordt ook steeds groter.

Negatieve oefening
Soms vertoont een zorgvrager gedrag dat erop gericht is anderen uit te dagen of te pesten. In zo'n geval wordt wel eens gebruik gemaakt van de 'negatieve oefening'. De bedoeling daarbij is de spontaniteit van het gedrag weg te nemen waardoor ook het gedrag zelf verdwijnt. De aanpak bestaat uit het eisen van de zorgvrager dat hij het storende gedrag vertoont. Als hij het gedrag moet vertonen, kan hij er de opdrachtgever niet meer mee pesten, want hij doet het juist op zijn bevel.

Voorbeeld: Een bewoner zit voortdurend irritant met zijn lepel te tikken tijdens het eten. Hij geniet blijkbaar van de irritaties die dat oproept. Als je hem nu dwingt om te gaan tikken, is het plezier er voor hem af. Uit dit voorbeeld blijkt dat er tegen negatieve oefening wel een aantal bezwaren is aan te voeren.

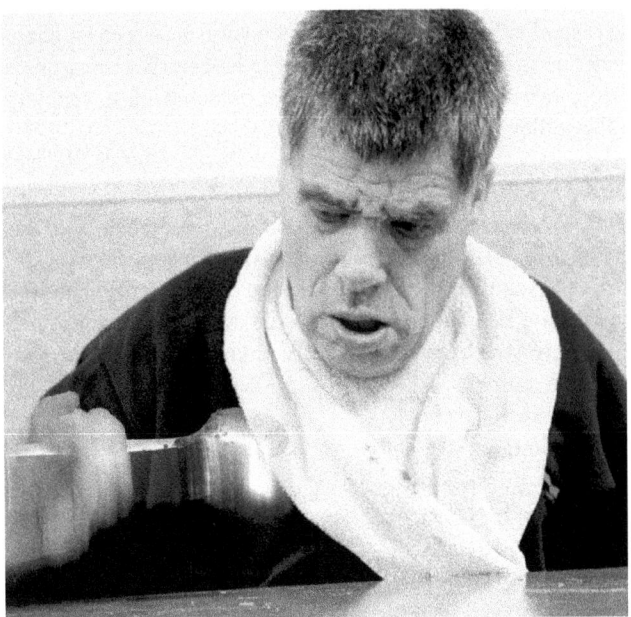

Afbeelding 5.11
Als het vertonen van irritant gedrag bevolen wordt, gaat het plezier er snel af

Een andere toepassing van negatieve oefening gaat om gedrag waarvan iemand zelf last heeft, maar dat hij niet onder controle kan krijgen, zogenaamd onwillekeurig gedrag. Als je jezelf dwingt om het gedrag te vertonen, kan het wel eens verdwijnen.
Voorbeeld: Iemand moet zo nu en dan een toespraak houden en is bang dat hij stottert. Hij dwingt zichzelf om in de eerste zin twee keer te stotteren en nu blijkt dat het hem verder in het geheel niet lukt om te stotteren.

Satiatie
Bij satiatie verloopt de aanpak niet via het gedrag, zoals bij negatieve oefening, maar via de bekrachtiger. De gedachte erachter is dat, als bekrachtigers in grote hoeveelheden beschikbaar zijn, hun effectiviteit zal afnemen.
Voorbeeld: Een bewoner pikt voortdurend eten van andere bewoners. Door hem te overvoeren met eten, verliest eten de functie van bekrachtiger en verdwijnt het probleemgedrag. Uit het gegeven voorbeeld blijkt dat satiatie een minstens even twijfelachtige behandelingswijze is als negatieve oefening.
Satiatie en negatieve oefening worden wel eens gebruikt als verlegenheidsoplossingen. Alle mogelijke manieren van aanpak zijn geprobeerd en lijken niet te helpen. Wanhopig probeert men dan satiatie of negatieve oefening, en in een aantal gevallen heeft het succes.

Strafprocedures
Het toedienen van straf betekent het toedienen van een prikkel die als onprettig ervaren wordt. Overigens kan dat onprettig zijn variëren van een beetje onprettig tot bijzonder vervelend. Een andere indeling is de indeling in positieve en negatieve straf. Op dit gebied bestaan de volgende methoden van aanpak:
– Negatieve straf
  - time-out
  - gedragskosten.
– Positieve straf
  - overcorrectie
  - aversieve stimuli.

Time-out
Time-out is een procedure waarbij iemand direct volgend op zijn probleemgedrag gedurende een korte tijd uit een situatie, waarin positieve bekrachtigers aanwezig zijn, verwijderd wordt. Meestal wordt hij naar een aparte ruimte gebracht, maar noodzakelijk is dat niet. Ook het bijvoorbeeld tijdens het eten achteruitschuiven van de stoel van de zorgvrager kan beschouwd worden als een vorm van timeout. Over de duur van de time-out bestaan verschillende opvattingen. In elk geval wordt dertig minuten als de maximale tijdsduur gezien, maar in de meeste gevallen is vijf tot tien minuten heel effectief. De volgende aandachtspunten zijn bij de toepassing van time-out van belang:
– Vermijd sociale bekrachtiging tijdens of voorafgaand aan de time-out. Handel zo 'neutraal' mogelijk en praat niet tegen de zorgvrager.
– De time-outruimte moet goed verlicht en geventileerd zijn.
– Bij zelfverwondend gedrag moet er toezicht zijn tijdens de time-out.
– Beëindig, los van de vastgestelde tijdsduur, de time-out niet voordat de zorgvrager het ongewenste gedrag achterwege laat.
– Bedenk een oplossing als het probleemgedrag zich voordoet in situaties waarin de time-outruimte afwezig is, zoals tijdens het wandelen en in het zwembad.
– Er moet op gelet worden of de zorgvrager de time-outaanpak inderdaad als onprettig ervaart. Het komt voor dat het verblijf in de time-outruimte werkt als een vorm van negatieve bekrachtiging.

Gedragskosten
Gedragskosten of *response cost* is een aanpak waarbij bekrachtigers, bijvoorbeeld tokens, door de groepsleiding worden teruggenomen. Bij tokens moet je denken aan punten, fiches of andere waardeloze voorwerpen die in te wisselen zijn tegen zaken die wel waardevol zijn. Ook geld valt onder de tokens. De groepsleiding kan bij de methode van de gedragskosten bepaalde 'privileges' intrekken, zoals het kijken naar een bepaald televisieprogramma. Gedragskosten is een ander woord voor negatieve straf. De straf (onprettige ervaring) bestaat uit het wegnemen van prettige zaken (bekrachtigers) waarover iemand de beschikking heeft.

Overcorrectie

De methode van overcorrectie kent twee varianten: herstellende overcorrectie en overcorrectie door positieve oefening. Bij herstellende overcorrectie moet de zorgvrager de schade die hij door het probleemgedrag veroorzaakt heeft herstellen, en wel op een intensieve, overdreven manier. Als hij bijvoorbeeld één stoel heeft omgegooid, moet hij alle stoelen rechtzetten.

Bij overcorrectie door positieve oefening wordt van de zorgvrager verlangd dat hij, onmiddellijk na het probleemgedrag, gedragingen op intensieve en zelfs overdreven wijze uitvoert die tegengesteld zijn aan het probleemgedrag. Een zorgvrager die bijvoorbeeld oneetbare voorwerpen in zijn mond steekt, moet steeds wanneer hij dit doet zijn mond gedurende twee minuten goed schoonmaken door zijn tanden te poetsen. Ook stereotiep gedrag is wel aangepakt via dit soort methoden.

Overcorrectie gaat altijd gepaard met een verbale waarschuwing. Bij het afbouwen van dit programma wordt op een bepaald moment alleen nog maar de verbale waarschuwing gegeven en wordt overcorrectie slechts toegepast als deze waarschuwing door de zorgvrager genegeerd wordt.

Aversieve stimuli

Aversieve stimuli (vervelende prikkels) mogen uitsluitend gebruikt worden om probleemgedrag te bestrijden, dat op andere manieren niet te beïnvloeden is. Er zijn alle mogelijke vormen van aversieve stimuli denkbaar en ook wel toegepast in de zorg voor verstandelijk gehandicapten. Dit hoeft overigens niet te betekenen dat de keuze voor een bepaalde aversieve stimulus geen discussie zou veroorzaken of in alle gevallen ethisch acceptabel zou zijn. Dat geldt vooral voor de volgende stimuli die, hoewel ze in de zorg gebruikt zijn, veel discussie oproepen:
- een tik op de vingers
- aversieve smaakprikkels (Bitex)
- aftershave (in opengekrabde wonden)
- elektro-aversietherapie (toedienen van een zwakke elektrische schok volgend op het probleemgedrag).

Het bekendste is de *elektro-aversietherapie*. Deze behandeling bestaat uit het toedienen van een lichte elektroshock, volgend op probleemgedrag (in bijna alle gevallen automutilatie). De sterkte van de schok is ongeveer vergelijkbaar met die van schrikdraad.

Deze behandeling mag niet verward worden met de zogenaamde elektroshocktherapie waarbij via elektroden op het hoofd een flinke elektroshock gegeven wordt die een insult oproept. Deze behandeling wordt toegepast bij zware depressies (in engere zin), als alle andere behandelingsmogelijkheden gefaald hebben.

Bij de elektro-aversietherapie gaat het daarentegen om een lichte schok op handen of voeten (in ieder geval niet in de buurt van de hartstreek). Het is een behandeling die in de jaren zeventig vaak is toegepast bij de behandeling van ernstig zelfverwondend gedrag en in sommige gevallen met opzienbarende resultaten.

Na een heftige discussie over de ethische toelaatbaarheid van deze behandelvorm is het gebruik ervan drastisch verminderd. Het probleem is wel dat in sommige gevallen van ernstige automutilatie nauwelijks een alternatief aanwezig lijkt te zijn. Als het alternatief bestaat uit constante 'bedverpleging' (vastgebonden liggen op bed) kunnen ook vraagtekens gezet worden bij de ethische toelaatbaarheid van deze handelwijze.

Anderzijds is het niet zo dat elektro-aversietherapie altijd

Tabel 5.2
Overzicht van aanpak van probleemgedrag vanuit de gedragstherapie

aanpak via de S (stimulus)	– S wegnemen – nieuwe S invoeren
aanpak via de C (consequentie)	*niet-strafprocedure* – extinctie – bekrachtiging tegengesteld aan gedrag – negatieve oefening – satiatie *strafprocedure* – time-out – gedragskosten – overcorrectie – aversieve stimuli

effectief is. Zo is het twijfelachtig of mensen met het Lesch-Nyhan-syndroom (een beeld dat samengaat met ernstige zelfverwonding) echt op deze manier te behandelen zijn. Toch, en hoofdzakelijk vanwege het ontbreken van effectieve alternatieven, maakt deze behandelvorm een langzame comeback. Omdat het gaat om een emotioneel beladen aanpak, zorgt men er dan wel voor dat aan alle voorwaarden voldaan is om de aanpak zo humaan mogelijk en ethisch verantwoord uit te voeren. Je kunt je afvragen of die zorgvuldigheid bij de andere drastische manieren van aanpak (zoals psychofarmaca) altijd in die mate aanwezig is. Wat dat betreft is bij alle behandelingen van verstandelijk gehandicapten de grens tussen behandeling en mishandeling smal.

5.1.5 Indicatie en conclusie

Gedragsmodificatie heeft binnen de begeleiding van verstandelijk gehandicapten een tamelijk breed toepassingsgebied. Respondente conditionering kan gebruikt worden om angststoornissen te bestrijden. Voor operante conditionering zijn twee indicatiegebieden aan te geven die te maken hebben met ongunstige gewoontevorming:
– Een primair gebied. In dit geval is de ongunstige gewoonte losgeraakt van aanvankelijke oorzaken. De ongunstige gewoonte is ontstaan als reactie op een probleem, maar vervolgens is die ongunstige gewoonte uitgegroeid tot het grote probleem. Er is een ingeslepen gedragsprobleem ontstaan.
Bijvoorbeeld: een zorgvrager begint te automutileren als een reactie op middenoorontsteking. Die ontsteking is al jaren verdwenen, maar hij automutileert nog steeds.

– Een secundair gebied. De ongunstige gewoonte is ontstaan vanwege een bepaald probleem. Dat probleem wordt behandeld, maar tevens kan er via gedragsmodificatie aandacht worden besteed aan de ongunstige gewoonte.
Bijvoorbeeld: een zorgvrager is zeer onzeker. Hij heeft een zeer wankel zelfbeeld. Hij kruipt in de groep altijd in een hoekje weg. Er kan nu gewerkt worden aan het psychisch sterker worden, en tevens via operante conditionering aan het wegkruipgedrag.

Het bovenstaande impliceert dat in bepaalde gevallen gedragsmodificatie juist niet gebruikt mag worden. In het tweede voorbeeld komt gedragsmodificatie niet in aanmerking om de achterliggende problematiek te behandelen. Hier volgen – wellicht ten overvloede – nog twee kanttekeningen.
Gedragsmodificatie moet altijd binnen de basale strategie gehanteerd worden. Een systeem waarbij bijvoorbeeld op elk mogelijk gedrag van zorgvragers wordt gereageerd met het aanbieden of afpakken van tokens, moet worden afgewezen. De sfeer die dan ontstaat, staat haaks op hetgeen beschouwd mag worden als een humane leefsituatie.
Een wetenschappelijke aanpak van een behandeling moet niet altijd afgewezen worden. Heel precies evalueren wordt daardoor mogelijk en bovendien kan de waarde van bepaalde behandelingen in specifieke situaties vastgesteld worden. Toch zou het welzijn van de individuele persoon het ijkpunt moeten zijn. Daarom zal niet iedereen het eens is zijn met een praktijk die vanuit wetenschappelijke hoek wel eens gepropageerd wordt, namelijk het tijdelijk afbreken van een succesvolle behandeling van bijvoorbeeld automutilatie, alleen om na te gaan of het succes toe te schrijven is aan de behandeling of aan een andere factor.

5.2 Relationele strategieën

Bij het bespreken van de relationele strategieën gaat het om vormen van begeleiding die door leefgroepmedewerkers uitgevoerd moeten worden. De relationele strategieën zijn in twee groepen in te delen:
– *Gentle teaching*. Deze benadering hinkt op twee gedachten. Enerzijds wordt zij door voorstanders gezien als een houding waarmee alle verstandelijk gehandicapten kunnen worden benaderd, anderzijds wordt verondersteld dat gentle teaching genezend (therapeutisch) zou werken bij mensen met ernstige emotionele problemen.
– *Therapeutische relationele strategieën*. Hier komen aan de orde: de relatietherapie en de inhaalstrategie. Beide benaderingen worden uitsluitend op indicatie van ernstige emotionele stoornissen als therapie toegepast.

5.2.1 Gentle teaching

De humanistische richting in de psychologie heeft voor de praktijk van opvoeding, onderwijs en therapie bruikbare beïnvloedingsstrategieën opgeleverd. Belangrijk daarbij zijn de denkbeelden van Carl Rogers, die de volgende eisen stelt aan de begeleider:
- De begeleider moet de zorgvrager onvoorwaardelijk op een positieve wijze accepteren.
- De begeleider moet zichzelf zijn en geen rol spelen (echtheid).
- De begeleider moet de zorgvrager invoelend (empathisch) bejegenen met veel respect.

Al deze elementen komen terug in gentle teaching. De conclusie mag dan ook getrokken worden dat gentle teaching de – soms enigszins vrije – vertaling is van rogeriaanse denkbeelden naar de omgang met verstandelijk gehandicapten van verschillend niveau en met uiteenlopende gedragsproblematiek.
Een uitgesproken humanistische mensopvatting leidt tot zeer concrete houdingseisen die aan begeleiders gesteld worden en tot afwijzing van manieren van gedragsbeïnvloeding die op machtsuitoefening gebaseerd zijn.
De snelle opkomst van gentle teaching vooral in de Verenigde Staten moet mede gezien worden als een reactie op de daar vaak nogal mechanisch toegepaste methoden van gedragsmodificatie.
De belangrijkste auteur over gentle teaching is de Canadees John McGee. Zijn opvattingen zijn als volgt samen te vatten:

Uitgangspunten van gentle teaching

Verstandelijk gehandicapten verschillen wat betreft hun fundamentele menselijke behoeften niet van anderen. Mensen worden mens doordat ze contact met andere mensen hebben. Als er niemand is die om je geeft, kun je je niet ontplooien. De waardering en de bevestiging van anderen maken het mogelijk menselijke potenties te verwezenlijken. Het is belangrijk dat iemand gewaardeerd wordt als persoon, als iemand die op zichzelf waardevol is en niet als middel om iets te krijgen. Daarom kan het ontvangen van waardering niet afhankelijk gesteld worden van het vertonen van gewenst gedrag.
Juist op de slechtste momenten, momenten van ernstig probleemgedrag, moet de begeleider laten voelen hoeveel hij of zij geeft om de zorgvrager. (Deze opvatting staat haaks op die van de gedragsmodificatie die ervan uitgaat dat ongewenst gedrag op geen enkele manier bekrachtigd mag worden.)
Gentle teaching wijst gedragsmanipulatie via systematisch toegepaste beloningen en straffen te allen tijde af, omdat het indruist tegen de medemenselijkheid. Het gaat er dan ook niet om gedrag effectief te veranderen, maar om via menselijk contact een basis te creëren waardoor echte menselijke ontplooiing mogelijk wordt.
Naast de principiële afwijzing van manipulatietechnieken hanteert gentle teaching ook een praktisch argument: de via manipulatie tot stand gebrachte gedragsverandering is niet geïntegreerd in de persoon en kan daarom slechts tijdelijk zijn. Daar komt bij dat afgedwongen aangepast gedrag steeds gepaard gaat met een machtsstrijd tussen begeleider en zorgvrager. Die machtsstrijd wordt als funest beschouwd, omdat die altijd samengaat met een wederzijdse vervreemding, terwijl juist de op grond van wederzijdse waardering opgebouwde relatie de basis moet zijn voor het veranderingsproces.
Het fundamentele probleem van veel verstandelijk gehandicapte mensen en zeker verstandelijk gehandicapten met gedragsproblemen is dat ze alleen staan in het leven, vervreemd van hun medemens. Via gentle teaching wordt die vervreemding langzaam opgeheven. Het gaat daarbij om een langdurig, in wezen niet eindigend proces. Elk mens heeft een blijvende diepgewortelde behoefte aan waardering en medemenselijk contact.
In de gentle teaching-visie zijn er slechts twee mogelijke houdingen van de begeleider: domineren of bevestigen. Het gaat er nu om de op bevestiging gerichte gedragsuitingen te laten toenemen en de op dominantie (overheersing) gerichte gedragsuitingen te laten afnemen. Een aantal voorbeelden mag duidelijk maken wat verstaan wordt onder op dominantie gerichte gedragsuitingen:
- De zorgvrager gooit voedsel op de grond. De begeleider roept "raap op" en dwingt hem het voedsel op te rapen.
- De zorgvrager gooit een stoel om. Hij wordt in de time-out gezet.

- De zorgvrager maakt een tekening. Hij krijgt als beloning een snoepje.

Het laatste voorbeeld laat misschien beter dan de andere voorbeelden het specifieke van gentle teaching zien: ook belonen als machtsmiddel wordt afgewezen. Het gaat er niet om of iets 'werkt'. Het gaat om de relatie tussen zorgvrager en begeleider. Het via beloning afdwingen van gedrag draagt niet bij tot een echt contact tussen begeleider en zorgvrager.
In de theorie van gentle teaching komt een aantal begrippen steeds weer terug. Je zou dit de sleutelbegrippen kunnen noemen: bevestigen, dialoog, proces en participatie.

Bevestigen (sleutelbegrip 1)

Het begrip *valuing* komt in gentle teaching voortdurend terug. In het Nederlands kunnen we spreken van 'bevestigen'. Omdat waarderen een te beperkte weergave zou zijn van valuing wordt hier de term 'bevestigen' gebruikt. We kunnen bevestigen als volgt omschrijven: belangstellend en waarderend op iemand reageren en met iemand omgaan vanuit een vriendschappelijke houding die respectvol en accepterend is. Via zijn communicatie met de zorgvrager geeft de begeleider hem het gevoel dat hij waardevol is. Dat kan alleen als iemand in zijn waarde wordt gelaten.

De bevestiging vindt plaats via verschillende kanalen:
- non-verbaal: juist bij verstandelijk gehandicapten is het non-verbale (aanraken, een hand geven, knuffelen, glimlachen, toeknikken, oogcontact houden) van grote betekenis in de communicatie
- verbaal: ook via woorden kan de begeleider zijn waardering voor de zorgvrager doen blijken. Het gaat er daarbij vooral om hoe de dingen gezegd worden. De toon moet vreugdevol en warm zijn.

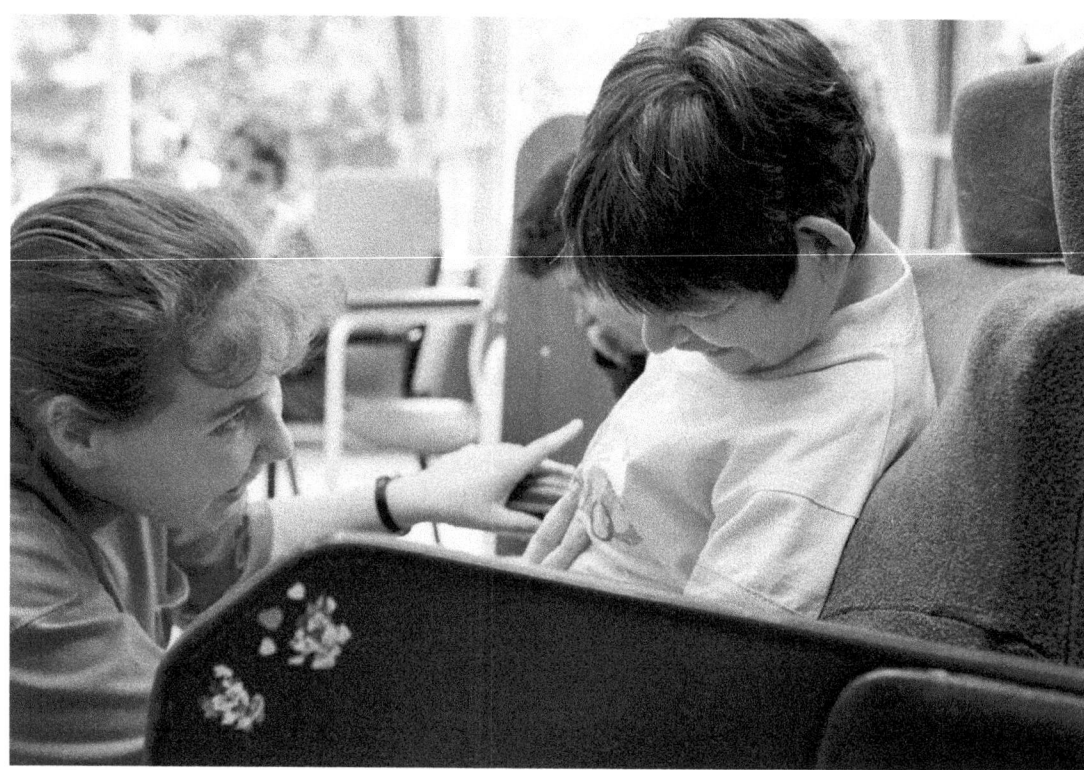

Afbeelding 5.12
Bij verstandelijk gehandicapten is het non-verbale van grote betekenis in de communicatie

Dialoog (sleutelbegrip 2)

Onder dialoog verstaan we de wederzijdse expressie van op menselijke ontplooiing gerichte gevoelens. Het overbrengen van begrip en het delen van de diepste gevoelens. De begeleider treedt binnen in de wereld van de verstandelijk gehandicapte medemens en laat hem voortdurend voelen dat hij waardevol is en zichzelf mag zijn. Een veilige, niet bedreigende omgeving is daarbij een vereiste. De zorgvrager hoeft geen aandacht te verdienen, hij ontvangt zonder voorwaarden menselijke warmte. In de dialoog is sprake van wederzijdse beïnvloeding, geen eenrichtingsverkeer. Het is binnen gentle teaching het instrument om onvoorwaardelijke waardering uit te drukken.

Gentle teaching gaat ervan uit dat elk mens in wezen verlangt naar respect en verbondenheid met medemensen. Wanneer iemand zich terugtrekt, contact lijkt af te wijzen of agressief reageert, is dit verlangen in het diepst van de persoon toch aanwezig.

Begeleiders moeten inzicht krijgen in dit soort paradoxen. Het afwijzen van contact is dikwijls een overlevingsstrategie die verbonden is met de levensgeschiedenis van de persoon. Voor iemand die sociaal-emotioneel kwetsbaar is, is het verlies van betekenisvolle relaties uiterst pijnlijk. Het is dan ook terecht dat groepsleidster nummer 364 in de reeks van gaande en komende hulpverleners met wantrouwen en afwijzing wordt bejegend. Continuïteit is dus een eerste vereiste.

Proces (sleutelbegrip 3)

Gentle teaching is geen tijdelijke behandeling, het is een blijvende manier van omgang. Het is een moeizaam proces dat ergens begint en nooit eindigt. Het is geen gemakkelijk proces. Bij zorgvragers met echte problemen hoeft de begeleider er niet op te rekenen dat de moeilijkheden snel zullen verdwijnen. Zeer veel geduld en volharding zijn noodzakelijk. Het is geen simpele techniek, het is een begeleidingsstrategie waarvan de effecten in sommige gevallen slechts op de lange termijn zichtbaar worden.

Gentle teaching is dus niet gebaseerd op het eenvoudige recept: 'Doe maar menselijk, dan reageert een verstandelijk gehandicapte ook wel menselijk.' In de beginfase moet de begeleider bedacht zijn op zeer veel moeilijkheden en zal hij het gevoel krijgen tegen een muur op te lopen. De verleiding is dan groot om terug te vallen op machtsmiddelen.

Het is moeilijk om warm en invoelend te blijven, als je geschopt en geslagen wordt. Gentle teaching gaat wat dit betreft rechtstreeks in tegen de natuurlijke reactie die je als mens hebt. Anderzijds is het bij hardnekkig volhouden onvermijdelijk dat er een dialoog ontkiemt, de zorgvrager leert de waarde kennen van het menselijk contact, het vervreemdingsproces wordt gestopt. Maar gezien het procesmatige van zo'n verandering is er nogal wat energie voor nodig.

Het proces verloopt idealiter in vier stappen:

1 Afstand scheppende interacties onschadelijk maken
Het patroon van afwijzing en probleemgedragingen zorgt voor een toestand van vervreemdende interacties, die zichzelf in stand houdt. Schadelijke interacties moeten voorkomen of genegeerd worden, situaties moeten een andere betekenis gaan krijgen.

2 Heroriëntatie op contact
Het waardevolle van menselijk contact wordt beleefd door het gezamenlijk uitvoeren van activiteiten. Belangrijk is dat de persoon niet opnieuw met mislukking wordt geconfronteerd. De positieve gevoelens die de gezamenlijke activiteiten genereren, zorgen voor een groeiend wederzijds vertrouwen.

3 Gehecht raken
Er is een sterk gevoel ontstaan van wederzijdse betrokkenheid.

4 Verbreding van de relationele context
In deze fase kan gewerkt gaan worden aan een relationeel netwerk. De gegroeide relatie dient als springplank om ook met anderen betekenisvolle relaties aan te gaan. Zo krijgt de persoon een plek binnen een gemeenschap.

Participatie (sleutelbegrip 4)

Gentle teaching krijgt in de praktijk gestalte via 'participatie', het samen met de verstandelijk gehandicapte ondernemen van activiteiten. Vanuit een veilige sfeer, via een dialoog die voortdurend op bevestiging is gericht, nodigt de begeleider de zorgvrager uit tot het samendoen van activiteiten. Het accent ligt daarbij op het samen ondernemen en niet op een te voltooien taak. Op een niet-dwingende manier wordt de zorgvrager gestimuleerd tot ten minste een minimale participatie. Als afsluiting van een papierknipactiviteit bijvoorbeeld gaan zorgvrager en begeleider 'samen' opruimen, waarbij de bijdrage van de zorgvrager minimaal mag zijn. Natuurlijk kan de begeleider alleen sneller opruimen, maar het gaat niet om het opruimen maar om het samen doen: ook al doet de zorgvrager slechts een fractie van het werk. Ook als de zorgvrager weigert mee te doen, blijft de begeleider voortdurend op niet-dwingende wijze uitnodigen tot meedoen. Er wordt een sfeer gecreëerd waarin het vanzelfsprekend is dat iedereen iets doet.

De drempel voor het meedoen wordt voor de zorgvrager zo laag mogelijk gehouden (kleine, zeer eenvoudige taken) en in het proces stap voor stap uitgebouwd. Als hij niet verder wenst mee te doen aan de taak, nodigt de begeleider hem toch uit, bijvoorbeeld door hem zachtjes bij de hand te nemen. Het non-verbale is zeer belangrijk bij het stimuleren tot meedoen.

Ondersteunende technieken

Een aantal ondersteunende activiteiten worden, meestal in combinatie, toegepast. De belangrijkste daarvan zijn:
- Taakvereenvoudiging. Maak de taak zo simpel dat minimale participatie uitgelokt wordt.
- Leren zonder fouten. Zorg ervoor dat de zorgvrager kan leren zonder dat hij telkens wordt geconfronteerd met zijn eigen falen.
- Keuzen laten maken. Respect voor de ander blijkt onder meer uit het laten maken van keuzen. Het werkt conflictvermijdend en voorkomt machtsstrijd. Die keuzen kunnen op een heel simpel niveau liggen, bijvoorbeeld de keuze om als toetje een appel of yoghurt te krijgen.
- Inrichting van de materiële omgeving. De inrichting van de materiële omgeving moet gericht zijn op veiligheid en geborgenheid. Elementen in die omgeving die probleemgedrag kunnen uitlokken, moeten zoveel mogelijk verwijderd worden.
- Activiteiten aanbieden. Het aanbieden van activiteiten gaat voortdurend samen met gentle teaching. Deze activiteiten hebben de functie om de dialoog op gang te brengen.
- Herkennen van gedragsuitlokkers. Elementen die probleemgedrag kunnen oproepen, moeten bijtijds onderkend en weggehaald worden. Hierbij komt een techniek naar voren die ontleend zou kunnen zijn aan de gedragsmodificatie. Daar wordt gesproken van het elimineren van (discriminatieve) stimuli (gedragsuitlokkende prikkels; zie par. 5.1).

Omgang met probleemgedrag

Bij de omgang met probleemgedrag hanteert gentle teaching de volgende gedragsregels:
- Blijf in elk geval op niet-dwingende manier gericht op participatie.
- Negeer het problematische gedrag: ga er niet op in en spreek er niet over.
- Probeer probleemgedrag te voorkomen (weghalen van uitlokkende situaties).
- Blijf communiceren, houd de dialoog gaande. Juist op het moment van extreem probleemgedrag moet je de zorgvrager sterk bevestigen.

Grote nadruk ligt op de preventie en de vermijding van een machtsconflict. Hoe dit praktisch uitwerkt, kan duidelijk worden uit de nu volgende specifieke gedragsvoorbeelden.

Zelfverwondend gedrag (automutilatie)
- Verwijder helmen, dwangbuizen en andere dwangmiddelen.
- Werk met voldoende personeel: ideaal is één op één.
- Probeer zelfverwonding te voorkomen door een flexibele inrichting van de leefomgeving. Houd, als dat noodzakelijk is, de zorgvrager bij muren, tafelranden en andere harde voorwerpen vandaan.
- Vang zelf de klap op door met de slag mee te gaan.

Gillen
- Ga niet in op wat er gegild wordt.
- Nodig uit tot participatie, ook al blijft de zorgvrager gillen.
- Betrek de zorgvrager op onnadrukkelijke manier in de communicatie, zodat hij passender en effectievere manieren van communicatie leert.

Agressie gericht op anderen
- Bescherm jezelf en anderen door de slag met je arm te blokkeren.
- Blijf uitlokken tot participatie.
- Bevestig de zorgvrager zo intens als je kunt.

Weglopen
- Loop zo onopvallend mogelijk met de zorgvrager mee.
- Probeer op een zachte manier te verhinderen dat hij wegloopt.
- Pak de zorgvrager op een geruststellende manier bij de hand.
- Buig het weglopen om door bijvoorbeeld te zeggen "laten we op die bank gaan zitten", "laten we een stukje gaan wandelen", "wil je me een hand geven".

Indicatie en conclusie

Enerzijds wordt gentle teaching gepresenteerd als een universeel toepasbare omgangsvorm die geschikt zou zijn voor elke begeleidingssituatie. Anderzijds wordt deze benadering gepresenteerd als een succesvolle manier van omgaan met zorgvragers met gedragsproblemen. Die gedragsproblemen zijn dan vooral gebaseerd op emotionele verwaarlozing en intermenselijke vervreemding. Het gaat dus vooral om zorgvragers met levensproblematiek die zich niet psychotisch manifesteert.
Gentle teaching komt over als een integere en humane manier om verstandelijk gehandicapte mensen te begeleiden. Juist omdat verstandelijk gehandicapten een groot risico lopen het slachtoffer te worden van machtsmisbruik en geëscaleerde machtsconflicten, is het een benadering met waardevolle elementen.

Gentle teaching stelt hoge eisen aan de begeleiders: enerzijds wordt van de begeleiders echtheid gevraagd en empathisch vermogen, anderzijds een groot geduld en mogelijkheden om zichzelf te hanteren en natuurlijke reacties in te dammen. Naast persoonlijke eigenschappen vraagt dit ook een zekere emotionele evenwichtigheid. Daarom kun je gentle teaching ook bestempelen als een idealistische opvatting over zorg voor verstandelijk gehandicapten.
Gentle teaching is niet zonder meer toepasbaar bij zorgvragers met persoonlijkheidsstoornissen en met een psychotische achtergrond. Zorgvragers met persoonlijkheidsstoornissen hebben eerder baat bij een benadering waarbij het accent ligt op het stellen van duidelijke grenzen. Bij zorgvragers met een psychotische geschiedenis moet ervoor gewaakt worden dat het *expressed emotion*-gehalte in de communicatie laag gehouden wordt. Daarbij is het verstandig manieren te zoeken waarbij de bevestiging niet rechtstreeks maar indirect plaatsvindt.

5.2.2 Therapeutische relationele begeleidingsstrategieën

De belangrijkste behandelstrategieën op psychosociaal gebied stellen het contact, het relationele centraal. In het nu volgende wordt de relatietherapie besproken zoals die door Došen is ontwikkeld. Vervolgens komt een aantal elementen naar voren uit de door G. de Lange (1971, 1991) ontwikkelde benadering, de zogenaamde 'inhaalstrategie'. De twee strategieën komen grotendeels overeen, maar vullen elkaar aan en verschillen in accentuering.
Zowel de relatietherapie als de inhaalstrategie gaan ervan uit dat teruggegaan moet worden naar de beginperiode van de sociale ontwikkeling (zie hoofdstuk 3; de fasen van Mahler). Vanuit het lichamelijke bouwt de begeleider een affectieve basis op. Als er een andere affectieve basis aanwezig is, wordt deze daardoor verstevigd. Is er nauwelijks een affectieve basis aanwezig, dan wordt deze aangebracht. Het effect is een situatie waarbinnen pedagogische beïnvloeding mogelijk wordt. De draagkracht wordt bij een succesvolle behandeling drastisch vergroot.

Relatietherapie

De door Allen (1942) en Moustakas (1959) ontwikkelde relatietherapie is door Došen (1983) voor verstandelijk gehandicapten aangepast. Deze behandeling vindt plaats binnen de leefgroep door begeleiders van de leefgroep. De therapie voltrekt zich in drie fasen.

De gewenningsfase (fase 1)
In deze fase gaat het om gewenning aan de leefgroep. Dat gebeurt door rust en door het scheppen van een klimaat van

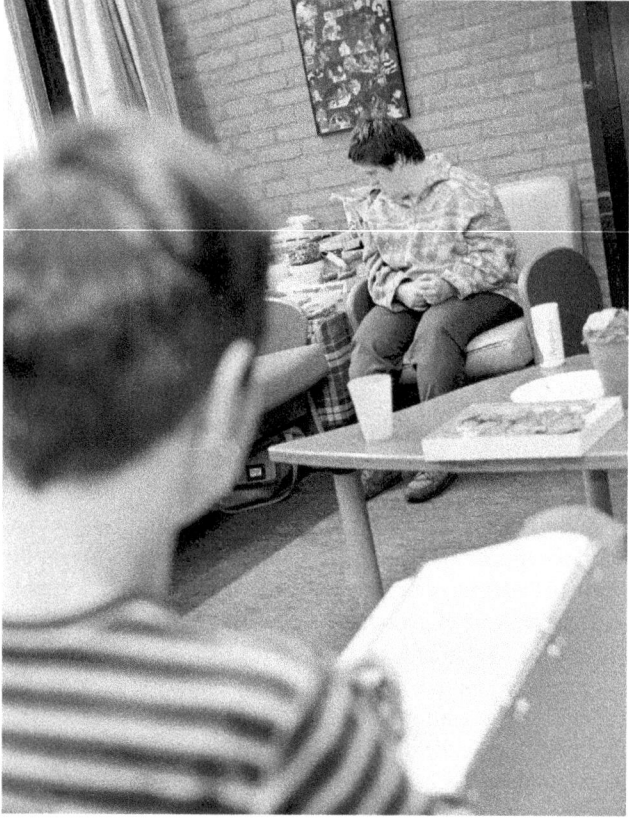

Afbeelding 5.13
De begeleider observeert nauwkeurig hoe de zorgvrager omgaat met andere personen en activiteiten en met de ruimte

acceptatie. De begeleider observeert nauwkeurig hoe de zorgvrager omgaat met andere personen en activiteiten en met de ruimte. Er worden slechts minimale eisen gesteld.

Opbouwen van de relatie (fase 2)

In de tweede fase probeert de begeleider vanuit het tactiele een positief affectieve relatie op te bouwen met de zorgvrager. De begeleider zoekt letterlijk en figuurlijk naar aanrakingspunten. Vanuit de in de eerste fase ontdekte typische gedragingen en voorkeuren wordt stap voor stap tactiel contact tot stand gebracht. Er is meestal slechts een beperkte draagkracht aanwezig: aanraking komt al snel als beangstigend over. Er wordt niet geforceerd en vanuit een eerste minimaal contact wordt stap voor stap verder gegaan. Die opbouw kan er als volgt uitzien:
- de minder gevoelige lichaamsdelen: arm, been, rug, dan naar de hand
- de gevoelige lichaamsdelen: gezicht, nek, hals.

Vanuit het lichamelijke contact ontstaat een affectieve basis die verder werken mogelijk maakt.

De pedagogische fase (fase 3)

In deze fase ontstaat bij de zorgvrager een ongedwongen bereidheid om aangereikte normen en waarden over te nemen. Als dit inderdaad op een tamelijk natuurlijke wijze kan gebeuren, is dat het bewijs dat de voorafgaande fasen goed uitgevoerd zijn. Aandachtspunten in deze fase zijn:
- het stimuleren van sociaal gedrag
- het bepalen van grenzen
- het stellen van eisen.

Het opzetten en uitvoeren van relatietherapie brengt een aantal voorwaarden met zich mee, zoals:
- de beschikbaarheid van de begeleider voor de zorgvrager moet organisatorisch mogelijk gemaakt zijn
- de behandeling, die staat of valt met continuïteit over een langere periode, moet gewaarborgd zijn.

De inhaalstrategie van De Lange

In tegenstelling tot Došen, die tamelijk optimistisch is over de behandelingsmogelijkheden, legt De Lange de nadruk op het moeizame van het begeleidingsproces. Daarbij is het onderscheid tussen primaire en secundaire relatiestoornissen van belang. Een niet-verstandelijk gehandicapt kind met een primaire relatiestoornis is met negen jaar al onbehandelbaar. Bij de behandeling van secundaire relatiestoornissen is er meer perspectief, mede afhankelijk van de ernst van de stoornis. De Lange stelt dat je niet in een paar maanden kunt inhalen, wat een gewoon kind pas na een jarenlang proces verwerft. Een relatietherapie duurt dan ook eerder een paar jaar dan een paar maanden.
Tussen de relatietherapie van Došen en de inhaalstrategie van De Lange zijn grote overeenkomsten. Beiden gaan

ervan uit dat het pedagogische pas mogelijk wordt nadat vanuit het lichamelijke een affectieve band met de begeleider is gecreëerd.

Vanuit de theorie van De Lange noemen wij de volgende aanvullende punten:
- De uitvoerders van de strategie hebben begeleiding nodig. De omgang met een relatiegestoorde zorgvrager gaat dikwijls tegen natuurlijke reactiepatronen in. Daar komt bij dat het zich openstellen voor de te behandelen zorgvrager zeer bedreigend kan zijn. De begeleiders hebben de neiging om terug te vallen op oude handhavingspatronen. Ze gaan mee in de vlucht van de zorgvrager voor het bedreigende contact.
- Voor de omgang met probleemgedrag moet geen gedragsmodificerende aanpak worden gebruikt: niet negeren, niet dresseren, niet straffen. Bij situaties van ongewenst gedrag moeten de begeleiders reageren met het langdurig, liefdevol vasthouden van de zorgvrager.
- Voor het totstandbrengen van hechting is veel strijd en geduld nodig. In sommige situaties moet hechting worden afgedwongen op een directieve manier.
- De zorgvrager mag contacthonger niet bij anderen dan de begeleider bevredigen. Anderen moeten met hun vingers van de zorgvrager afblijven. Dit is meestal moeilijk uit te leggen aan buitenstaanders. Het gedrag van 'elke hand likken die uitgestoken wordt' is een manier waarop de zorgvrager kan ontkomen aan naar zijn smaak te persoonlijk contact, en waarbij hij tevens zijn relationele behoeften tot op een bepaald niveau kan bevredigen.
- Als hechting totstandkomt, moet rekening gehouden worden met een abrupte terugval op babyniveau. De begeleider moet daarin meegaan.
- Een veel gemaakte fout is dat de behandeling stopgezet wordt of in intensiteit verminderd wordt als het goed gaat. Juist dan mag niet verslapt worden in het toedienen van de hoeveelheid lichamelijke en affectieve zorg.

- Als er een basis aanwezig is, is het een taak van de begeleiders om emotionele problemen door de zorgvrager te laten verwerken. Dit moet op een indirecte manier gebeuren via bijvoorbeeld het vertellen van sprookjesachtige verhalen. Deze verhalen moeten de gevoelens (eenzaamheid, angst) extreem oproepen. De begeleider moet zich inleven in de gevoelswereld van de zorgvrager en daarvoor sprekende verhalen vinden.

- Pas op met vakanties en onderbrekingen. Een vakantie kan betekenen dat de zorgvrager weer snel terugvalt in oude handhavingspatronen. Ook hier mag dus niet uitgegaan worden van een normalisatievisie.

- Een groep van deze zorgvragers kan schijnaanpassingsgedrag vertonen. Voor hen is zachtzinnigheid een valkuil. Zij moeten uitgedaagd worden en soms tot agressie gebracht worden. In sommige gevallen is het ontstaan van probleemgedrag een signaal van vooruitgang.

- Agressiviteit is het gevolg van jarenlange onbevredigde fundamentele behoeften. Voor een begeleider is het moeilijk om zonder zelf geprikkeld of boos te worden, in alle rust het gevecht aan te gaan, uit te lokken en in bepaalde mate toe te laten. Het kan lang duren voor de zorgvrager zich, na zo'n agressieve bui, weer gewonnen geeft aan de begeleider. De begeleider moet de zorgvrager lange tijd liefkozen, strelen en bevestigen in de verbondenheid.

- Reken op weerstand: de zorgvrager heeft teleurstellingen achter de rug op relationeel gebied en zal zich niet zomaar overgeven. Waarom zou hij dat ook doen, als hij straks toch weer in de steek gelaten wordt?

Indicatie en conclusie

Zowel relatietherapie als inhaalstrategie zijn bij uitstek geschikt voor zorgvragers bij wie de contactstoornis geen organische basis heeft. Beide (eigenlijk zijn relatietherapie en inhaalstrategie twee soortgelijke benaderingen) zijn op hun beurt goed te combineren met gentle teaching-elementen.

Het indicatiegebied is breed, maar het toepassingsgebied is veel kleiner. Het gaat om een langetermijnbehandeling. Als besloten wordt tot een dergelijke aanpak, moet men tevens in principe besluiten tot het einde toe vol te houden. Daarvoor is een aantal organisatorische voorwaarden nodig die in de reguliere zorg voor verstandelijk gehandicapten niet eenvoudig te realiseren zijn. Juist daarom zijn de toepassingsmogelijkheden kleiner dan eigenlijk zou moeten, afgaande op de hulpvraag van verstandelijk gehandicapten. Bij jonge kinderen met een relatief korte verwaarlozingsgeschiedenis is het perspectief het gunstigst en de investering in personeel en middelen te overzien. Het is bij uitstek de groep die voor een individueel relationele begeleidingsstrategie in aanmerking komt. Bovendien kan zo onnoemelijk veel menselijk leed voorkomen worden. Een wat platvloers argument is dat het per goed gehechte zorgvrager een aanzienlijk bedrag bespaart.

Voor oudere zorgvragers met soortgelijke problematiek is een zeer langdurige inspanning noodzakelijk, waarbij het succes niet vaststaat. In die gevallen is het meestal onvermijdelijk om ervoor te kiezen met het probleem om te gaan in plaats van te streven naar een fundamentele oplossing. Dit betekent dat alles aangegrepen moet worden om de situatie beheersbaar te houden; ook: meegaan met het zelfhandhavingsgedrag van zorgvragers en dit in sommige gevallen zelfs stimuleren (zie de benadering van Heijkoop).

Bij oudere zorgvragers met hechtingsproblematiek is een strikt individuele relationele begeleiding niet altijd aan te raden. Zo'n intensieve begeleiding zou alleen zinvol zijn als deze zeer langdurig gegeven kan worden. Daarbij moet eerder aan een periode van vijf jaar gedacht worden dan aan een periode van een jaar. Als dit niet gegarandeerd is en dit tot gevolg heeft dat de individuele begeleiding voortijdig wordt afgebroken, kan er grote schade ontstaan: er is een nieuwe mislukking toegevoegd aan een levensgeschiedenis die al zo veel relationele breuken gekend heeft. Terugval is bijna onvermijdelijk. Vervolgens zal het veel moeite en energie kosten om weer een relatie met deze zorgvrager op te bouwen. Hij wapent zich terecht met fundamenteel wantrouwen tegen een dergelijke gang van zaken. De individuele begeleiding moet in deze gevallen dan ook niet gekoppeld worden aan een vaste persoon, maar aan twee of meer teambegeleiders. Zij zullen hun relatie met de zorgvrager professioneel moeten hanteren en ervoor moeten waken dat een te grote afhankelijkheidsrelatie gaat ontstaan.

Individueel relationele begeleidingsstrategieën mogen geen vervanging zijn voor de basale strategie of gebruikt worden als behandeling voor problemen die het directe gevolg zijn van een slechte basale strategie. Een goede basale strategie moet samen met en als vervolg op een individueel relationele begeleidingsstrategie uitgevoerd worden.

5.3 Psychotherapie in het secundaire milieu

Psychotherapie kan omschreven worden als een vorm van behandeling die het verbeteren of instandhouden van het psychisch welzijn tracht te realiseren door middel van beïnvloeding van het denken, voelen en handelen. De in het voorafgaande beschreven strategieën kunnen alle als vormen van psychotherapie worden beschouwd. Ze vinden plaats in het primaire milieu, met de leefgroepwerker c.q. de verpleegkundige als centrale begeleider.

Psychotherapie kan ook plaatsvinden in het secundaire milieu. Een gekwalificeerde psychotherapeut is in dat geval verantwoordelijk voor opzet en uitvoering van het proces. De nu volgende bespreking begint met een aantal punten die betrekking hebben op psychotherapie bij verstandelijk gehandicapten in het algemeen. Vervolgens komen twee specifieke vormen naar voren: psychomotorische therapie en speltherapie.

5.3.1 Psychotherapie bij verstandelijk gehandicapten

Het inzicht dat ook verstandelijk gehandicapten baat kunnen hebben bij psychotherapie is recent en nog groeiende. Waar het voor niet-verstandelijk gehandicapten heel gebruikelijk is dat zij hun psychische problemen met behulp van een therapeut proberen op te lossen, is dat bij verstandelijk gehandicapten veel minder vanzelfsprekend. Enerzijds komt dat omdat nog te weinig erkend wordt dat ook verstandelijk gehandicapten emotionele problemen kunnen hebben, anderzijds omdat verondersteld wordt dat de behandeling met psychotherapie een grote verbale begaafdheid vereist. Verstandelijk gehandicapten beschikken daar niet over en zouden dus niet in aanmerking komen voor psychotherapie. De enige vorm van psychotherapie die voor hen geschikt is, zou gedragsmodificatie zijn.

Deze opvatting is geheel achterhaald. Inmiddels zijn er talrijke rapportages van geslaagde psychotherapeutische behandelingen van verstandelijk gehandicapten. Alle belangrijke vormen van psychotherapie zijn met succes, al of niet in combinatie, bij verstandelijk gehandicapten toegepast: Rogeriaanse therapie, cognitieve therapieën (bijv. de RET), vormen van psychoanalyse enzovoort. Overigens zijn het vooral de matig en licht verstandelijk gehandicapten die van dit soort behandelingen profiteren.

Het is niet vast te stellen of de ene vorm bij verstandelijk gehandicapten effectiever is dan de andere vorm. Dat is iets dat overigens ook geldt voor behandelingen bij niet-verstandelijk gehandicapten. De persoon van de therapeut lijkt een meer bepalende factor te zijn dan het gehanteerde systeem.

Een uitvoerige bespreking van de verschillende therapeutische richtingen is hier niet op z'n plaats. Er bestaat op dit gebied een stortvloed aan bruikbare literatuur. Voor de behandeling van verstandelijk gehandicapten langs deze weg is wel het volgende van belang. De behandeling die in het secundaire milieu plaatsvindt, moet van het begin tot het eind ingebed zijn in het totale begeleidingsplan. De verpleegkundige en andere leefgroepwerkers moeten goed op de hoogte gehouden worden van het verloop van de therapie. Zij moeten er zorg voor dragen dat basale strategie en psychotherapie op elkaar afgestemd worden. De psychotherapeut zal daarom deel moeten nemen aan bewonersbesprekingen.

Hoewel er geen therapiesystemen zijn die specifiek toe te passen zijn bij verstandelijk gehandicapten, is er wel een tweetal vormen waarvan verondersteld wordt dat ze bij verstandelijk gehandicapten zeer geschikt zijn: psychomotorische therapie en speltherapie. Deze komen nu aan de orde.

5.3.2 Psychomotorische therapie

Het psychische komt ook naar voren in bewegingspatronen. Zo kan een negatief zelfbeeld gepaard gaan met een chronisch gebrek aan zelfvertrouwen dat zich uit in een zich aarzelend en onhandig voortbewegen. Door beïnvloeding van bewegingspatronen is het mogelijk het zelfbeeld te verbeteren en het zelfvertrouwen te vergroten. Psychomotorische therapie sluit dus aan op het somatische en is juist daardoor – het lichaamsgebondene is namelijk opvallend bij veel verstandelijk gehandicapten – voor deze groep een geschikte behandelvorm.

De wetenschappelijke onderbouwing van psychomotorische therapie is op dit moment nog matig. Daarom is de scheidslijn tussen bewegingsactiviteit en psychomotorische therapie moeilijk te trekken. Enige aanzetten om tot een systematische opzet van deze therapievorm te komen zijn wel totstandgekomen en deze doen vermoeden dat de betekenis van de psychomotorische therapie in de toekomst zal toenemen.

5.3.3 Speltherapie

Speltherapie kiest als ingang om psychische problemen op te lossen een menselijke activiteit die met een bepaalde lust uit innerlijke drang bedreven wordt: het spel. Via spel kunnen allerlei onbewuste en halfbewuste zaken naar de oppervlakte komen. Het is op die manier mogelijk zicht te krijgen op spanningen en conflicten en te werken aan oplossingen. Deze vorm van therapie is in eerste instantie voor kinderen ontwikkeld. Doorgaans worden twee globale benaderingen onderscheiden:
- de directieve benadering: de therapeut neemt een bewust leidende, sturende rol op zich
- de non-directieve benadering: hierbij wordt meer vertrouwd op de innerlijke spontane groeikracht bij het kind. Bij deze op Rogers gebaseerde benadering schept de therapeut een veilig, accepterend klimaat waardoor de groeikracht bij het kind opgeroepen wordt. Bij verstandelijk gehandicapten lijken de mogelijkheden om op eigen kracht met hun problemen in het reine te komen beperkt. Daarom gebruikt men bij hen doorgaans een meer directieve benadering.

De doelstelling van speltherapie is tweeledig:
- beeldvorming: via het spel is het mogelijk inzicht te krijgen in de conflicten waaronder iemand gebukt gaat
- genezend: via het spel kunnen spanningen en conflicten verwerkt en tot een oplossing gebracht worden.

Vormen van speltherapie

Omdat er nauwelijks een speltherapeut te vinden zal zijn die strikt volgens één systeem werkt, zijn er misschien evenveel vormen van speltherapie als er therapeuten zijn. Daarom beperken wij ons hier tot de volgende globale tweedeling:
- speltherapieën die afgeleid zijn van bestaande therapiesystemen
- beeldcommunicatieve benaderingen.

Speltherapieën afgeleid van bestaande therapiesystemen

Van nog vóór de Tweede Wereldoorlog dateren methoden die gebaseerd zijn op de psychoanalyse. De namen van Anna Freud en Melanie Klein zijn daarmee verbonden. Het accent bij deze benadering wordt gelegd op het bewust maken van onbewuste conflicten. Spel is daarbij de ingang tot het onbewuste.

Ook de tweede grote stroming in de psychotherapie, de gedragsmodificatie, heeft zijn eigen speltherapievarianten ontwikkeld. Hier moet de leertheoretische speltherapie van Leland en Smith (1965) vermeld worden, die speciaal voor verstandelijk gehandicapten ontwikkeld is. Het accent ligt op het leren controleren van gedrag en het aanleren van nieuw, efficiënt gedrag.

Speltherapie wordt ook toegepast in het kader van relatietherapie. In dat geval is spel vooral een middel dat als doel heeft het opbouwen van een relatie.

Beeldcommunicatieve benaderingen

De typisch Nederlandse beeldcommunicatieve benadering is voortgekomen uit de zogenaamde Utrechtse school in de pedagogiek. Langeveld is de hoofdfiguur bij deze richting in de opvoedkunde. Twee leerlingen van Langeveld, Hellendoorn en Lubbers, hebben de beeldcommunicatieve speltherapie uitgewerkt.

Een extra accent wordt gelegd op de beeldvorming: alles wat iemand doet, wordt teruggevoerd op de menselijke noodzaak om zin te geven aan het bestaan. Er is inzicht nodig in de zingevingsproblemen die iemand heeft en dan kan hij geholpen worden tot een goede zingeving te komen. Spel roept gevoelens op, die worden verbonden met beelden. Deze beelden leveren, wanneer ze aaneengeschakeld worden, verhalen op waarin iemand worstelt met zingevingsvragen. Er volgt nu een voorbeeld om dit te verduidelijken:

Tijdens een speltherapiesessie is iemand een pop aan het aankleden. Dit aankleden roept heftige gevoelens op en daarbij verschijnt een bepaalde voorstelling, een beeld. Hij ziet hoe zijn moeder hem aankleedt. Er verschijnen meer beelden die zich aaneenrijgen tot een verhaal: tegen z'n zin krijgt hij kleren aan die hij zeer onplezierig vindt om te dragen, hij protesteert daartegen, maar zijn moeder zet toch door. Er ontstaat een emotioneel zeer beladen situatie. Door dit verhaal, dat zich in het spel met de pop herhaalt, krijgt de therapeut duidelijkheid over de problemen van de zorgvrager. De vervelende gevoelens die het opnieuw beleven van het aankleden heeft opgeroepen, kan hij via het spel verwerken. Via verhalen die daarbij bedacht worden in een samenspel tussen therapeut en zorgvrager kan de zorgvrager een nieuw, constructief zicht krijgen op de relatie met zijn moeder. Zo ontstaat een nieuw verhaal, nieuwe zingeving, waardoor het leven van de zorgvrager rijker en harmonieuzer wordt.

Het is kenmerkend voor de beeldcommunicatieve benadering dat naast spelmaterialen ook tekeningen en verhalen een functie hebben. Juist bij volwassen verstandelijk gehandicapten wordt die weg bewandeld. Het is daarom eigenlijk te beperkt de beeldcommunicatieve benadering te benoemen als speltherapie. Naast spel speelt het artistieke en vooral het literaire (het verhaal) een essentiële rol. Ook verpleegkundigen kunnen van dit soort technieken gebruik maken. Je kunt een zorgvrager een tekening laten maken van zichzelf te midden van het gezin waaruit hij afkomstig is. Daarbij kun je vragen of hij de leden van het gezin als dier wil uitbeelden. Zo'n tekening kan een schat aan informatie bevatten over de manier waarop de zorgvrager tegen zichzelf en zijn familie aankijkt. Tevens biedt zo'n tekening aanknopingspunten om voorzichtig en in eerste instantie niet rechtstreeks, in gesprek te komen over bepaalde problemen.

5.3.4 Indicatie en conclusie

De psychotherapeutische benadering in het secundaire milieu komt in aanmerking als het om levensproblemen gaat. Te denken valt daarbij aan de volgende typen levensproblematiek.

Identiteitsproblemen

Vooral bij matig en licht verstandelijk gehandicapten kunnen vragen opkomen over hun handicap en de beperking van hun levensperspectief die daarvan het gevolg is. Waarom ben ik anders? Waarom mag ik niet trouwen? Welke toekomst is voor mij weggelegd?
Dit soort identiteitsproblematiek gaat meestal samen met een chronisch gebrek aan zelfvertrouwen. Dit gegeven is bij de therapie een belangrijk aandachtsveld.

Verwerkingsproblemen

Het gaat hierbij om spanningen en conflicten die in het verleden zijn ontstaan en die niet goed verwerkt zijn of om moeilijk te verwerken gebeurtenissen uit het heden of recente verleden, bijvoorbeeld rouwverwerking. Aangaande de therapeutische behandelingen van dit tweede type verwerkingsproblemen zijn uitstekende resultaten gerapporteerd.
Bij psychosen, zoals schizofrenie en depressie, is psychotherapie niet primair geïndiceerd. Wel kan psychotherapie in die gevallen een belangrijke hulp zijn om allerlei secundaire problemen te behandelen. Je kunt iemand bijvoorbeeld leren leven met het gegeven dat hij lijdt aan een schizofrene stoornis.

OPDRACHTEN

A

1 Hier volgt een aantal situaties die je via respondente conditionering begrijpelijk kunt maken. Gebruik hiervoor het drietrapsschema.

- Jos is door een medebewoner in het zwembad geduwd. Toen hij weer boven water kwam, huilde hij erg. Hij weigert nu de ingang van het zwembad binnen te gaan.
- Carolien kraait van plezier als ze de etenskar op de gang hoort rammelen.
- Een autistisch jongetje stopt zijn vingers in de oren als hij hoge geluiden hoort. Een medebewoner gilt af en toe. Het jongetje reageert angstig op de medebewoner, ook als deze niet gilt.
- Een leidster knuffelt een huilende bewoner. Na een aantal keren is haar aanwezigheid op zich al voldoende voor de bewoner om niet meer te huilen.
- Het busje waarmee de bewoners vervoerd worden, heeft een ongeluk gehad. Daarna weigert een van de bewoners in wat voor auto dan ook te stappen.

2 Ontwerp een zo volledig mogelijk stap-voor-stapprogramma voor het 'zelfstandig fietsen op een driewieler' voor een ernstig verstandelijk gehandicapte.

3 Bekijk de volgende gevalsbeschrijvingen. Ga na – op grond van de theorie van de voorafgaande hoofdstukken – welke behandelingsstrategie gekozen zou moeten worden en hoe deze opgezet zou moeten worden.

Jan
Jan is een jonge man van 22 jaar die sinds twee maanden in het instituut woont. Een jaar geleden is zijn moeder bij een ongeluk om het leven gekomen. Jan heeft daarop nauwelijks gereageerd.
Jan neemt binnen de groep een onopvallende plaats in. Hij trekt zich graag terug. Het liefst ligt hij op bed naar muziek te luisteren. Hij is moeilijk tot activiteiten te bewegen. Ook het eten verloopt moeizaam. Hij zit lang aan tafel en krijgt bijna geen hap door zijn keel. Als daar iets van gezegd wordt, klaagt hij over maagpijn. Overdag werkt Jan bij een tuinderij. Daar wordt hij wel geaccepteerd, maar men vindt hem nogal 'lui'.
Jan zou het liefst de hele dag thuisblijven. Hij heeft dit kenbaar gemaakt bij de groepsleiding die nu op dit verzoek moet reageren.

Guus
Guus is de zoon van een ongehuwde moeder, met wie hij nog maar sporadisch contact heeft. Op jonge leeftijd is hij een zwerftocht begonnen langs pleeggezinnen en tehuizen. Op een gegeven moment belandde hij in een GVT, waar het een aantal jaren goed is gegaan. Maar op den duur was hij vanwege agressieve buien daar niet te handhaven en kwam hij terecht in de inrichting waar hij nu woont. De eerste maanden maakte hij een wat angstige, maar wel vriendelijke indruk. Hij was bereid om binnen de leefgroep allerlei klusjes te doen. Plaatsing op een sociale werkplaats was mogelijk.
De laatste tijd gaat het echter bergafwaarts. Regelmatig slaat hij andere bewoners. Tegenover de leiding neemt hij een dreigende houding aan. Dit is begonnen toen zijn verkering met Marijke (een bewoonster van een andere leefgroep) uitraakte. Hij gaf daarvan een groepsgenoot de schuld, die vervolgens het slachtoffer werd van de agressie van Guus. Hij komt bijna niet meer uit zijn woorden en heeft dan de neiging om te gaan slaan. Vooral weinig weer-

bare groepsgenoten lopen gevaar. Op de sociale werkplaats heeft dit geleid tot een conflict, waarbij een werkmeester door Guus opgepakt werd en in een kartonnen doos werd gezet. Guus is toen ontslagen.
Besloten is tot een behandeling met psychofarmaca (Dipiperon®) en de discussie gaat er nu over of er verder nog iets moet gebeuren.

Marloes
Marloes woont al een aantal jaren in een GVT en lijkt goed op haar plaats te zijn. Ze heeft een eigen plek binnen de groep en kan het met de leiding over het algemeen uitstekend vinden. Ze heeft veel hobby's, onder andere postzegels verzamelen, fotograferen en handwerken.
Minder leuk vindt Marloes de karweitjes die moeten gebeuren, zoals afwassen. Ze doet dit met tegenzin en weigerde laatst zelfs pertinent omdat ze 'nog een handwerkje moest afmaken'. Vriendelijk aandringen of streng optreden lijken nauwelijks invloed op haar te hebben. Telkens als er een karweitje gedaan moet worden, loopt het uit op een harde confrontatie. Een ander punt is het opruimen van haar kamer. Ze maakt er een ongelooflijke puinhoop van en is nauwelijks aan te zetten tot zelfstandig opruimen.
Tijdens bewonersbesprekingen is al vaak over dit probleem gesproken, maar het lijkt onoplosbaar.

4   Laat de bewoners tekeningen maken van zichzelf samen met hun familieleden waarbij de personen als dieren voorgesteld worden. Vergelijk en bespreek deze tekeningen in de lesgroep.

5   In hoofdstuk 3 is een voorbeeld gegeven van een zorgvrager met een angststoornis. Bedenk voor deze zorgvrager een aanpak die gebaseerd is op systematische desensitisatie.

B

1   Ga na in hoeverre de verpleegkundige theorie van Roy gebaseerd is op het behaviorisme.

2   Gentle teaching hinkt op twee gedachten. Enerzijds doet het zich voor als een algemeen geldende omgangsstrategie en anderzijds als een therapie. Analyseer hoe het mogelijk is dat deze twee gebieden met elkaar vermengd worden.

3   ■ Beschrijf wat er bij gentle teaching gebeurt in de terminologie van de gedragsmodificatie.
    ■ Ga na welke elementen binnen gentle teaching zijn ontleend aan de gedragsmodificatie en welke aan de rogeriaanse opvattingen over hulpverlening.

4   Ga na welke freudiaanse denkbeelden naar voren komen in:
    ■ Gentle teaching
    ■ De beeldcommunicatieve benadering.

5   De discussie over gentle teaching versus gedragsmodificatie is vaak in een 'of/of'-sfeer gevoerd.
    ■ Welke vooronderstellingen worden gehanteerd als zo'n discussie in de 'of/of'-sfeer getrokken wordt?
    ■ Wat zegt volgens jou zo'n discussie over het wetenschappelijke niveau van de menswetenschappen? Waarom?

HOOFDSTUK 6

OMGANGSSTRATEGIEËN

LEERDOELEN

Na bestudering van hoofdstuk 6 kan de student:
- duidelijk maken in welke gevallen een omgangsstrategie te verkiezen is boven een behandelstrategie
- omschrijven wat precies de expressed emotion-benadering inhoudt
- aan de hand van voorbeelden beschrijven wat de kenmerken zijn van een houding met een laag en met een hoog EE-gehalte
- verschillende methoden beschrijven om emoties te hanteren
- aan de hand van de begrippen zelfvertrouwen, spanningsregulatie en neerwaartse spiraal omschrijven welke visie Heijkoop heeft op probleemgedrag
- aangeven welke uitgangspunten Heijkoop hanteert bij de behandeling
- uiteenzetten welke specifieke observatiepunten Heijkoop gebruikt
- de richtlijnen beschrijven die Heijkoop geeft voor het omgaan met acuut probleemgedrag
- onderkennen hoe je als begeleider met je eigen emoties kunt omgaan
- de aandachtspunten noemen die van belang zijn bij een video-interactieanalyse
- een video-interactieanalyse toepassen
- de rol van de verpleegkundige/leefgroepwerker beschrijven bij het gebruik van psychofarmaca door zorgvragers
- vier groepen psychofarmaca benoemen en bij elke groep de indicaties en (hoofd)bijwerkingen beschrijven.

Bij de omgangsstrategieën ligt het accent eerder op het omgaan met het probleem dan op het oplossen ervan. Dat lijkt een nogal pessimistisch uitgangspunt, maar schijn bedriegt: te veel optimisme bij de behandeling van zorgvragers met psychische problemen leidt tot grote frustratie bij de begeleiders. Hun zelfvertrouwen wordt aangetast. Daarbij is een overgang naar een te pessimistische houding vaak het gevolg van te hoge verwachtingen. Het grote voordeel van omgangsstrategieën is dat ze de verwachtingen van de begeleiders veel reëler maken. Er valt een last van je schouders als je beseft dat het probleem niet opgelost hoeft te worden. Paradoxaal genoeg is dat in sommige gevallen het begin van de oplossing!

De volgende omgangsstrategieën worden besproken: de expressed emotion-benadering, de zelfcontrolebenadering van Heijkoop, de methodiek van de video-interactieanalyse en ten slotte het gebruik van psychofarmaca.

6.1 Emotionele hantering

Er is een vastgesteld verband tussen de houding van de begeleiders en de kans voor een schizofrene zorgvrager om terug te vallen in een psychose. Het onderzoek naar dit fenomeen biedt voor de praktijk van de dagelijkse begeleiding zeer vruchtbare aanknopingspunten. Recent is duidelijk geworden dat ook andere zorgvragers gebaat kunnen zijn bij de begeleidingshouding die het meeste resultaat oplevert bij schizofrene zorgvragers.

Die optimale begeleidingshouding is als volgt samen te vatten: hoe minder de te begeleiden zorgvrager emotioneel op de huid gezeten wordt door zijn begeleiders, des te groter is de kans dat hij psychosevrij blijft. Omgekeerd: hoe meer de zorgvrager emotioneel op z'n huid gezeten wordt, des te groter is de kans op een terugkeer van de psychose. We spreken dan van een hoge *expressed emotion* (EE). Een goede stijl van begeleiden gaat dus bij bepaalde zorgvragers gepaard met een lage expressed emotion.

Letterlijk vertaald betekent expressed emotion: 'geuite emotie'. Misschien is het duidelijker om te spreken van 'geuite betrokkenheid' of 'kritiek en betrokkenheid' (R. van Meer). Een hoge expressed emotion komt naar voren in het uiten van een hoge mate van betrokkenheid die samengaat met een groot aantal kritische opmerkingen die positief of negatief kunnen zijn. Hoe groter de op die manier geuite persoonlijke emotionele betrokkenheid van de begeleiders, des te groter is de kans dat het (opnieuw) misgaat met de zorgvrager.

De nu volgende verdere uitwerking begint met een korte historische schets van het ontstaan van de EE-benadering en een bespreking van de methode die gehanteerd wordt om het EE-gehalte vast te stellen. De vraag wordt gesteld of het EE-gehalte van begeleiders te beïnvloeden is. Ten slotte vindt bespreking plaats van een aantal strategieën die kunnen helpen bij de emotionele hantering.

6.1.1 De EE-benadering

Het ontstaan van de EE-benadering

De EE-benadering is voortgekomen uit het schizofrenie-onderzoek. In de jaren zestig en zeventig was men zeer geïnteresseerd in het verband tussen schizofrenie en gezinssituatie. Dat had te maken met de toentertijd heersende mode in de psychiatrie: de ideologie dat de maatschappij en maatschappelijke instituties, zoals het gezin, ziekmakend waren. Deze opvatting kwam niet voort uit gedegen wetenschappelijk onderzoek, maar uit de heersende tijdgeest. Men meende dat mensen schizofreen werden door gekmakende, paradoxale communicatie binnen het gezin. Deze opvatting wordt meestal aangeduid met de *double-bind*-theorie (dubbele binding). Ouders zouden tegenstrijdige (dubbele) boodschappen uitzenden die de schizofrenie zouden doen ontstaan of ten minste uitlokken. De therapie zou dan moeten bestaan uit het verbeteren van de communicatiepatronen binnen het gezin. De double-bind-theorie is niet overeind gebleven. Serieus wetenschappelijk onderzoek heeft geen oorzakelijk verband kunnen leggen tussen double-bind en schizofrenie. De oorzaak van schizofrenie is onduidelijk en het is zonder meer verwerpelijk daar op grond van ongefundeerde meningen uitspraken over te doen.

Een neveneffect van deze zwarte bladzijde uit de psychiatrie was de grote aandacht voor communicatie tussen familie en zorgvrager. Volgens de huidige opvatting is schizofrenie een handicap waarmee zowel de zorgvrager als zijn omgeving moeten leren omgaan. De aandacht is verschoven van het zoeken naar een genezende therapie naar effectieve manieren om met de handicap om te gaan. Uit onderzoekingen van – aanvankelijk – Brown (1962) en – later – Leff (1976) bleek dat er een verband was tussen een bepaalde stijl van omgang en de kans op terugval in een psychose. Hoe hoger de EE, des te groter was de kans op terugval.

De veronderstelling is nu dat een hoog EE-gehalte verstikkend en bedreigend werkt, waardoor de zorgvrager min of meer vlucht in de psychose. Het is belangrijk je te realiseren dat een hoog of laag EE-gehalte slechts variaties vertegenwoordigen van normale omgangsstijlen. Iemand met een hoog EE-gehalte is dus niet psychisch gestoord. Het is zelfs goed denkbaar dat een hoog EE-gehalte in bepaalde opvoedingssituaties nodig kan zijn. Dat is een veronderstelling, want op dit gebied is nog nauwelijks onderzoek verricht. Wel is door herhaald systematisch onderzoek het verband aangetoond tussen een hoge EE en terugval in psychose bij schizofrene zorgvragers. Naast psychofarmaca is een lage EE de enige factor waarvan wetenschappelijk aannemelijk gemaakt is, dat die de kans op psychotische terugval bij schizofrenie vermindert. Deze ontdekking heeft vooral grote gevolgen gehad voor de begeleiding van familieleden van schizofrene zorgvragers.

Het vaststellen van het EE-gehalte

In de eerste onderzoekingen van Brown werd een hoge EE verbonden met het voorkomen van de volgende vijf factoren:
1 het aantal kritische opmerkingen van familieleden tegenover de zorgvrager
2 tekenen van vijandigheid ten opzichte van de zorgvrager
3 emotionele overbetrokkenheid
4 warmte
5 positieve opmerkingen.

De factoren 4 (warmte) en 5 (positieve opmerkingen) bleken steeds samen te gaan met factor 3 (emotionele overbetrokkenheid). Ze voegen aan het EE-concept niets extra's toe en worden tegenwoordig niet meer gebruikt bij het bepalen van de EE-score.

Het EE-onderzoek vindt plaats door een interview met de familieleden van de schizofrene zorgvrager. Deze is daar niet bij en er wordt vooral ingegaan op recente problemen rond en met de zorgvrager. Het interview, dat bekendstaat als het 'Camberwell family interview', duurt ongeveer twee uur. Er wordt zowel gelet op de inhoud van de uitingen als op de toon.

Het verlagen van het EE-gehalte

Waar komt een hoge EE in de omgang vandaan? Heeft het iets te maken met persoonlijk temperament en tamelijk vastliggende karaktereigenschappen? Het zou daarentegen ook mogelijk kunnen zijn dat mensen hun houding mede laten bepalen door hun ideeën over de werkelijkheid en dat een ander idee over de werkelijkheid eveneens een ander gedrag kan oproepen. Dat laatste blijkt ten dele het geval te zijn en dat is zeer positief voor de begeleiding van schizofrene zorgvragers.

Er vond een doorbraak plaats binnen het EE-onderzoek, toen Leff en zijn medewerkers aantoonden dat EE-verlaging van familieleden mogelijk is, en wel via de volgende maatregelen:
– een aantal lessen over schizofrenie, waarin symptomen, beloop, medicatie en etiologie ter sprake kwamen
– steungroepen van familieleden
– steunende en adviserende begeleiding van gezinnen
– voortdurende beschikbaarheid van een teamlid voor advies.

Het bleek vooral van belang de ideeën over het ontstaan en de aard van de stoornis en de daarmee samenhangende gevoelens te beïnvloeden. Door vermindering van vooral schuldgevoelens werd een andere houding, een minder persoonlijk emotioneel betrokken houding mogelijk. Ook ander onderzoek, dat soms gericht was op een enigszins afwijkend beïnvloedingsprogramma, heeft aannemelijk gemaakt dat het voor familieleden mogelijk is een effectievere omgangsstijl aan te leren.

De begeleiding van verstandelijk gehandicapten vanuit de EE-benadering

Een hoge EE bij andere gezinsleden vergroot de kans op terugval bij de schizofrene zorgvrager. Dit heeft te maken met een verminderd vermogen om druk te verdragen, een draagkrachttekort. Nu zijn er aanwijzingen dat schizofrene zorgvragers veel moeite hebben met het ordenen van informatie uit binnen- en buitenwereld. Ze raken tamelijk snel overspoeld en reageren hierop door zich bijvoorbeeld terug te trekken uit de situatie. Dit zelf omgaan met psychische spanningen noemen we *coping*. De eigen strategieën van de zorgvrager kunnen een aanknopingspunt vormen voor de begeleiding, die dan ook plaatsvindt vanuit een lage EE. Bij nogal wat verstandelijk gehandicapten bestaat een soortgelijk probleem in het omgaan met prikkels. Dat kan te maken hebben met organische problematiek. Verstandelijk gehandicapten ontwikkelen dikwijls eigen strategieën om met hun spanningen om te gaan (vergelijkbaar met wat Heijkoop hierover zegt).

Bij deze groep zorgvragers mag verondersteld worden – en praktijkervaringen steunen deze veronderstelling – dat een begeleidingsstijl met een lage EE effectiever is dan een begeleidingsstijl met een hoge EE. Een lage EE zou dan aan te raden zijn, niet alleen bij verstandelijk gehandicapten met schizofrenie, maar ook bij andere groepen waaronder de verstandelijk gehandicapten die ertoe neigen om bij overbelasting psychotisch te reageren en verstandelijk gehandicapten met autisme of aan autisme verwante beelden.

Het lijkt overigens raadzaam een slag om de arm te houden. Het EE-onderzoek heeft zich tot op heden vooral gericht op familieleden en niet op professionele begeleiders. Daarbij komt dat een van de conclusies uit het EE-onderzoek is dat er een hoog aantal contacturen (ongeveer 35 per week) nodig is. Dit zijn uren waarin de zorgvrager in persoonlijk contact staat met het familielid. Hoe en of dit te vertalen valt naar professionele begeleiders, zal verder onderzoek duidelijk moeten maken.

Kenmerken van een lage EE-houding bij begeleiders

Een lage EE-houding wordt gekenmerkt door een zo veel mogelijk affectief neutrale houding. Eventueel agressief gedrag van de verstandelijk gehandicapte wordt niet op de eigen

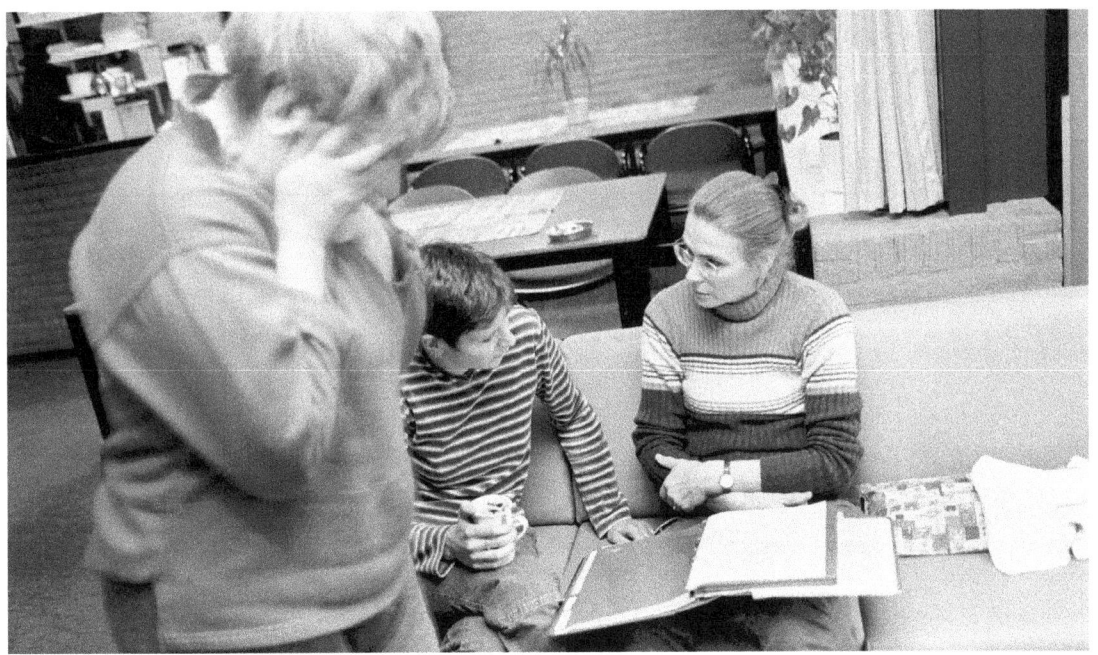

*Afbeelding 6.1
Een begeleider die een affectief neutrale, dus enigszins laconieke houding tegenover de zorgvrager heeft, kan goed relativeren*

persoon betrokken: een begeleider met lage EE raakt niet snel in paniek, reageert niet te uitbundig en kan goed relativeren. Het is een houding die als 'laconiek' kan overkomen, maar dat neemt niet weg dat deze houding gebaseerd moet zijn op basaal aanwezige warmte. Een koude, kille, ongeïnteresseerde benadering is net zo ongewenst als een hoge EE-benadering. Het gaat er vooral om dat de begeleider zijn eigen emoties, die hij wel moet hebben, goed kan hanteren.

Een ander element is dat een hoge EE-houding gepaard gaat met fixatie op zeer problematisch ervaren gedragingen, waardoor de kans op escalatie (zie de theorie van Heijkoop) vergroot wordt. Bij een hoge EE zijn de verwachtingen te hoog en de ideeën te absoluut waardoor de begeleider zijn eigen falen steeds weer oproept. Er dreigt een negatieve spiraal te ontstaan, waarin hij en de verstandelijk gehandicapte steeds verder naar beneden draaien.

Samenvattend is de volgende vergelijking te maken tussen beide houdingen:

Het verlagen van EE bij begeleiders

Een hoge EE bij begeleiders wordt gevoed door bepaalde ideeën en verwachtingen. Onervarenheid en jeugdige leeftijd kunnen ook een rol spelen: voor een jongvolwassene is de neiging tot absolutistisch, idealistisch denken niet ongebruikelijk. Het is dan ook aan te raden de meer ervaren groepsleiding te laten werken met moeilijke zorgvragers.
Een werkklimaat dat gebaseerd is op realistisch optimisme is te prefereren. Werkbegeleiders, groepshoofden en relatieve buitenstaanders, zoals pedagogen en artsen, kunnen bijdragen tot een lager EE-gehalte. De begeleiding kan zich op de volgende aandachtspunten richten:
- inzicht geven in de vaak complexe problematiek van de verstandelijk gehandicapte
- bijstellen van een eventueel te absolutistische opvatting van het normalisatiemodel
- bespreken en realistisch maken van verwachtingen
- ondersteunen in moeilijke situaties
- incidenten aangrijpen om zaken bespreekbaar te maken.

Een hoog EE-gehalte is nogal eens herkenbaar aan het taalgebruik. De gekozen formuleringen zijn gebaseerd op veronderstellingen. Het kan helpen om eens na te denken over de veronderstellingen die aan bepaalde uitspraken ten grondslag liggen. Vraag je daarbij af of die veronderstellingen wel houdbaar zijn, mede in het licht van hetgeen in dit boek reeds aan de orde is gesteld. Bekijk in

Tabel 6.1
Vergelijking van een hoge en een lage EE-houding

hoge EE	lage EE
- gedrag van de verstandelijk gehandicapte sterk op zichzelf betrekken	- niet direct persoonlijk geraakt worden door gedrag
- sterk gericht op aanpassing, vanuit bijvoorbeeld de normalisatiegedachte	- rekening houdend met individuele eigenaardigheden
- mislukking wordt gezien als persoonlijk falen	- eigen tekortkomingen kunnen relativeren
- moeite met omgaan met teleurstellingen	- gericht op wat wel goed gaat, teleurstellingen worden snel verwerkt
- zoeken naar definitieve oplossingen van problemen	- zoeken naar omgangsstrategieën
- gefixeerd op probleemgedrag van de verstandelijk gehandicapte	- gericht op niet-problematische gedragingen
- idealistisch ingesteld	- positief realistisch

dit verband de volgende door groepsleiders gedane uitlatingen:
- "Hij zat me weer te pesten" (over een zorgvrager die niet wilde eten)
- "Iemand mag zichzelf niet verwonden"
- "Het is zo'n zootje door te weinig personeel"
- "Ik kon wel janken toen het gebeurde"
- "Laag-niveaubewoners moeten ook op vakantie."

Bij deze voorbeelden moet wel de kanttekening gemaakt worden dat de *toon* waarmee iets gezegd wordt ook meegewogen moet worden. Bovenstaande uitspraken kunnen met verschillende intonaties gedaan worden en daarmee kan navenant de hoogte van de EE variëren.
De houding die hier omschreven is met het begrip 'lage EE' wordt elders aangeduid met de term 'affectief neutraal'. Zowel in de psychiatrie als in de zorg voor verstandelijk gehandicapten is emotionele zelfhantering de kern van de professionele houding. Daarom volgt nu een aantal strategieën die tot die emotionele hantering kunnen bijdragen.

6.1.2 Hantering van emoties

Naast de hier genoemde algemene aandachtspunten kan methodisch gewerkt worden aan het hanteerbaar maken van emoties. Het gaat dan vooral om emoties die veroorzaakt worden door ingrijpende gebeurtenissen of voorvallen. De opgeroepen emoties kunnen zo fel en overspoelend zijn dat ze de begeleider psychisch uit evenwicht brengen. Dat heeft onmiddellijk schadelijke gevolgen voor zijn mogelijkheden om zorgvragers adequaat te begeleiden. In zo'n geval kan de begeleider kiezen voor het gericht werken aan regulering van zijn emotionele huishouding. Een viertal, elkaar gedeeltelijk overlappende strategieën, is hiervoor bruikbaar. Maar eerst komt een aantal algemene aspecten van emotionele verwerking aan de orde.

Het verwerkingsproces

Als een bepaald voorval heftige emotie oproept, neigt die emotie na verloop van tijd te veranderen van kleur (neutraler) en scherpte (zwakker). Blijkbaar beschikt de mens over een vermogen om zichzelf weer in evenwicht te brengen.

Een toestand van grote opwinding is slopend voor het organisme en dit streeft ernaar het evenwicht te herstellen. Er treedt een gewenningsproces op dat tijd kost.
Iemand die in heftige emotie verkeert, is vaak nog niet in staat om redelijk te denken. Als hij wat bedaard is, is hij ook weer beter aanspreekbaar. Dit is een belangrijk gegeven voor de begeleiding van zorgvragers die zeer emotioneel reageren. Ga op dat moment niet direct eisen stellen en verwacht niet dat de zorgvrager de handeling waarmee hij bezig is, continueert. Sommigen moet je even aan zichzelf overlaten, bij anderen moet je een arm om de schouders slaan. De *timing* is erg belangrijk. Op het moment dat de spanning geluwd is, moet ernaar gestreefd worden om de handeling weer voort te zetten. Het is van belang weer terug te keren naar de onderbroken activiteit, omdat deze anders een negatief gevoel gaat oproepen. (Dit wil niet zeggen dat het in alle gevallen *mogelijk* is terug te keren naar de activiteit.)

Evenals de zorgvrager kan ook de begeleider onderhevig zijn aan heftige spanningen. Het probleem doet zich voor dat je over het algemeen direct moet handelen en niet de ruimte krijgt om je emoties wat te laten bedaren. Soms kun je aan een collega vragen om even de regie over te nemen, maar dat is niet altijd haalbaar of wenselijk. Samendoen is ook een optie.
Sterke emoties zoals panische angst, grote schaamte en diep verdriet bedreigen de psychische gezondheid van de begeleider. Het behoort tot je professionaliteit om daar 'hygiënisch' mee om te gaan. Deze sterke emoties kunnen zo bedreigend zijn dat je ze maar het liefst zou willen wegstoppen. Op de korte termijn een begrijpelijke en verstandige reactie, maar helaas ook een gevaarlijke reactie. Niet goed verwerkte (traumatiserende) emoties neigen de mens psychisch te slopen. In de gezondheidszorg heet dit *burn-out*.
Er volgt nu een bespreking van vier strategieën die bruikbaar zijn (al dan niet in combinatie) bij het omgaan met de eigen emoties. De vier strategieën zijn niet van elkaar te scheiden, het gaat steeds om hetzelfde, alleen de invalshoek daarbij wijzigt.

Vier strategieën voor emotionele hantering

Werken aan zelfkennis en -hantering (strategie 1)
In het werken met moeilijk te begeleiden verstandelijk gehandicapten kun je, als je je daarvoor openstelt, veel over jezelf leren. Het gaat om mensen die overgeleverd zijn aan jouw zorgen, maar zij kunnen ook jou weer sterk beïnvloeden. Zicht op dit soort processen, maakt dat begeleiders er niet hulpeloos aan overgeleverd zijn met alle negatieve gevolgen van dien. Stel jezelf eens de volgende vragen:
– hoe ervaar ik deze zorgvrager en waardoor zou dat bepaald kunnen zijn
– in hoeverre zijn mijn persoonlijke omstandigheden van invloed op mijn functioneren
– wijzen bepaalde signalen erop dat de grens in zicht komt en hoe maak ik dit bespreekbaar
– welke strategieën gebruik ik (bewust of niet) om tot emotionele verwerking te komen
– kom ik, als ik mijn leven overzie, toe aan een goed ritme van inspannende en ontspannende activiteiten?

Breng de antwoorden op deze vragen in verband met de volgende aandachtspunten:

Het herkennen van emotionele besmetting
Je kunt spreken van emotionele besmetting als je je als het ware laat aansteken met sterke emoties die bij zorgvragers aanwezig zijn. Bijvoorbeeld: een zorgvrager wordt boos als je hem vraagt af te drogen. Je raakt geïrriteerd en je begint woedend te schreeuwen. Of: een zorgvrager is heel vrolijk aan het meezingen met zijn favoriete cd. Je hebt er zo'n plezier in dat je geestdriftig gaat meezingen. Emoties werken van nature aanstekelijk. Mensen zijn zich er meestal niet van bewust hoe sterk zij zich laten beïnvloeden.
Verpleegkundigen zouden ten minste moeten proberen emotionele besmetting bij zichzelf te leren herkennen. In veel gevallen moet je er namelijk voor kiezen om die besmetting zoveel mogelijk te voorkomen. Maar dan moet je wel zelf signaleren wanneer die optreedt.
Waarom en wanneer moet besmetting tegengaan worden? Het is toch een intermenselijk gebeuren, begeleiders zijn toch geen automaten? Dat moge zo zijn, maar dat wil nog niet zeggen dat je altijd op dezelfde manier hoeft te reageren. Binnen je eigen mogelijkheden heb je keuze. Bij zorgvragers met ernstige psychiatrische problematiek en bij zorgvragers met moeilijk verstaanbaar gedrag is de vuistregel: vermijd sterke emotie, of dit nu negatieve of positieve emotie is.

Het herkennen van projectie
Wees je ervan bewust dat bij de begeleiding je eigen behoeften een grote rol spelen. Als je zelf heel warm en liefdevol behandeld wilt worden en je het vreselijk vindt als mensen koel tegen je doen, zul je al gauw denken dat zorgvragers dezelfde behoeften hebben. Je zult dit 'normalisatie' noemen. Zorgvragers hebben toch dezelfde gevoelens als wij en dezelfde behoeften? Het is mogelijk dat je je er niet van bewust bent hoezeer je je eigen behoeften (die diepgeworteld zijn in je levensgeschiedenis) wenst terug te zien bij zorgvragers. Dit verschijnsel wordt 'projectie' genoemd. Het is iets waaraan niemand helemaal ontkomt. Het is moeilijk om je daarvan bewust te worden, omdat het te maken heeft met een blinde vlek in jezelf. Toch is het goed om jezelf op dit punt te doorzien. Wat voor jou goed is, hoeft voor een zorgvrager niet goed te zijn. Het gaat dus uiteindelijk om de vraag hoe je zicht kunt krijgen op de zorgvraag van de verstandelijk gehandicapte en welke vorm van begeleiding daarbij aansluit.

Het onderkennen van eigen grenzen
Werken in complexe begeleidingssituaties vergt professionaliteit. Daarbij behoort het zicht houden op je eigen situatie: onderkennen hoe je emotioneel functioneert. Soms moet je durven concluderen dat het niet meer verantwoord is door te gaan. Dit betekent dat je moet kunnen signaleren waar je grens ligt.
Een specifieke situatie of de begeleiding van een bepaalde zorgvrager kan dermate slopend zijn dat je om extra ondersteuning moet vragen of – soms tijdelijk – moet afhaken. Hoe merk je dat de grens in zicht komt?
Signalen zoals een gevoel van malaise, totaal leeg zijn, slecht eten/slapen, veel hoofdpijn, kunnen erop wijzen dat de grens in zicht is en misschien al overschreden is. Als je in zo'n situatie blijft doorlopen, ben je onverantwoord bezig en loop je de kans dat je voor lange tijd moet afhaken. Het bijtijds bespreekbaar maken van je situatie getuigt van een professionele werkhouding.

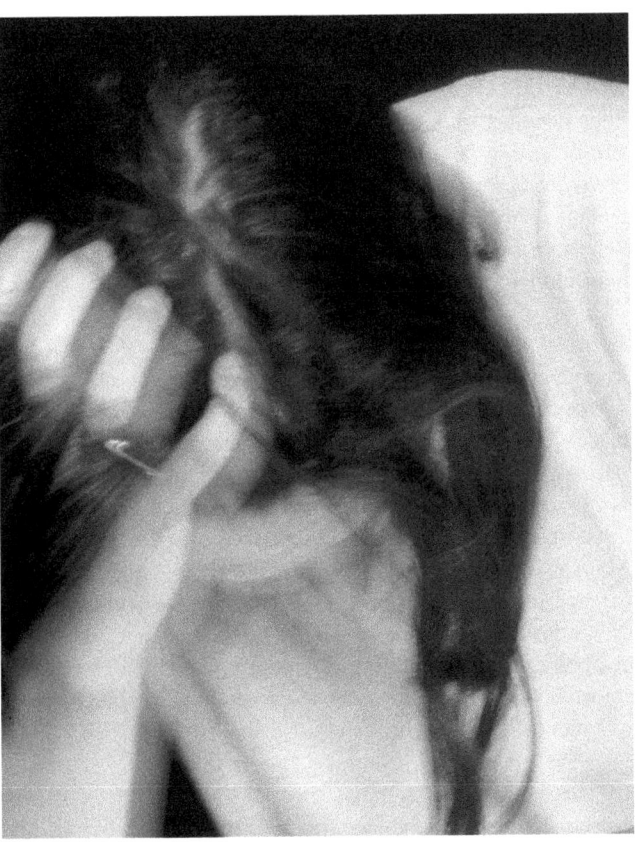

Afbeelding 6.2
Een begeleider die de grens van zijn eigen kunnen heeft bereikt, heeft last van weinig eetlust, slecht slapen, hoofdpijn of een gevoel van malaise

De organisatie van je privé-leven
Psychische draagkracht (of emotionele draagkracht) is voor een groot deel afhankelijk van de organisatie van je privéleven. Ook al zal het gedeeltelijk afhangen van toevallige omstandigheden, van factoren als geluk en pech, gedeeltelijk heb je het ook in eigen hand. Factoren die de emotionele draagkracht vergroten zijn:
- *Gezond leven*. Het feit dat het hier om zeer basale zaken gaat, wil nog niet zeggen dat ze onbelangrijk zijn: regelmatig en gezond eten, op tijd naar bed, frisse lucht, afwisseling van inspanning en ontspanning, matig alcoholgebruik.
- *Regelmatig sporten*. Beweging heeft een sterk heilzaam effect op het psychische evenwicht. Dat geldt vooral voor sportieve prestaties die enige inspanning vragen: joggen, tennissen, fietsen, wandelen, schaatsen. In het bijzonder duursport staat bekend om de positieve uitwerking op de stemming, daar staat de verslavende werking inclusief afkickverschijnselen tegenover.
- *Activiteiten*. Kinderen weten via hun spel emoties te reguleren. Bij volwassenen lijkt deze weg over het algemeen afgesneden te zijn. Iets wat de plaats van het spel lijkt in te nemen zijn kunstzinnige activiteiten: het beoefenen van de beeldende kunst, muziek, literatuur. Ook het genieten van kunstzinnige producten kan ontladend en rustgevend zijn.

Bij dit alles is zelfkennis het centrale punt: wat voor een ander werkt, hoeft voor jou niet te werken. Anderzijds kan het de moeite waard zijn om eens iets nieuws te ondernemen. Sommigen hebben er een depressie voor nodig om te ontdekken hoe heerlijk het maken van schilderijen kan zijn.
- *Het onderhouden van contacten*. Andere mensen vervullen een sleutelrol bij het bewaren van emotioneel evenwicht. Het is heilzaam om met je (eventuele) partner in gesprek te blijven over wat je allemaal meemaakt. Je hoeft daarbij niet zo ver te gaan als die kolonel die als hij thuiskwam eerst tien minuten ging schreeuwen en schelden voor hij rustig en in opperbeste stemming aan de maaltijd begon. Dat kan ook op een andere manier. En het kunnen ook vrienden, buren of familieleden zijn. Als je je verhaal maar kwijt kunt, daar gaat het om.

Gericht verwerken van emoties via herbeleving (strategie 2)
Hierboven is reeds gesteld dat emoties in scherpte neigen af te nemen naarmate de tijd voortschrijdt. Veelal is het niet noodzakelijk om gericht en bewust te werken aan verminderen van schadelijke emoties. Dat is echter wel nodig bij heftige en pijnlijke emoties met een traumatiserend effect. Die leggen mensen lam, ze kunnen niet verstouwd worden. Wat is het verschil tussen een 'normale' emotioneel ingrijpende ervaring en een traumatiserende ervaring?
Bij een traumatiserende gebeurtenis blijven de emoties hoog. Te hoog voor het organisme om te verwerken. Dit reageert uit zelfbescherming met een neiging om de gebeur-

tenis weg te stoppen, te vergeten, er niet meer aan te denken. Op korte termijn is deze strategie effectief, maar op lange termijn funest. Het niet-verwerkte trauma weet zich naar boven te wringen en uit zich in een waaier van mogelijke symptomen, zoals lichamelijke klachten, depressie, slapeloosheid en, in ernstige gevallen, splitsing van persoonlijkheid en psychose.

De vuistregel is: hoe eerder (na de traumatiserende gebeurtenis) begonnen wordt met de bewuste verwerking, hoe minder blijvende schade er aangericht wordt. Herbeleving van het trauma is een pijnlijk proces (vandaar de vermijdingstendens) waarbij de pijn telkens iets afneemt. Van groot belang is het inbouwen van rustperioden tussen de confrontaties, anders is de kans op draagkrachtoverschrijding te groot. Perioden van herbeleving en afstand nemen wisselen elkaar af. De herhaalde pijnlijke confrontatie schept de noodzakelijke emotionele gewenning. Je kunt het je als volgt voorstellen:

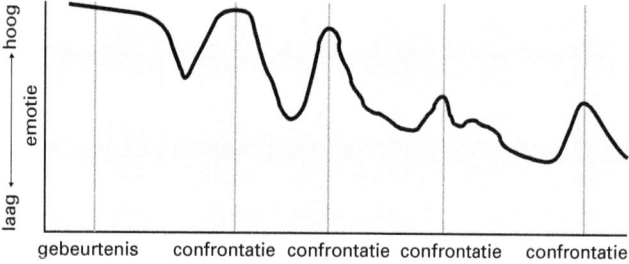

Afbeelding 6.3
Grafische voorstelling van het inbouwen van rustperioden tussen confrontaties

Het is dus zaak om in het geval van emotioneel belastende gebeurtenissen gericht aandacht te hebben voor verwerking. Daarnaast moet je ervoor zorgen niet continu met het gebeuren bezig te zijn. Las ruimte in voor afleidende activiteiten. Voor gerichte verwerking zijn de volgende gedragingen bruikbaar:

Mondeling
Zoek sociale steun, praat over hetgeen gebeurd is, vertel erover. Bespreek, als het om een voorval met een zorgvrager gaat, de zaak zo snel mogelijk met een collega, met overige teamleden, met het groepshoofd en met andere functionarissen. Vertel het thuis aan de mensen die je na staan. In sommige gevallen kun je ervoor kiezen een videoband te maken van de situatie of de zorgvrager om wie het gaat en deze in het team bespreken.

Helaas is het zo dat niet elk team in staat is de noodzakelijke emotionele opvang te bieden. Er moet voldoende veiligheid binnen het team aanwezig zijn.

Schriftelijk
Maak een schriftelijk verslag van de gebeurtenis. Bij het beschrijven van bijvoorbeeld een zeer gedetailleerde observatie beleef je de gebeurtenis opnieuw. Ook andere, persoonlijke vormen, zoals brief en dagboek, zijn geschikt. Het gaat dan om materiaal dat deels in de privé-sfeer ligt. Een meer professionele vorm is een scriptie schrijven over de gebeurtenis. Maar voor dit doel zul je al enige afstand moeten hebben. Als het nog te vers is, lukt dit doorgaans niet. De noodzakelijke afstand is dan onvoldoende aanwezig, hoewel het proces van ermee bezig zijn mede ertoe bijdraagt dat die afstand ontstaat. Bij het schrijven moet je de gebeurtenis beschrijven, dus niet (alleen) opschrijven hoe je je voelt.

De herhaalde confrontatie met de belastende ervaring creëert een bepaalde gewenning die fysiologisch bepaald is. Het is voor een organisme niet mogelijk om constant in een emotionele alarmtoestand te verkeren.

Het gericht gebruikmaken van respondente conditionering (strategie 3)
In aanvulling en ter verfijning van strategie 2, die in algemene zin besproken is, volgen nu nog twee aanvullende strategieën: respondente conditionering en cognitieve technieken. Het is juist de respondente conditionering die zich richt op de emoties (zie pag. 107). Respondente conditionering is mede een verklaring op de vraag hoe de reeds besproken strategieën werken. Vier steunpunten vanuit de respondente conditionering zijn te noemen: gebruik van angstremmers, ankeren, visualisatie en geleide fantasie.

Het gebruik van angstremmers
Het gericht werken aan emotionele regulering via respon-

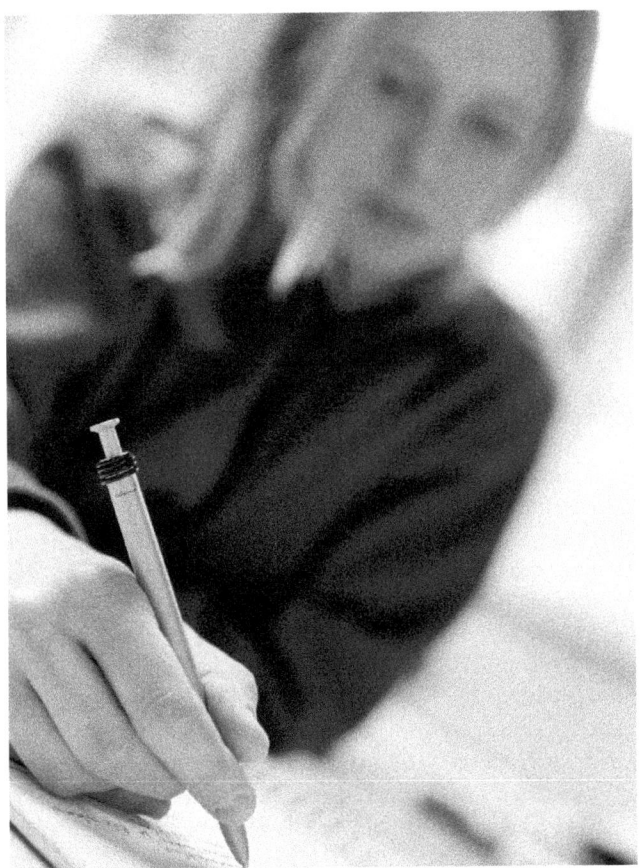

Afbeelding 6.4
Een begeleider die iets 'van zich afschrijft'

dente conditionering betekent steeds dat remmers van schadelijke emoties bewust gehanteerd zullen worden. Mogelijke remmers zijn:
- Ontspanning (zie pag. 114). Het zo concreet mogelijk opnieuw beleven van de belastende gebeurtenis kan gekoppeld worden aan bewuste lichaamsontspanning in combinatie met ademhalingstechnieken.
- Sfeerelementen. Een situatie waarin je je lekker voelt – een prettige sfeer, aardige collega's, lekker eten – werkt remmend op de felle emotie die de pijnlijke gebeurtenis met zich meebrengt.
- Voorspelbaarheid. Onzekerheid roept angst op. Juist in de omgang met problematische zorgvragers zijn de onvoorspelbaarheid en de machteloosheid een voortdurende dreiging. (Als ze nu een bui krijgt, begint ze aan mijn haren te trekken of krijg ik een schop. Wat moet ik daar dan mee?)

Het bewust een aantal malen een problematische situatie doormaken vermindert de onvoorspelbaarheid en vergroot de rust en het zelfvertrouwen. De zorgvrager ervaart dat je ook in staat bent steun te bieden in moeilijke situaties, wat ook aan die kant emotioneel deëscalerend werkt.

Ankeren
Begeleiden is altijd een interactieproces. Over en weer reageren mensen op elkaar. Kunnen begeleiders preventief omgaan met potentieel emotioneel schadelijke situaties? Een bijzondere vorm van respondente conditionering die hierbij misschien een dienst kan bewijzen, is ankeren. Dat gaat als volgt:
- Een anker aanbrengen. Raak de zorgvrager gericht en systematisch aan op steeds hetzelfde punt van het lichaam (naar keuze: arm, voet, rug). Doe dit in situaties waarin de zorgvrager openstaat voor contact, ontspannen is, een gezellige sfeer aanwezig is enzovoort. Op de plek waar je aanraakt wordt – zo noemen we dat – een 'anker' gelegd.
- Gebruikmaken van het anker. Wanneer je aan allerlei veelal non-verbale signalen merkt dat de spanning oploopt bij de zorgvrager van wie je vermoedt dat hij in de voorfase zit van een escalatie, raak hem aan op de geankerde plek. De kans dat de emotie omgebogen wordt of wegvloeit is dan reëel aanwezig.

Visualisatie
In aanvulling op wat over desensitiseren in imagine (zie pag. 114 vermeld is, kunnen visualisatie en geleide fantasie nog vermeld worden. Visualisatie betekent het in verbeelding oproepen van de situatie. Probeer een zo scherp mogelijk plaatje van de spannende situatie voor ogen te krijgen. Bijvoorbeeld: het moment waarop de zorgvrager met die stoel op je afkwam. Stel dit herhaalde malen zo levendig mogelijk voor en koppel het beeld aan een systematische ontspanningsoefening.

Geleide fantasie
Bij geleide fantasie gaat het om een serie elkaar opvolgende plaatjes met bijkomende interactie die je je zo scherp mogelijk voorstelt. Je bent aan het fantaseren.
Bijvoorbeeld: leerling-verpleegkundige Hilly is doodsbang voor zorgvrager X en durft dat tegen niemand te zeggen. Zij stelt zich voor hoe zij dit in het team gaat inbrengen. Wanneer zal ze het ter sprake brengen? Bij de mededelingen of bij de rondvraag? En hoe zal ze het verwoorden? "Ik wil over iets praten dat me dwars zit. Ik vind dat ik als leerling kwetsbaar ben, omdat ik niet onzeker mag zijn. Dat gevoel heb ik tenminste. Ik wil van jullie horen wat jullie meegemaakt hebben met bewoner X. Zelf heb ik moeite met hem. Ik wil graag weten of het alleen aan mij ligt. Wat kan ik er aan doen? Kunnen jullie me helpen? Daar is volgens mij een team voor."
Door dit een aantal keren in fantasie te beleven, inclusief verschillende mogelijke reacties vanuit het team, wordt het misschien mogelijk de drempel te nemen om het probleem echt bespreekbaar te maken. Ook hier kunnen weer angstremmers gebruikt worden.

Het gericht gebruikmaken van cognitieve technieken (strategie 4)

Een aspect van een traumatiserende gebeurtenis is het feit dat de opvattingen over hoe de wereld in elkaar zit op losse schroeven komen te staan. Mensen functioneren op grond van niet-uitgesproken aannamen zoals:
- iemand die zich inzet, mag daarvoor niet gestraft worden
- het moet in de wereld rechtvaardig toegaan. De een mag niet zomaar benadeeld worden ten opzichte van een ander
- als je wilt, heb je controle over wat er gebeurt.

Zonder dit soort ideeën is het moeilijk om te leven. Maar het werken in complexe begeleidingssituaties haalt juist dit soort ideeën, en daarmee je zelfvertrouwen, onderuit. Het wereldbeeld wordt herzien, geherinterpreteerd. Dat is een cognitief proces. Volgens Kleber ('De schok van geweld' in: H.J. Achterhuis e.a., *De gewelddadige samenleving*) volgen mensen bij die herziening vier strategieën:
- *Zoeken naar een verklaring*. Allerlei vragen duiken op. Wat is precies gebeurd? Waarom juist ik? Hoe heeft mij dit kunnen gebeuren? Volgens Kleber is het – in tegenstelling tot wat wel beweerd wordt – juist goed om met dit soort vragen bezig te zijn. Mensen kunnen niet leven zonder verklaringen. Het soort verklaring waarvan men neigt te kiezen, kan binnen het proces gaan verschuiven.

- *Het vertellen van het verhaal*. Op het belang van het herhaalde malen vertellen van het verhaal is reeds hierboven ingegaan. Van belang is dat dit hervertellen niet alleen zorgt voor emotionele ontlading, maar ook voor cognitieve herstructurering. Aanvankelijk zal het verhaal tamelijk chaotisch zijn, gaandeweg komt er meer structuur en overzicht in. Dit wijst op een toenemende controle die mede cognitief verloopt.

- *Vergelijking met anderen*. Vergelijking met anderen treedt automatisch op. Waarom hij wel en ik niet? Om het gedeukte zelfvertrouwen op te vijzelen, kijkt men ook naar degenen die het (nog) slechter getroffen hebben. Het kan een hele opluchting zijn als je ontdekt dat een collega het even moeilijk heeft met een situatie als jij. Van 'lotgenotencontact' gaat een troostende werking uit. Bovendien kun je het verhaal telkens weer aan elkaar kwijt.

- *Positieve interpretatie*. Op een gegeven moment moet de gebeurtenis of de vervelende situatie een plekje krijgen. Wat er is gebeurd, kan in elk geval het zelfinzicht vergroten. Wat je ermee doet, is belangrijker dan de gebeurtenis zelf. Het kan helpen om de aandacht te richten op het wezenlijke van het leven. Je kunt wellicht wat meer begrip opbrengen voor mensen in bepaalde situaties. Je kunt er geestelijk verder door komen, maar dit is niet gegarandeerd. Een traumatiserende gebeurtenis is ook altijd een kans. Juist waar confrontatie met uitersten zoals handicap en dood optreedt, liggen er kansen op levensverdieping.

Het cognitieve kan ook een ingang zijn om emoties te beïnvloeden. De bekendste methode op dit gebied is de RET (rationeel emotieve therapie).

Rationeel emotieve therapie

Mensen kunnen in de problemen komen als ze er te absolute denkbeelden op nahouden over hoe het zou moeten en

over hoe de wereld in elkaar zit. Die denkbeelden kunnen de aanjagers zijn van scherpe en beschadigende emoties. Als je de denkbeelden kunt veranderen, verander je tevens de emoties die ermee gepaard gaan. Het gaat daarbij om denkbeelden als:
"ik kan niet leven, als..." (dit of dat gebeurt)
"het is onverdraaglijk dat..."
"ik moet..."
"ze moeten..."
"mijn wereld is ingestort want..."

Het gaat er nu om – en dat is wat gebeurt via de rationeel emotieve therapie (RET) – om tot een andere kijk te komen op de gebeurtenis die zo ontwrichtend werkt. De RET gaat ervan uit dat vervelende gevoelens niet rechtstreeks door gebeurtenissen veroorzaakt worden, maar dat ze voortkomen uit de gedachten die wij bij die gebeurtenissen hebben. Daarbij hanteert men een ABC-schema:
A: de gebeurtenis
B: de gedachten bij de gebeurtenis, anders gezegd: de interpretatie van de gebeurtenis
C: het emotionele gevolg dat op zijn beurt weer gedrag oproept.

Bijvoorbeeld:
A: je wordt door een zorgvrager in elkaar geslagen en je vlucht in paniek uit de groep
B: je denkt: "zoiets mag niet gebeuren, er is iets mis met mij, ik kan dit niet uitstaan, ik kan dit werk niet aan, waarom moet die bewoner uitgerekend mij hebben, wat een etter"
C: je voelt je uitermate vervelend en gedeprimeerd. Het gevolg in gedrag is dat je je bijvoorbeeld ziek meldt of dat je ontslag neemt.

Nu gaat het erom andere opvattingen (B) te krijgen. Je moet leren er anders tegenaan te kijken. Lees dit boek nog maar eens door. Misschien krijg je daardoor meer zicht op de vaak ernstige emotionele problematiek bij zorgvragers en besef je dat je het je echt niet allemaal persoonlijk hoeft aan te trekken. Het is natuurlijk vervelend dat het gebeurd is, maar dat bewijst nog niet dat je daardoor een slechte begeleider zou zijn of dat je het een volgende keer ook niet zou

aankunnen. Het is iets wat in deze werksituaties kan gebeuren. Ook als begeleider kun je gewoon eens een slechte dag hebben. Daarmee moet je leren leven.
Als je op deze manier een andere interpretatie van de gebeurtenis hebt verkregen, kan er ook bij C (de emotie) iets veranderen. Je hoeft je niet ziek te melden. Je bent een ervaring rijker die ervoor kan zorgen – als je daar goed mee omgaat – dat je een betere begeleider zult worden.
Wat betreft de interpretatie van de vervelende gebeurtenis nog het volgende: het gaat er niet om dat je opeens een op zich niet zo prettig voorval positief gaat zien. Eerder dat je je interpretatie tot leefbare proporties probeert terug te brengen:
van: "ik kan niet leven als..." naar: "ik vind het onplezierig als..."
van: "het is onverdraaglijk dat..." naar: "het is een tegenslag dat..."
van: "ik moet..." naar: "het zou fijn zijn als..."

6.2 De zelfcontrolebenadering van Heijkoop

De psycholoog Jacques Heijkoop is al jaren actief als adviseur voor 'moeilijke gevallen'. Hij schreef in het tijdschrift *Klik* een waardevolle serie over omgaan met allerlei vormen van moeilijk gedrag. In 1991 publiceerde hij het boek *Vastgelopen*, waarin hij op een boeiende wijze zijn uitgangspunten en behandelingsideeën bespreekt.
Het hier volgende overzicht is gebaseerd op dat boek, een 'must' voor elke begeleider van verstandelijk gehandicapten. Eerst wordt Heijkoops visie op het ontstaan van probleemgedrag besproken, vervolgens zijn omgangsstrategie. Die omgangsstrategie komt aan de orde door een beschrijving van de essentiële rol die Heijkoop toekent aan observatie en vervolgens door de bespreking van een drietal kernzaken, namelijk de taak van de groepsleiding, het belang van activiteiten en de directe omgang met acuut probleemgedrag.

6.2.1 Heijkoops visie op probleemgedrag

In zijn beschrijving van de groep mensen om wie het gaat, kiest Heijkoop bewust voor de omschrijving: vastgelopen mensen. Hij vermijdt allerlei theoretische bespiegelingen over probleemgedrag of psychische stoornissen. Dag in dag uit moeten begeleiders omgaan met lastige situaties. Heijkoop geeft er de voorkeur aan te schrijven ten behoeve van die begeleiders. Er zijn al genoeg ingewikkelde theorieën die nauwelijks enige steun geven voor het praktijkhandelen. Ondanks zijn afkeer van theoretiseren heeft Heijkoop wel degelijk een opvatting over wat er aan de hand is met 'vastgelopen mensen'. Die opvatting draait om drie begrippen: zelfvertrouwen, spanningsregulatie en neerwaartse spiraal. Deze begrippen worden nu besproken.

Zelfvertrouwen

Vastgelopen mensen hebben weinig zelfvertrouwen. Ze leven zeer kwetsbaar vanuit een basisonveiligheid, die ergens in hun levensgeschiedenis is ontstaan. Die basisonveiligheid heeft bij hen geleid tot een ongunstige opvatting over wie ze zelf zijn (een negatief zelfbeeld). Ze staan zo wankel in het leven dat ze snel uit hun evenwicht zijn. Ze hebben in het bijzonder veel moeite om met spanningen om te gaan.

Spanningsregulatie

Hoe meer gespannen iemand is, des te groter is de kans op probleemgedrag. Grote spanning zorgt voor een situatie waarbij iemand de controle over zichzelf kwijtraakt en meegesleept wordt naar heftig probleemgedrag. De vorm die het probleemgedrag aanneemt wordt vaak bepaald door het ontwikkelingsniveau waarop iemand functioneert. Zo komt bijvoorbeeld zelfverwonding veel voor bij mensen met een laag ontwikkelingsniveau, terwijl verbale agressie meer naar voren komt bij mensen met een hoger ontwikkelingsniveau. Kwetsbare mensen verliezen sneller controle over de situatie. Ze vertonen allerlei typische gedragingen als er te weinig spanning (leegte) is. Ze maken bijvoorbeeld stereotiepe bewegingen, friemelen met hun vingers of stoten monotone geluiden uit. Dit gedrag heet 'vullen' en kan de spanning verhogen. De spanning kan zo hoog oplopen, dat een agressieve ontlading volgt.
Anderszijds tonen kwetsbare mensen bij een teveel aan spanning 'sluisgedrag'. Ze vermijden prikkels door hun blikveld te beperken, in een hoekje te kruipen, de vingers in de oren te stoppen of iets voor hun gezicht te houden (afb. 6.5). Zowel vullen als sluizen zijn beschermende strategieën. Het is beter ze zo te benoemen dan ze aan te duiden met 'probleemgedrag'.

Neerwaartse spiraal

Vastgelopen mensen en hun omgeving worden de gevangenen van hun probleemgedrag. Alle aandacht is erop gericht, zowel van de zorgvrager als van de begeleiders. Het probleemgedrag komt zo centraal in het leven te staan, dat dit op zich een kernprobleem wordt. Door de overheersende rol van de problemen, de fixatie op het negatieve, wordt het zelfvertrouwen verder uitgehold en de basisonveiligheid benadrukt. Alle betrokkenen worden meegesleurd in een neerwaartse spiraal die van kwaad tot erger voert. Het is met het oog op dit soort mechanismen dat Heijkoop zeer treffend opmerkt dat een belangrijke oorzaak van probleemgedrag het probleemgedrag zelf is. Alle inspanningen moeten erop gericht worden om uit die vicieuze cirkel te komen.

6.2.2 De omgang met de zorgvrager

Zelfcontrole als doel

Het doel van de begeleiding is niet zozeer de bestrijding van het probleemgedrag, maar het vergroten van de mogelijkheden van de verstandelijk gehandicapte om zijn eigen leven te bepalen. Heijkoop spreekt hier van 'zelfcontrole'. Het gaat daarbij in bijna alle gevallen om een moeizaam proces, waarbij incidentele terugval onvermijdelijk is. Langzaam gaat het probleemgedrag wat minder centraal staan in het leven van de zorgvrager en zijn omgeving. De toegenomen zelfcontrole gaat gepaard met een groeiend vertrouwen in zichzelf en de ander. Een eerste vereiste voor een goede begeleiding is dat de begeleiders anders leren kijken naar de zorgvrager.

Diepgaande observatie als voorwaarde

Observatie geschiedt nooit vanuit een blanco standpunt. Bij Heijkoop is de observatie primair gericht op de positieve kant van de zorgvrager, de mogelijkheden die hij heeft.

Gewoonlijk wordt er naar zorgvragers met problematisch gedrag gekeken vanuit vooroordelen, en er wordt vooral gekeken naar het problematische. Dat gebeurt ook omdat observatoren vaak te veel verwikkeld zijn in de situatie om met enige rust naar het gedrag te kijken. Het gebruik van video is onontbeerlijk om de nodige rust en afstand te bewerkstelligen. Je bent buiten de situatie waarin onmiddellijk gereageerd moet worden en je kunt herhaalde malen gericht kijken. Zoals gezegd, wordt de aandacht bij het kijken gericht op wat de zorgvrager wél kan. Het gaat om zelfbeschermende gedragingen en vaak zeer individuele manieren van reageren. Dat vraagt om enige verdere uitleg.

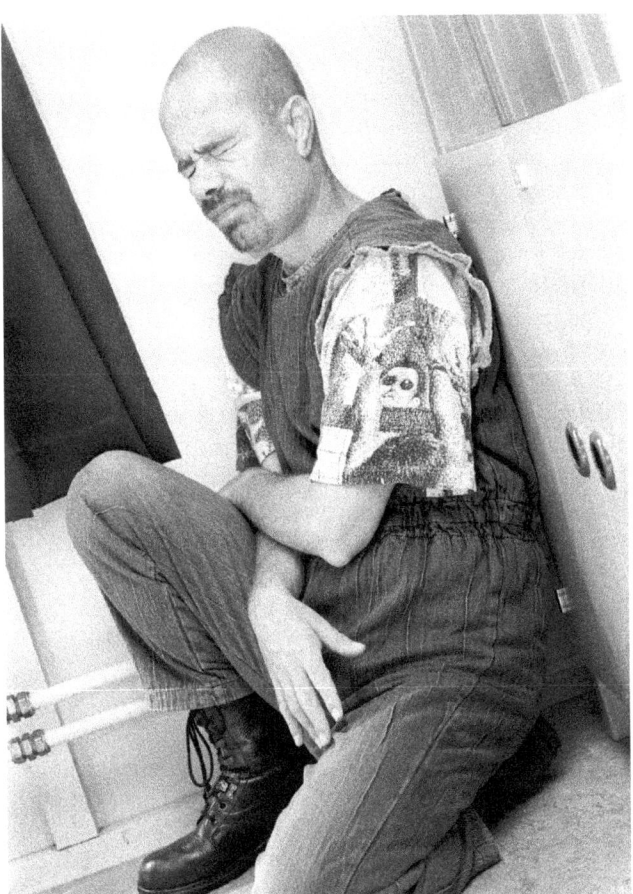

Afbeelding 6.5
Sluisgedrag van een zorgvrager bij oplopende spanning

Zelfbeschermende gedragingen

Vastgelopen mensen zoeken ook zelf naar manieren om met hun spanningen om te gaan. Die manieren kunnen opgespoord worden door heel goed te kijken naar het gedrag van de zorgvrager in een situatie waarin de spanning toeneemt. Voorbeelden daarvan: een zorgvrager sluit z'n ogen, gaat op z'n handen zitten, kruipt weg in een hoek, omklemt een knuffelbeest enzovoort. Die vaak nauwelijks opgemerkte kleine reacties kunnen een aanknopingspunt zijn voor de begeleiding. Zo participeert de zorgvrager bij het bedenken van de manieren om met het probleem om te gaan.

Individuele manieren van reageren

Hoewel de problematiek van vastgelopen zorgvragers een gemeenschappelijke kern heeft in het chronische gebrek aan zelfvertrouwen, kunnen zowel de positieve als de negatieve uitingsvormen zeer individueel zijn. Bij observatie gaat het erom de hyperindividuele gedragspatronen te onderkennen en de functie (de bedoeling) ervan vast te stellen. De functie kan bijvoorbeeld zijn het vermijden van situaties die spanning oproepen of het omgaan met onderstimulering.

Door op deze manier als begeleiders veel te spreken over de positieve kanten van de zorgvrager wordt de negatieve spiraal doorbroken. Het probleemgedrag gaat ook in het leven van de begeleiders een minder overheersende rol spelen. Het richten op het positieve individuele maakt dat ze de zorgvrager met heel andere ogen gaan zien. Dat veranderingsproces bij de begeleiders vormt op zijn beurt weer een belangrijke voorwaarde voor het veranderingsproces bij degene om wie het gaat. Daarmee komt de rol van de groepsleiding in het middelpunt van de aandacht.

De rol van de groepsleiding

De groepsleiding heeft de opdracht een relatie op te bouwen die het de zorgvrager mogelijk maakt zijn wantrouwen kwijt te raken en zijn zelfvertrouwen te vergroten. Het winnen van het vertrouwen van zorgvragers is geen simpele zaak, juist vanwege hun problematische levensgeschiedenis. De begeleiders moeten hun manier van reageren gaan afstemmen op de manier waarop de zorgvrager functioneert. Ze moeten voortdurend attent zijn op signalen die wijzen op oplopende spanning of tekort aan spanning. Ze moeten een houding ontwikkelen die gericht is op het voorkomen van probleemgedrag, zonder dat ze gefixeerd raken op dat probleemgedrag. Ze moeten zeker niet geobsedeerd zijn door het vermijden van probleemgedrag: soms is het beter om het gedrag maar te laten komen.

Het belangrijkste is dat de zorgvrager het gevoel krijgt dat hij bij hen 'veilig' is. Het aanbieden van niet-bedreigende situaties is belangrijk. Dit betekent dat de groepsleiding een scherp oog moet ontwikkelen voor individuele reactiepatronen bij zorgvragers. Daarbij is lichaamstaal een essentieel aandachtsgebied. De begeleider moet voor de zorgvrager 'te volgen' zijn. De groepsleider stemt af op de zorgvrager voor wat betreft positie in de ruimte (afstand) en de manier van benaderen, bijvoorbeeld verbaal en/of tactiel. De eigen natuurlijke manier van reageren van de groepsleider kan wel eens de verkeerde zijn als het gaat om de omgang met bepaalde zorgvragers. De groepsleider bepaalt zijn houding vanuit z'n ervaring, voortdurend scherp kijkend en luisterend.

Het groeiend vertrouwen van de zorgvrager in de begeleider zal veelal gepaard gaan met het testen van de begeleider: de zorgvrager zoekt de zwakke plek bij de begeleider en probeert uit waar de grenzen liggen. Het gaat erom je niet persoonlijk aangevallen te voelen als je wordt uitgetest. De toon bij de begeleiding moet zijn: accepterend, vriendelijk, maar niet op een te emotionele manier. Het beste is het creëren van een voorspelbare wereld. Als het nodig is moet de begeleider rustig, zonder ophef zijn eigen grenzen duidelijk maken.

Tijdens de dagelijkse begeleiding speelt voortdurende observatie een grote rol. Daarbij let de groepsleiding op de vormen van zelfbescherming en zelfhandhaving die de zorgvrager al toepast. Het gaat erom bedacht te zijn op wat de zorgvrager zelf kan doen om niet te vervallen in schadelijk gedrag. De groepsleiding probeert hem daarbij te helpen. De toenemende zelfcontrole leidt tot een grotere emotionele stabiliteit.

Het belang van activiteiten

Het ontstaan en afvloeien van spanning heeft niet alleen te maken met de relatie die de begeleider met de zorgvrager heeft, maar ook met wat hij met de zorgvrager wel of niet aan het doen is. Via het aanbieden van activiteiten krijgt de groepsleider de kans de zorgvrager goed te leren kennen en een relatie met hem op te bouwen. Het gaat er nu om bij het gestalte geven aan het dagprogramma een ritme van inspanning en ontspanning te zoeken dat bij de zorgvrager past en dat onder- en overstimulering voorkomt. Ook hier zal al observerend het beste ritme gevonden moeten worden.

Bij het aanbieden van activiteiten geeft Heijkoop twee vuistregels:

– Sluit aan bij minimale initiatieven. Probeer, door goed te kijken, te bepalen tot welke activiteit de zorgvrager – hoe minimaal dan ook – het initiatief neemt. Bouw deze activiteit vervolgens samen uit. Het parool luidt: niet overnemen maar samendoen.

– Houd rekening met drempels bij overgangen. Het kost soms moeite om de zorgvrager zo ver te krijgen dat hij aan een bepaalde activiteit deel gaat nemen. De groepsleider mag hieruit niet concluderen dat de zorgvrager blijkbaar geen behoefte heeft aan die activiteit. In plaats van mee te gaan met de weerzin die de zorgvrager laat zien, zet de groepsleider de zorgvrager aan tot het deelnemen aan de activiteit. Dit kan gebeuren door de drempel tot de activiteit zo laag mogelijk te maken. De afstand tussen niet-handelen en handelen moet zo klein mogelijk gemaakt worden. (Vergelijk dit met wat bij gentle teaching 'minimale participatie' genoemd wordt.)

Bij deelname ervaart de zorgvrager dat de aangeboden activiteit ondanks de eerdere weerzin toch bevredigend is. Dus – en daarom is het aanbieden van activiteiten zo belangrijk – heeft hij de kans gekregen te komen tot een positieve beleving, ook sociaal. Het via aanbieden van activiteiten iets positiefs beleven draagt bij tot vergroting van het zelfvertrouwen en het groeien van vertrouwen in de anderen.

Het bovenstaande geldt zowel voor recreatieve activiteiten als voor activiteiten die liggen op het gebied van ADL. Als een zorgvrager moeite heeft om zich aan te kleden, omdat op dat moment zijn draagkracht erg laag is, moet je dit niet van hem overnemen. Doe het samen en laat hem die minimale handelingen meedoen die hij aankan.

Omgaan met acuut probleemgedrag

Ondanks een veranderde houding bij de groepsleiding die

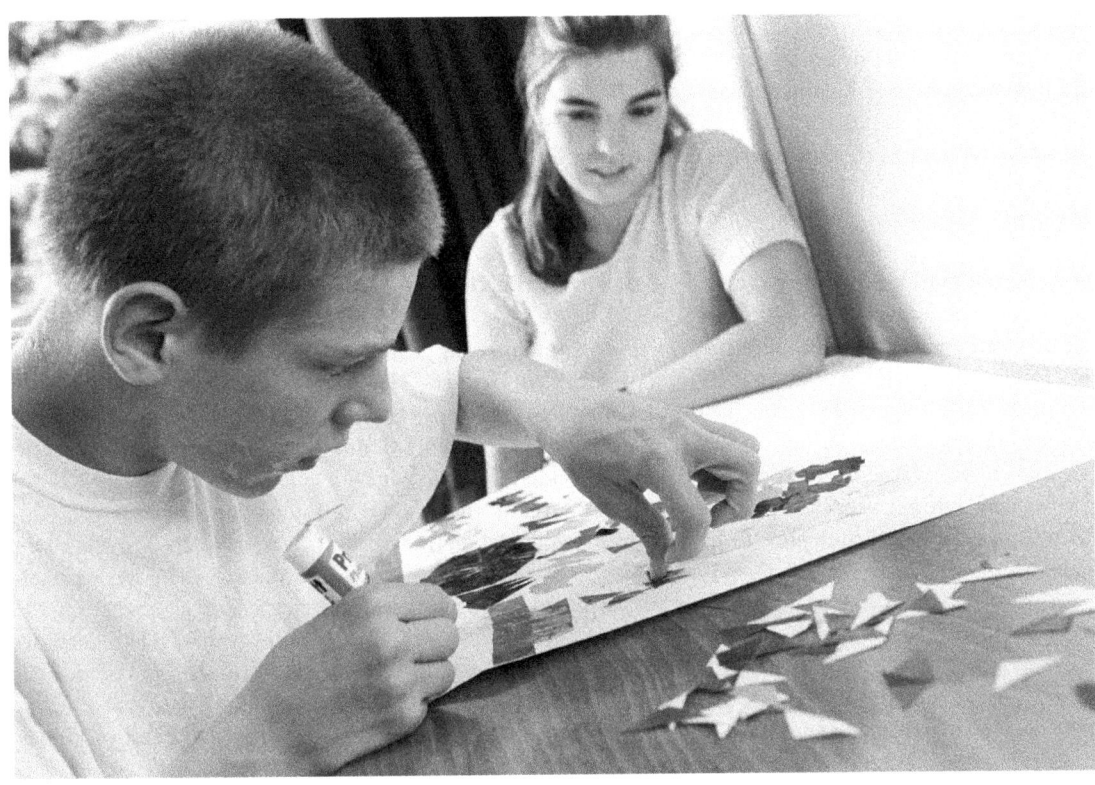

*Afbeelding 6.6
Door het aanbieden
van activiteiten kan
het zelfvertrouwen
en het vertrouwen in
anderen toenemen*

ervoor zorgt dat het probleemgedrag niet meer zo centraal staat in de aandacht van de zorgvrager en de leiding, is het in veel gevallen onvermijdelijk dat de zorgvrager zo nu en dan een 'bui' krijgt. Bij zo'n uitbarsting zijn drie fasen te onderscheiden:
- de aanloop naar het probleemgedrag (fase 1)
- het probleemgedrag zelf (fase 2)
- het herstel (fase 3).

Bij elk van deze fasen geeft Heijkoop richtlijnen.

De aanloop naar het probleemgedrag
In deze fase moet gelet worden op de signalen die wijzen op een naderende uitbarsting. De groepsleiding moet via observatie er achterkomen hoe een naderende bui zich bij een zorgvrager uit. Via gewone omgangsvormen wordt geprobeerd de spanning te verminderen. Daarbij is het de vraag hoe het komt dat de spanning zo oploopt en hoe de zorgvrager geholpen kan worden om met spanning te leren omgaan. Dat kan gebeuren door hem af te leiden, onder andere door gebruik te maken van spanningsdempende strategieën die hij reeds toepast. Verder is het van belang de zorgvrager bij het hier en nu te houden. Vermijd zinnen met 'als', 'straks', 'dan'. Benoem wat je nu aan het doen bent: "Nu eten we" enzovoort. Dit soort communicatie bevordert de helderheid en vergroot de veiligheid. Geen dreigementen, niet aangeven wat niet kan, maar aangeven wat wel kan (ja-boodschappen).

Het probleemgedrag
In deze fase wordt de aandacht gericht op het voorkomen van al te grote schade. Zo kan de beslissing genomen worden om even de situatie te verlaten of de handeling te onderbreken. Dat geeft de zorgvrager de gelegenheid om te kalmeren. Omdat de uiteindelijke bedoeling is ruimte te

scheppen voor de ontwikkeling van de zorgvrager, moet voorzichtig worden omgegaan met allerlei dwangmiddelen (zowel fysieke als medicamenteuze). Bij de omgang met het acute probleemgedrag blijft de begeleider uitgaan van een positieve benadering: geen boodschappen als 'stop' en 'nee', maar aangeven wat wel mogelijk is.

Herstel

Na de uitbarsting is het zaak de draad weer op te pakken. Het principe is: keer terug naar de activiteit van vóór de bui. Samen met de zorgvrager probeert de begeleider de activiteit weer op gang te brengen. Degene die in relatie staat met de zorgvrager als de spanning oploopt moet gedurende het gehele verloop de begeleider blijven. Het accent ligt op het kalmeren en het mogelijk maken weer verder te gaan, waarbij de zorgvrager zoveel mogelijk zelf het proces kan beïnvloeden. De zelfcontrole blijft dus ook bij acuut probleemgedrag een aandachtspunt.

6.2.3 Indicatie en conclusie

De benadering van Heijkoop bevat buitengewoon waardevolle elementen die in elke begeleidingssituatie van pas kunnen komen. Te denken valt dan aan het leren kijken naar vaak zeer individuele signalen, het principe van vergroten van zelfcontrole, het zien dat alle betrokkenen steeds met elkaar verweven zijn, de omgangsrichtlijnen enzovoort. Bij de intensieve toepassing van de methode Heijkoop is het frequent gebruik van video essentieel. Een zeer intensieve toepassing is in elk geval aan te raden in gevallen waarbij alle betrokkenen vastgelopen zijn. Deze benadering vergt heel wat van de groepsleiders: ze moeten vaak leren op andere manieren naar het gedrag van zorgvragers te kijken en er op andere manieren mee om te gaan dan ze gewend zijn. Toch is het rendement van de methode navenant: als je als groepsbegeleider op de manier van Heijkoop hebt leren werken en kijken betekent dat, dat je veel gemotiveerder en met meer voldoening je beroep zult uitoefenen. Dat werkt ook weer positief tegenover de zorgvrager.

Het is een misverstand te menen dat de benadering Heijkoop uitsluitend in 'vastgelopen' situaties gebruikt kan worden. De publicaties van Heijkoop geven wel enige aanleiding voor dit misverstand: het gaat bijna altijd om zeer ernstige problematiek. Maar deze benadering is juist ook heel bruikbaar om escalatie in begeleidingssituaties te voorkomen. De benadering van Heijkoop is ook goed te combineren met EE en gentle teaching. Het gaat om vaardigheden die bij uitstek de professionaliteit uitmaken van de begeleider van verstandelijk gehandicapten.

6.3 Video-interactieanalyse

Video-opnamen zijn een effectief hulpmiddel bij de begeleiding van zorgvragers. Het is een middel dat op verschillende fronten ingezet kan worden, maar waarvan de bruikbaarheid nog niet volledig benut wordt in de praktijk. Enkele voorbeelden daarvan zijn:
- Observatie van beginsymptomen van de ziekte van Alzheimer. Het periodiek maken van video-opnamen van een bepaalde zorgvrager kan nuttig zijn bij het vaststellen van de beginfase van de ziekte van Alzheimer.
- Observatie van werking en bijwerking van medicatie. Video-opnamen leveren meer informatie op dan mondelinge of schriftelijke beschrijvingen als het gaat om bijvoorbeeld het vaststellen van specifieke bijwerkingen van psychofarmaca.
- Observatie van bepaalde epilepsieverschijnselen. Epilepsieaanvallen kunnen op video vastgelegd worden en vervolgens worden doorgesproken met de specialist.

Uit bovenstaande voorbeelden wordt duidelijk dat het doel waarvoor de opnamen gemaakt worden tevens bepalend is voor de selectie van de opnamen. Datzelfde geldt ook voor het gebruik van videobeelden om tot een effectieve begeleiding te komen van zorgvragers met moeilijk verstaanbaar gedrag.

6.3.1 Video-interactieanalyse in het kader van intensieve teambegeleiding

Situaties waarin zowel zorgvragers als begeleiders zijn vastgelopen, zijn bepaald niet zeldzaam in de zorg. Een goede ontwikkeling in de huidige zorg is dat instituten steeds meer openstaan voor consultatie van buitenaf. Een cruciale rol

Tabel 6.2
Benadering volgens Heijkoop van een zorgvrager met probleemgedrag (bron: J. Heijkoop, Vastgelopen, Baarn 1995)

	ongunstig	**gunstig**	**behandeling**
1	Een licht oplopende spanning is al reden om situatie, handeling, contact af te breken.	Rust van begeleider en gerichtheid op handelen buigt spanning om. Er is nauwelijks of slechts terloopse aandacht voor het probleemgedrag. Handeling of contact wordt voortgezet.	Een met negatieve emoties geassocieerde situatie of handeling wordt met kleine stapjes benaderd terwijl de zorgvrager niet opgewonden blijft, maar daarbij ontspant.
2	Het remmen van het probleemgedrag leidt tot afbreken handeling. De een stopt de ander.	Het probleemgedrag wordt begrensd en het 'nee' wordt gevolgd door een 'ja'. De behandeling wordt doorgezet. Begeleider en zorgvrager werken samen.	Zorgvrager en begeleider worden attent op of leren andere gedragingen om dezelfde functie te vervullen. Leren omgaan met toenemende opwinding.
3	Communicatie en begeleiding zijn niet meer afgestemd op de bijna-paniek.	Inschatten of de zorgvrager al 'over de rooie' is. Kalmering heeft prioriteit boven voortzetten handeling.	Begeleiders leren signalen van emotionele opwinding te herkennen. In hun relatie wordt het ervaren van kalmering en ontspanning opgebouwd.
4	Geen fysieke veiligheid en dus ernstig gevaar voor zorgvrager, begeleider of anderen.	Rugdekking voor de begeleider; veiligheid en ontlading voor de zorgvrager.	Begeleiders oefenen in zelfhantering en gezamenlijke hantering. Garanderen uitlaatklep. Zorgvrager en begeleider leren attent te worden op eigen signalen van oplopende emoties en daaraan vorm te geven.
5	Er vindt geen herstel plaats in de oorspronkelijke handeling.	Time-out of holding. Preventieve veiligheidsmaatregelen.	Oefenen in het samen aangaan en afmaken van activiteiten en handelingen waarbij sprake is van lichte tot zwaardere emotionele hobbels.
6	De handeling wordt samen doorgezet maar een van de twee partners is in emotioneel opzicht nog niet hersteld.	Beiden maken een emotioneel herstel mee in de handeling die daarvoor nog gepaard ging met heftige emoties.	Zorgvrager en begeleider vergroten mogelijkheid eigen opwinding te reguleren.
7	Er wordt niet samen afgerond.	Het handelen wordt op een rustige en plezierige manier afgesloten.	Het samen afronden van contact, activiteit, dag-nacht wordt een onderdeel van het dagelijks leven.
8	Er wordt niet meer teruggekeken of alleen via 'waarom'-vragen die schuld suggereren.	Samen wordt teruggekeken op het hele incident en de rol van beiden daarin. Mogelijk worden samen attentiepunten voor een volgende keer benoemd.	Het wordt gewoon in de dagelijkse gang van zaken open te staan voor de inbreng van iedereen, en daarmee rekening te houden bij de beslissingen die genomen worden.

hierin wordt gespeeld door de consulententeams. Dit zijn teams van deskundigen die niet aan het betreffende instituut zijn verbonden en die ondersteunend optreden bij het zoeken naar oplossingen voor moeilijke begeleidingssituaties. Deze consulententeams maken over het algemeen gebruik van video-interactieanalyse. In de opzet van de procedures en in de inhoud van advisering is veel terug te vinden van de opvattingen van Heijkoop en andere copingtheorieën.

Video-interactieanalyse is zo belangrijk omdat het in veel gevallen nauwelijks effectief is om uit te gaan van vooropgezette diagnosen en daarvan afgeleide begeleidingsschema's. Dat mag ook de kritiek zijn op relatief absolute benaderingen als die van gentle teaching en expressed emotion.

Zowel diagnose als begeleiding moeten in hoge mate op de individuele zorgvrager worden afgestemd. Het idiosyncratische (hyperindividuele) karakter van de zorgvrager maakt ook dat de rol van de verpleegkundige, die bij uitstek deskundig is op het gebied van ervaringen met het individu, zeer groot moet zijn. Daarbij is overigens een theoretisch referentiekader onontbeerlijk. In situaties zitten patronen die pas opvallen als de begeleider genoeg kennis heeft om ze te kunnen zien. In het nu volgende komt dan ook veel terug van Heijkoops theorie en andere waardevolle kenniselementen.

De beelden moeten het mogelijk maken om te komen tot aanvullende situatiediagnostiek. Het vervolg is een individueel bijgesteld hulpverleningsprogramma. Als zodanig worden aan die beelden specifieke eisen gesteld, die nu besproken worden.

Het maken van opnamen

Bij het maken van de opnamen zijn er ten minste drie aandachtspunten:
- de technische kant van het maken van opnamen
- de toestemming van betrokkenen
- het omgaan met niet-bedoelde effecten.

De technische kant van het maken van opnamen

De tegenwoordige lichtgewicht videocamera's zijn door iedereen die bereid is een minuut of tien te oefenen gemakkelijk te bedienen. Het is verstandig om er toch iets meer tijd voor uit te trekken, vooral als het gaat om:
- het opladen en installeren van de batterijen
- het overspoelen van kleine bandjes via de camera op een grote band
- het hanteren van voorzetlenzen (overigens niet altijd nodig).

Verder is het belangrijk om zoveel mogelijk non-verbaal gedrag vast te leggen. De afstand mag niet te groot zijn, maximaal een meter of vier.

De toestemming van betrokkenen

Hoewel de Nederlandse televisiestations daar duidelijk anders over denken, blijft het ethisch discutabel om zonder toestemming mensen op te nemen. Als het gaat om zorgvragers met problematische gedragingen ligt dat nog gevoeliger. Er zijn ten minste drie partijen bij betrokken:
- de verstandelijk gehandicapte(n)
- de betrokken begeleider(s)
- de ouders of wettelijke vertegenwoordigers.

Als het mogelijk is het met de verstandelijk gehandicapte te bespreken, moet aan hem toestemming worden gevraagd. Dit betekent dat duidelijk moet zijn voor welk doel de opnamen gebruikt zullen worden, wie betrokken zullen zijn bij het gebruik en wat er vervolgens met de opnamen gebeurt. Met welke bewoordingen dit precies gebeurt (de zorgvrager mag niet overvraagd worden) is een verantwoordelijkheid van de begeleiders en kan van geval tot geval verschillen. Daarnaast komt het vaak voor dat het niet mogelijk is de verstandelijk gehandicapte(n) toestemming te vragen, bijvoorbeeld wanneer het gaat om diep-verstandelijk gehandicapten. In dat geval moet aan de ouders of de wettelijke vertegenwoordigers toestemming worden gevraagd.

Ook de begeleiders mogen niet zonder hun toestemming gefilmd worden. Vanzelfsprekend zullen zij ook betrokken moeten zijn bij de bespreking van de opnamen.

Het omgaan met niet-bedoelde effecten

Als er een camera op je is gericht, ga je anders reageren. Je wordt je bewust van wat je aan het doen bent. Daardoor verliest het gedrag aan natuurlijke spontaniteit. Hoewel dit niet direct de bedoeling is, hoeft het niet in alle gevallen een nadeel te zijn.

Menige begeleider die een problematische gedraging wilde opnemen, heeft gemerkt dat het gedrag meteen verdween of zich niet voordeed als de camera erop gericht werd. Als methode om moeilijk gedrag tegen te gaan is het misschien niet aan te bevelen, maar zo'n doorbreking van kettingen van negatieve reacties kan soms een doorbraak betekenen. In termen van gedragsmodificatie is dit een aanpak van het gedrag via de discriminatieve stimulus.

Het vertekeningseffect (het verliezen van spontaan gedrag) doet zich zeker ook voor bij de begeleider. Die kan zich overdreven 'correct' gaan gedragen of soms erg onzeker. Vooral dat laatste is interessant.

Een van de mogelijke effecten van moeilijk verstaanbaar gedrag is onzekerheid bij de begeleiders. Ze neigen hun vanzelfsprekende manier van communiceren te verliezen. Het omgaan met moeilijk gedrag vereist soms het bewust aanleren van bepaald gedrag dat na verloop van tijd 'spontaan' wordt. Omdat de camera eenzelfde uitwerking op gedrag kan hebben, worden processen zichtbaar die ook als gevolg van moeilijk gedrag optreden. De begeleider kan geholpen worden door het inzichtelijk maken van dit soort processen en het doen van suggesties om ze tegen te gaan.

Toch leveren opnamen doorgaans meer informatie op als het gedrag zo natuurlijk mogelijk is. De manier om dit te bereiken is gewenning. Als er dikwijls video-opnamen van je worden gemaakt, komt je spontane gedrag 'vanzelf' wel terug.

Bevestig de camera op een strategische plek (bijv. een plek die de zitruimte in beeld brengt) en laat die daar een week of twee hangen. Maak het onduidelijk wanneer wel of niet opgenomen wordt. Zorgvragers en begeleiders zullen onherroepelijk wennen aan de aanwezigheid van de camera en zich er op een bepaald moment niet meer door laten beïnvloeden.

Het met de hand opnemen is soms onvermijdelijk, maar verdient niet de voorkeur. De aandacht wordt te nadrukkelijk naar de camera getrokken. Bovendien hebben zorgvragers de neiging te gaan reageren op degene die de camera bedient.

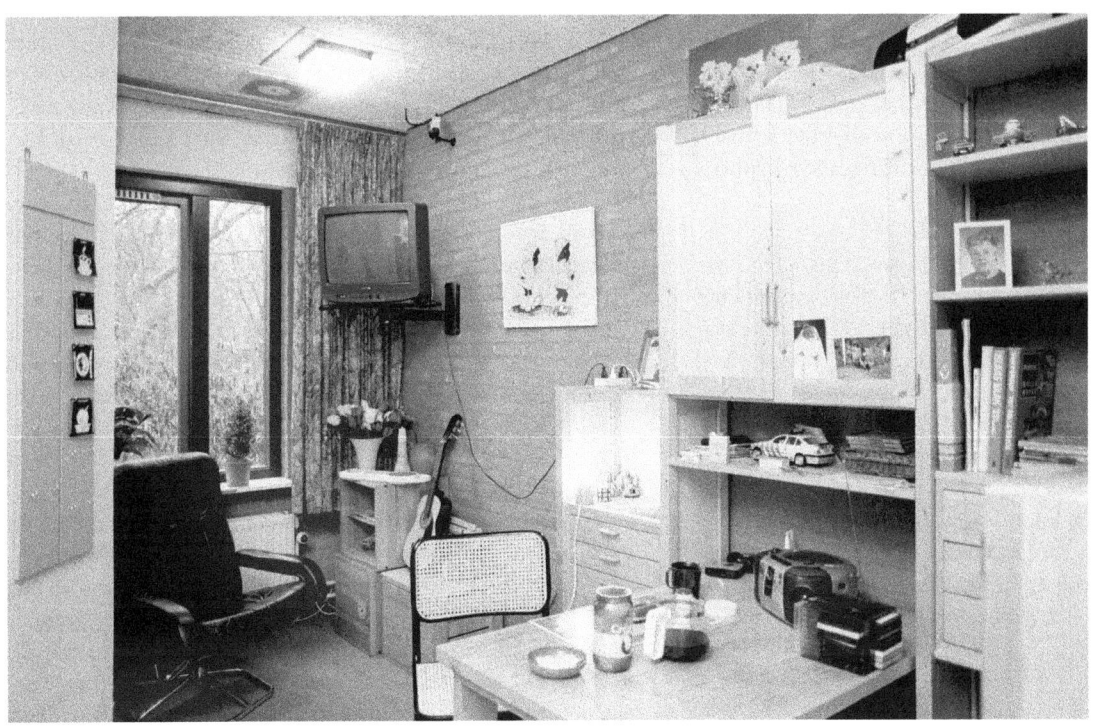

Afbeelding 6.7 Bevestig de camera, bestemd voor observatie van groepen, op een strategische plek

Selectie van situaties

In de praktijk van de videoanalyse blijken opnamen van allerlei situaties bruikbaar te zijn. Uit praktische overwegingen mogen opnamen niet te lang duren. Een band van een uur levert niet per se meer informatie op dan een stukje video van drie minuten. Dit betekent dat er aandacht moet zijn voor de selectie van de op te nemen situaties. Tevens is gebleken dat sommige situaties meer informatie opleveren dan andere. Zonder dat daarover te star gedacht moet worden zijn op grond daarvan de volgende richtlijnen te geven:

Interactiesituaties

Er moeten niet alleen van de zorgvrager opnamen worden gemaakt, maar ook van de begeleider in zijn contact met die zorgvrager. Video-interactieanalyse draait om wat er tussen begeleider(s) en zorgvrager(s) gebeurt. Het is in de eerste plaats een middel om te komen tot een zo effectief mogelijke omgang met zorgvragers in uiteenlopende situaties. De manier waarop de begeleider het contact maakt en onderhoudt is een belangrijk onderwerp voor de analyse.
Soms zijn verfijndere manieren van communicatie nodig dan die binnen onze cultuur gebruikelijk zijn. Als een zorgvrager vastgelopen is, is de begeleider het ook. Videobeelden maken het mogelijk om na te gaan welke factoren bij dit vastlopen een rol spelen en hoe de negatieve spiraal doorbroken kan worden.

Activiteiten

Contact alleen is niet voldoende. Er zal ook iets moeten gebeuren. Naast het relationele aspect is er ook een inhoudelijke kant. Je bent samen met 'iets' bezig, je doet iets. Welke activiteiten het meest geschikt zijn, is mede afhankelijk van het niveau van functioneren.
Bij diep en ernstig verstandelijk gehandicapten zijn verzorgingssituaties bij uitstek geschikt: het uit bed halen, wassen, aankleden, eten en dergelijke.
Bij zorgvragers van een hoger niveau kunnen dat activiteiten zijn, zoals de gezamenlijke maaltijd en corveeactiviteiten. Ook gesprekken (individueel en in groepjes) kunnen veel informatie opleveren.

Situaties met spanning

Video-opnamen maken het mogelijk vast te stellen hoe iemand met spanningen omgaat. Daarbij kunnen de volgende suggesties helpen:
- Zorg voor een situatie met overgangen. De manier waarop iemand met lege momenten en drempels omgaat, zegt vaak heel veel over zijn spanningsboog.
- Maak korte opnamen op verschillende momenten. Bij zorgvragers met moeilijk gedrag is vaak een verschuiving van spanningstolerantie gedurende de dag en soms per situatie te bespeuren.
- Neem situaties waarin je iets van de zorgvrager verwacht, eisen stelt. Een centrale vraag bij de begeleiding van zorgvragers met moeilijk gedrag is: hoe kan ik eisen stellen zonder in een machtsstrijd te vervallen?

Ten onrechte wordt wel gedacht dat het gaat om het opnemen van incidenten waarbij zich moeilijk gedrag voordoet. Het is zinvol dat dergelijke momenten op de band staan. Als dit gedrag zich voordoet, zal er hoe dan ook op gereageerd moeten worden. Het analyseren van de beelden kan aanwijzingen geven over de situaties waarin het gedrag neigt op te treden en kan helpen om tot een effectieve manier van reageren op het gedrag te komen. Als duidelijk is langs welk patroon het gedrag zich voltrekt en hoe gereageerd kan worden geeft dat een zekere opluchting.
In veel gevallen zal gekozen worden voor deëscalatie. Iemand tot rust laten komen, niet te emotioneel op het gedrag reageren en na de 'bui' de draad weer oppakken. Maar ook al wordt duidelijk wat de beste manier is om te reageren, daarmee zijn de moeilijkheden nog niet voorbij. Probleemgedrag dreigt altijd groter te worden, zowel in de beleving van de zorgvrager als in die van de begeleiders. De wereld wordt steeds kleiner en alles draait om het probleemgedrag. De intentie om dit gedrag op video te zetten draagt daar ook toe bij.
Het in beeld brengen van niet-problematische situaties, kan ertoe bijdragen de betekenis van die gebieden te vergroten. Dan pas is er een kans dat het probleemgedrag, zonder dat daarop geconcentreerd wordt, verdwijnt of, beter gezegd, wegsmelt. De zin van het leven vloeit voort uit menselijk contact en activiteiten. Bij ernstig probleemgedrag verschrompelen die gebieden en dat betekent het wegvallen van

zingeving. Daarom juist kunnen video-opnamen van niet-problematische situaties heel bruikbaar zijn. Zichtbaar worden momenten waarop de zorgvrager zijn spanning weet te reguleren. Tevens wordt zichtbaar hoe hij in contact staat met zijn omgeving en wat hij daarbij doet. Gedrag dat de persoon zelf bedacht heeft om met zijn spanningen om te gaan, komt naar voren. Bijvoorbeeld: Klaas automutileert niet als hij buiten loopt en zijn jas aan heeft. Hij steekt zijn handen in de bovenzakken van de jas. Voor de binnensituatie krijgt hij nu een trui met bovenzakken. Zo kan hij ook binnen zijn neiging om te automutileren reguleren. Dit idee was nooit naar voren gekomen als men uitsluitend was uitgegaan van het probleemgedrag.

Het proces van de video-interactieanalyse

Het bespreken van de video-opnamen is het zich durven begeven op glad ijs. (Voor)oordelen over wat een effectieve manier van omgaan met de zorgvrager is moeten worden losgelaten. Die (voor)oordelen zijn bij alle begeleiders aanwezig. Vanaf de vroegste jeugd zijn die opvattingen er al ingestampt. Later zijn ze – via allerlei ervaringen – verder gevormd.
Bovendien reageert een mens vanuit allerlei, meestal onbewuste, behoeften. Iemand die zelf erg veel behoefte heeft aan een warm emotioneel contact zal eerder voorstander zijn van gentle teaching dan iemand bij wie die behoefte minder sterk is. Aan dit soort projecties is moeilijk te ontkomen. Om ze te rationaliseren noemen begeleiders wat ze zelf willen bijvoorbeeld 'normalisatie'.
Bij de begeleiding van zorgvragers met moeilijk verstaanbaar gedrag worden dit soort basale diepgewortelde opvattingen pijnlijk doorgeprikt. Dat maakt moeilijk verstaanbaar gedrag ook zo bedreigend: het tast fundamenteel de opvatting van een begeleider aan over hoe de wereld in elkaar zit. Geloofsafval is soms nodig, voor iemand een stap verder komt. Dat kost veel energie, ook al omdat bij begeleiders veel met de 'automatische piloot' gebeurt. Dat geldt vooral voor manieren van communiceren. Mensen zijn zich er nauwelijks van bewust dat ze zoveel voorgeprogrammeerd gedrag in hun contacten vertonen. Dat is prima, want over het algemeen bespaart dat de energie om voortdurend na te moeten denken. Maar bij zorgvragers met moeilijk verstaanbaar gedrag hebben de strategieën van de begeleiders niet altijd het beoogde effect. Het is heel goed mogelijk dat automatische gedragspatronen juist blokkerend werken.

Voorwaarden voor de bespreking

Omdat video-interactieanalyse zich onder andere richt op het bewust maken van de blinde vlekken die elke begeleider heeft, is het bij uitstek een teamactiviteit. Deze activiteit is gebonden aan een aantal regels waarmee serieus omgesprongen moet worden. Video-interactieanalyse werkt bij verkeerd gebruik als een boemerang.
De eerste voorwaarde is het scheppen van een veilig klimaat. De beelden worden nooit veroordelend besproken. Zorgvragers met moeilijk verstaanbaar gedrag bedreigen onze zekerheden. Wat er moet gebeuren is het versterken van het zelfvertrouwen. Als mensen zich bedreigd of aangevallen voelen, grijpen ze direct terug op verdedigingsstrategieën (bijv. ontkennen, tegenaanval). In dat geval staan ze niet open voor de mogelijkheden die de video-interactieanalyse biedt en heeft het een averechts effect: zij zullen eerder afbranden, overspannen worden of op een andere manier afhaken.
Het wegvallen van het zelfvertrouwen is een uiterst belangrijke factor bij het vastlopen van de situatie. Het gaat er vooral om lichtpuntjes te ontdekken. Dat kan door bijvoorbeeld te benoemen welke effectieve manieren van communiceren de begeleider laat zien. Ook al komen momenten van effectieve communicatie maar zeer incidenteel voor op de beelden, ze laten wel zien waartoe de begeleider potentieel in staat is.
Bij een team dat slecht op elkaar ingespeeld is, kan beter geen video-interactieanalyse plaatsvinden. Bij mensen die elkaar gewoon niet liggen, is deze methode gevaarlijk. Enerzijds mag van begeleiders verwacht worden dat ze hun omgang met zorgvragers bespreekbaar maken. Het begeleiden van verstandelijke gehandicapten met complexe hulpvragen is nu eenmaal een professionele zaak. Anderzijds hebben begeleiders er recht op dat analyse van hun gedrag geschiedt in een veilig klimaat en op professionele wijze.

De inhoud van de analyse

Het kijken gebeurt vanuit een aantal vaste aandachtspunten. Die aandachtspunten bevinden zich op vier 'velden'. Deze worden nu kort toegelicht.

Afstemming zoeken (veld 1)

Er is geen begeleiding mogelijk zonder contact. Een vorm van contact moet gedurende de gehele begeleidingssituatie gehandhaafd blijven. Dat noodzakelijke basiscontact noemen we afstemming. Afstemming komt tot stand in een proces waarbij beide partijen betrokken zijn. Het initiatief (de regie) ligt meestal bij de begeleider. Afstemming wordt non-verbaal bepaald door een samenspel van een beperkt aantal scherp te omschrijven factoren: afstand, oogcontact en aanraking (tactiel contact).

Er is een 'natuurlijke' manier (die enigszins per cultuur is gekleurd) waarop deze factoren in combinatie gebruikt

Tabel 6.3
Aandachtspunten bij video-interactieanalyse

afstemming zoeken	controle emoties

- hoe is de positie in de ruimte
    naast/tegenover, afstand, lichaamshouding
    boven/onder (verticaal/horizontaal)
- zintuigen
    ogen gesloten/sluizen, vingers in oren, hoofd scheef, blikrichting
- non-verbale signalen
    (ineengedoken, hoofd gebogen, afgewend/handen, mimiek, vulgedrag) oppakken + reageren, spiegelen, stemhoogte en -toon afstemmen
- emotioneel niveau bepalen
    directe of indirecte benadering kiezen
	- positieve laconieke toon (terloopse praattoon)
	- laag in emoties (non-)verbaal
	- evenwichtig
	- emotionele besmetting onderkennen + controleren

taal maken	**draagkrachtondersteuning**

- benoemen
    zintuigkanalen volgen (oogrichting) + beschrijven vanuit inleving
- benoemen
    beschrijven wat er gebeurt (vooral in verzorgingssituaties)
- uitnodigen tot actie (verwerkingstijd)
- specifieke taal
    kort, helder, positief (ja-boodschappen, stellend), vragen vermijden, niet verwijzen naar verleden of toekomst
	- regie vasthouden
	- het niveau van optimale belasting zoekend
	    minimale participatievragen
	- reageren op spanningssignalen
	    handen/mimiek e.d.
	- reageren/anticiperen op spanningsbronnen
	    drempels, leegten
	- timing
	    rekening houden met ritmes, reeksen, overgangen markerend
	- flexibel draagkracht steunend
	    structurerend (vullen), tactiel steunend, nabijheid gebruiken, (deels) overnemen, samendoen
	- steun afbouwend, zodra mogelijk

worden. Mensen die op hulp aangewezen zijn, hebben behoefte aan een verfijndere en meer expliciete omgang met deze factoren. Bij bepaalde zorgvragers kunnen de genoemde factoren een andere inhoud krijgen dan gebruikelijk, bijvoorbeeld iemand niet rechtstreeks benaderen maar van opzij, geen oogcontact zoeken maar langs iemand kijken.

Taal maken (veld 2)
Het praten, het maken van taal, is een uitermate belangrijk begeleidingsmiddel. Je kunt kijken naar de frequentie: wordt er veel of weinig gepraat. Je kunt de toon beluisteren. Die maakt de sfeer en is doorgaans bepalender dan de inhoud. Wat betreft die inhoud kan het volgende opgemerkt worden:
Bij mensen die lichaamsgebonden ordenen en bij mensen die emotioneel kwetsbaar zijn is het benoemen (beschrijven wat er gebeurt) de meest effectieve verbale afstemmingstactiek. Benoemen schept structuur, houdt de zorgvrager in het hier en nu, vult leegten op en betrekt hem bij de (vaak) gezamenlijke handeling. Tevens geeft het aan dat de begeleider voortdurend steunend aanwezig is. Of en in hoeverre hiervoor gekozen wordt, zal afhankelijk zijn van de hoeveelheid steun die de zorgvrager op een bepaald moment nodig heeft. Dat kan per moment verschillen. Overgangen bijvoorbeeld werken spanningverhogend, op zo'n moment kan gekozen worden voor meer benoemgedrag.

Controle emoties (veld 3)
Hoe kwetsbaarder de zorgvrager is, des te noodzakelijker emotionele controle wordt aan de kant van de begeleider. Een neutrale, laconieke toon is – over het algemeen – geïndiceerd (zie de paragraaf over 'emotieregulering'). In de emotie van de zorgvrager meegaan (besmetting), is over het algemeen af te raden. Non-verbale signalen geven aanwijzingen over de manier waarop de begeleider met zijn emoties omgaat.

Draagkrachtondersteuning (veld 4)
Welk gedrag gebruikt de begeleider om de zorgvrager te steunen? Er is steeds sprake van een dynamiek van meer of minder steun geven. Wanneer zal de begeleider welke eisen stellen? De begeleider opereert in het spanningsveld tussen overvraging en ondervraging. De begeleider vraagt minima-

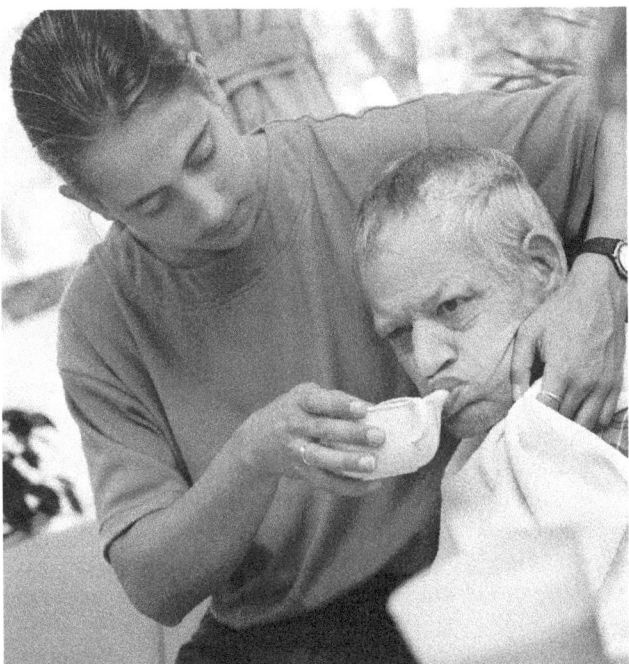

Afbeelding 6.8
Het gedrag van een begeleider om een zorgvrager te ondersteunen is afhankelijk van de hoeveelheid steun die de zorgvrager op een bepaald moment nodig heeft

le participatie, reageert met verhoging van steun op spanningssituaties, reageert op drempels en leegten. Soms neemt hij handelingen (gedeeltelijk) over en gebruikt aanraking en nabijheid als steunmiddelen.
Draagkrachtsteun kan niet los gezien worden van de vorige velden. De non-verbale afstemming blijft aanwezig en ook 'taal maken' heeft een steunende functie.

Fasen bij video-interactieanalyse

Beschrijf de feiten die zich op de verschillende velden voordoen (fase 1)
Er wordt geen enkel oordeel gegeven over de situatie. Wel wordt er overeenstemming gezocht over de feiten die objectief waarneembaar zijn.
Bijvoorbeeld: de begeleider brengt zijn hoofd op gelijke hoogte met het hoofd van de zorgvrager en maakt daarbij

oogcontact. Het herhaalde malen kunnen kijken, maakt het mogelijk de feiten duidelijk vast te stellen.

Orden de gegevens en vat ze samen (fase 2)
Gebruik de gegevens uit fase 1 om een samenvatting te maken van de beelden. Er kunnen twee vragen gesteld worden:
- Kan ik iets zeggen over de manier van spanningsregulatie door de zorgvrager?
    - hoe gaat hij met drempels om
    - hoe reageert hij op contact van de begeleider
    - sluist of vult hij veel en wanneer?
- Kan ik iets zeggen over de stijl van begeleiden?
    - hoe zoekt de begeleider afstemming
    - heeft hij contact en waaruit blijkt dat
    - hoe hanteert hij taal (inhoud en frequentie)
    - hoe gaat hij om met emoties (besmetting)?

Maak op grond van fase 2 een inschatting van de hulpvraag (fase 3)
Afgaande op de geanalyseerde beelden kunnen veronderstellingen geuit worden ten aanzien van de hulpvraag. Geven de non-verbale reacties van de zorgvrager aan dat de gehanteerde begeleidingsstijl effectief is? Wat is te zeggen over het niveau van sociaal-emotioneel functioneren? Over het algemeen mag geconcludeerd worden dat iemand op een laag sociaal-emotioneel niveau functioneert als hij:
- veel vul- en sluisgedrag vertoont (pag. 152)
- moeite heeft met op gang komen
- moeite heeft met overgangen
- met spanning reageert op onverwachte wendingen in situaties
- in het contact afwerend of juist claimend is.

Inventariseer andere begeleidingsmogelijkheden (fase 4)
Deze fase valt weer in twee subfasen uiteen:
- Beschrijf de alternatieven zo breed mogelijk.
- Ga na welke mogelijkheden het beste aansluiten bij de hulpvraag.

Bij de inventarisatie wordt de gehele basale strategie (sociale omgeving, materiële omgeving en activiteiten) betrokken, waarbij de omgang met de zorgvrager veel aandacht krijgt.

Stel een hulpverleningsplan op (fase 5)
Vanuit de consensus over de hulpvraag en vanuit de alternatieven die in fase 4 zijn onderkend, volgt nu de definitieve keuze. Van belang is de praktische uitvoerbaarheid die ten minste twee aspecten heeft:
- Binnen de setting moeten de mogelijkheden realiseerbaar zijn. Je kunt bijvoorbeeld concluderen dat één op één begeleiding noodzakelijk is. In hoeverre is dit te realiseren met de bestaande middelen? Ook wat betreft ruimtelijke mogelijkheden kunnen er beperkingen zijn, bijvoorbeeld het realiseren van een eigen kamer voor een zorgvrager.
    Soms wordt heel creatief omgesprongen met de beperkingen die een situatie biedt, soms kan een conclusie zijn dat in deze setting niet tegemoetgekomen kan worden aan de hulpvraag.

- Houd rekening met de mogelijkheden van de begeleiders. De keuzen moeten passen binnen hetgeen uitvoerbaar is voor de begeleiders. Dat geldt in het bijzonder voor omgangsaspecten. Het handigste is uit te gaan van gedragingen die begeleiders reeds vertonen, zij het in te beperkte mate. Vervolgens kan nagegaan worden of het voor de begeleider in kwestie mogelijk is het gedrag vaker te gaan vertonen.
    Bijvoorbeeld: een videofragment van vijf minuten laat zien dat een begeleider driemaal benoemend taalgebruik hanteert. De begeleider wordt nu ter overweging gegeven om dit gedrag vaker te gaan vertonen. Er wordt dan iets gevraagd wat aantoonbaar binnen de mogelijkheden van de begeleider ligt. Het bewijs vormt het op de videobeelden zichtbare gedrag. Deze manier van benaderen versterkt ook het zelfvertrouwen van de begeleider.
    Videoanalyse leidt niet altijd tot de keuze van een andere aanpak. In dat geval heeft het toch nut gehad, omdat de begeleider bevestigd wordt in wat hij doet. Dit versterkt ook weer het zelfvertrouwen, en dat is altijd de basis bij het werken in moeilijke begeleidingssituaties.

In het vervolgtraject kunnen nieuwe videobeelden informatie opleveren of eventuele nieuwe begeleidingskeuzen te rechtvaardigen zijn. De zorgvrager zal dit via zijn gedrag tot uiting brengen.

6.4 Psychofarmaca

De hiervoor besproken omgangsstrategieën hebben een psychosociale invalshoek. Het is echter ook mogelijk om de somatische invalshoek te kiezen. In sommige gevallen is dat zelfs noodzakelijk. Gepoogd wordt dan het gedrag te beïnvloeden via het toedienen van bepaalde stoffen, de zogenaamde psychofarmaca. Psychofarmaca zijn stoffen die via een selectieve invloed op het centrale zenuwstelsel min of meer karakteristieke wijzigingen teweegbrengen in het psychische leven en beleven. Zij worden ook wel psychotrope of psychoactieve stoffen genoemd. Hierbij gaat het niet direct om geneesmiddelen.

Psychofarmaca werken (nog) niet genezend, maar dat wil niet zeggen dat ze niet bruikbaar of zelfs noodzakelijk kunnen zijn. Ze helpen bijvoorbeeld om een psychose te voorkomen, om de zorgvrager en zijn omgeving adequater met een probleem te laten omgaan en in andere gevallen om de voorwaarden te scheppen voor een effectieve psychosociale behandeling. Waarschijnlijk zullen psychofarmaca de komende jaren, ook in allerlei nieuwe varianten, een uiterst belangrijke rol blijven spelen bij de begeleiding van zorgvragers met psychische problemen. Het is zelfs denkbaar dat er voor bepaalde psychiatrische beelden echte geneesmiddelen zullen komen.

Deze aanpak wordt bewust aan de orde gesteld als de laatst te kiezen aanpak, die uitsluitend in aanmerking zou moeten komen wanneer er sprake is van een zeer ernstige psychiatrische problematiek of wanneer er signalen zijn dat ernstige problematiek kan worden voorkomen via psychofarmaca. De middelen die hier besproken worden, kunnen een verbluffende uitwerking hebben op het gedrag van de zorgvrager. Dat maakt het verleidelijk om ze te gebruiken. Het gevaar van misbruik is nadrukkelijk aanwezig, zorgvuldigheid en voorzichtigheid is geboden.

De laatste jaren is er steeds meer aandacht voor de soms ernstige bijwerkingen die gepaard kunnen gaan met het gebruik van psychofarmaca. Anderzijds zijn er in de zorg voor verstandelijk gehandicapten soms grote weerstanden aanwezig tegen het gebruik van psychofarmaca, waardoor zorgvragers de kans lopen niet of te laat de psychofarmaca te krijgen die ze nodig hebben. Zeker op het gebied van psychofarmaca wreekt zich de vervreemding die tussen psychiatrie en zorg voor verstandelijk gehandicapten is gegroeid. (Die vervreemding blijkt o.a. uit het geringe aantal psychiaters dat voor verstandelijk gehandicapten werkt.) Bij de bespreking van dit onderwerp komt eerst een aantal specifieke aandachtspunten voor het toedienen van psychofarmaca bij verstandelijk gehandicapten naar voren, vervolgens wordt de rol die de verpleegkundige bij de begeleiding heeft, besproken en ten slotte volgt een opsomming van de verschillende groepen psychofarmaca met de voornaamste middelen.

6.4.1 Psychofarmaca bij verstandelijk gehandicapten

Vooral in de intramurale zorg voor verstandelijk gehandicapten is het gebruik van psychofarmaca wijd verbreid. Toch gaat het hier om bepaald geen eenvoudige zaak. Onze kennis over specifieke toepassing van psychofarmaca bij verstandelijk gehandicapten is fragmentarisch. Veelal is het beleid op dit gebied sterk afhankelijk van de 'toevallig' betrokken arts. Omdat zo'n arts ook zijn persoonlijke ervaringen en subjectieve opvattingen heeft, kunnen er per arts merkwaardige verschillen bestaan in het voorschrijfbeleid.

Dit lijkt op volstrekte willekeur en dat zou voor de verpleegkundige aanleiding moeten zijn tot het aannemen van een uiterst kritische houding. Uitsluitend agogisch opgeleiden missen vaak juist op dit gebied de nodige affiniteit en knowhow. De verpleegkundige, opererend in het knooppunt van somatische en psychosociale factoren, kan via een positieve betrokkenheid veel betekenen, ook bij de ondersteuning van de arts.

Basiscriteria voor het gebruik van afzonderlijke psychofarmaca zijn wel degelijk aanwezig, maar ze zijn niet specifiek ontwikkeld voor verstandelijk gehandicapten. Veel psychofarmaca beïnvloeden de neurotransmitterprocessen. De zenuwcellen in de hersenen (neuronen) hebben uitlopers. Ze worden gescheiden van de uitlopers van andere zenuwcellen door een spleet, de zogenaamde *synaps*. Chemische veranderingen spelen een doorslaggevende rol bij de prikkeloverdracht van de ene cel naar de andere over de synaps heen. De chemische stoffen die voor de overdracht zorgen worden *neurotransmitters* genoemd. Uit de hoofdstukken 1 en 2 is

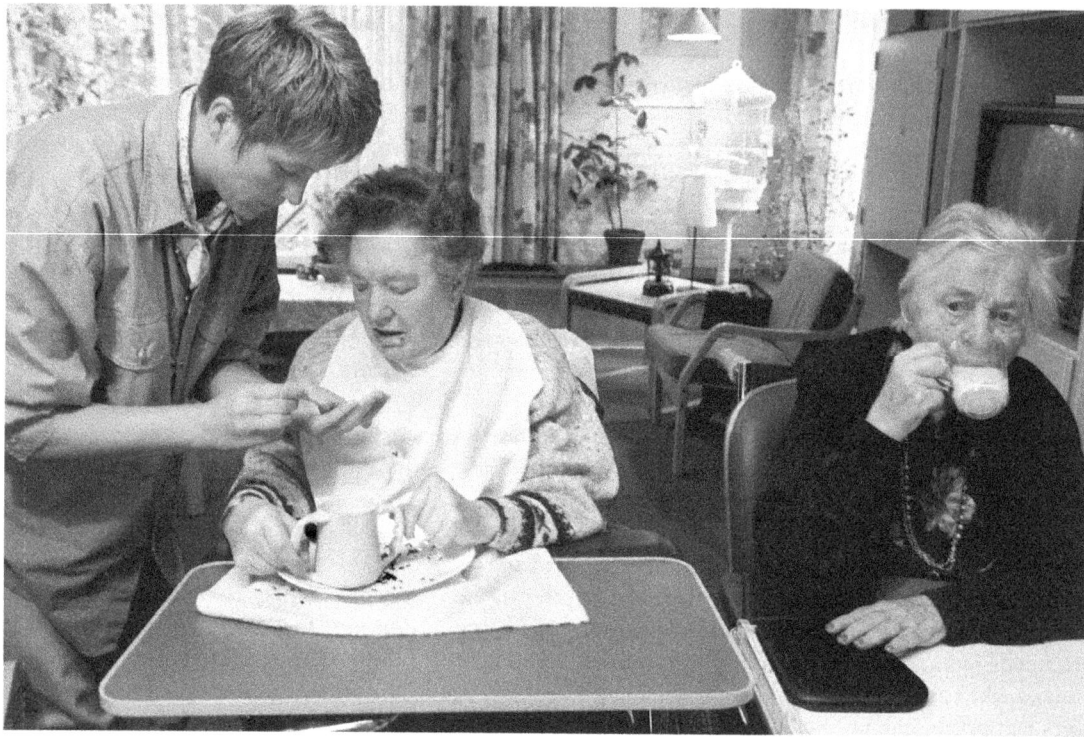

Afbeelding 6.9
Er is nog niet veel bekend over toepassingen van psychofarmaca bij verstandelijk gehandicapten

gebleken dat verstandelijk gehandicapten altijd een of andere somatische (neurologische) afwijking hebben. Bij hen kunnen neurotransmitterprocessen op andere manieren dan gebruikelijk verlopen. Hierover is in het algemeen weinig bekend. En omdat die kennis ontbreekt, blijven observaties per persoon het enige middel om na te gaan hoe iemand reageert op psychofarmaca. De volgende aandachtspunten zijn van belang:
- Het effect is mede afhankelijk van de dosering. Die dosering kan anders zijn (lager of hoger) dan bij niet-verstandelijk gehandicapten.
- Het effect van psychofarmaca bij verstandelijk gehandicapten is niet zonder meer voorspelbaar. Individuele observatie van werking en bijwerkingen is vereist.
- Het is goed mogelijk dat verstandelijk gehandicapten paradoxaal reageren op de medicatie. Dan is het effect tegenovergesteld aan de verwachting.
- Epilepsie is een reden om extra voorzichtig te zijn met psychofarmaca. Vooral de antidepressiva zijn niet zonder meer te gebruiken bij epileptische zorgvragers. Ook de combinatie van anti-epileptica met neuroleptica kan vervelende gevolgen hebben.

6.4.2 De rol van de verpleegkundige

Niet uitsluitend de behandelend arts of psychiater is verantwoordelijk voor een behandeling met psychofarmaca. Het is een zaak voor het multidisciplinaire team, en juist de betrokkenheid van de verpleegkundige is een onmisbare bijdrage aan een verantwoorde behandeling. Verstandelijk gehandicapten verkeren doorgaans in de positie dat ze niet voor zichzelf kunnen opkomen. Alle betrokkenen, inclusief de verpleegkundige, hebben hun eigen verantwoordelijkheid zowel bij de besluitvorming als bij de uitvoering van de aanpak. De verpleegkundige zal een rol moeten spelen op drie momenten.

Vaststellen van het begeleidingsplan

Ten eerste moet de discussie gevoerd worden waarom een psychofarmacon beslist noodzakelijk wordt geacht. Natuurlijk is het voor het voeren van zo'n discussie een voorwaarde dat er voldoende gegevens beschikbaar zijn over de zorgvrager en zijn voorgeschiedenis. De arts moet kunnen uitleggen op welke gronden hij tot een voorstel komt.

In de tweede plaats mag de verpleegkundige van de arts een duidelijke, heldere uitleg vragen over keuze en werking van het psychofarmacon. Waarom juist dit middel? Hoe wordt het middel geïntroduceerd? Welke gedragsveranderingen zijn in verschillende stadia te verwachten?

Ten derde moet de toepassing van het middel bekeken worden in het licht van het totale begeleidingsplan:
- is de basale strategie gewaarborgd?
- wat zijn de aanvullende behandel- en omgangsstrategieën?

Psychofarmaca mogen nooit in de plaats komen van de psychosociale begeleiding en ze mogen ook niet gebruikt worden om de ongunstige effecten van een slechte psychosociale begeleiding te bestrijden.

Omdat meestal de noodzaak bestaat tot snel handelen om escaleren te voorkomen, is doorgaans de beschikbare tijd voor discussie beperkt. Het gaat echter niet om de lengte van de discussie maar om de kwaliteit daarvan. Van professionele beroepsbeoefenaren mag verwacht worden dat ze zich in korte tijd terdege op een begeleidingsprobleem kunnen concentreren.

Uitvoering van het plan

In het licht van wat in paragraaf 5.1 is besproken, wordt duidelijk hoe belangrijk observatie en rapportage zijn. Het is een hoofdtaak van de verpleegkundige nauwkeurig te registreren welke gedragsveranderingen optreden. Daarbij moet zij wel precies weten waarop zij moet letten: zowel de beoogde werkingen als de (ongewenste) bijwerkingen zijn van belang. De verpleegkundige moet onmiddellijk de arts waarschuwen als onvoorziene effecten optreden. Als ongewenste bijwerkingen niet op tijd aangepakt worden, kunnen de gevolgen zeer ernstig zijn.

Evaluatie

Ook bij de evaluatie is de inbreng van de verpleegkundige onmisbaar. Juist omdat zij zo'n scherp beeld heeft van het dagelijkse gedrag van de zorgvrager, is zij in staat mee te beoordelen of het zinnig is verder te gaan met de gekozen behandeling of niet. Dit gebeurt ook weer niet geïsoleerd, maar in samenhang met de overige aspecten van het begeleidingsplan.

6.4.3 De middelen

Er zijn vier groepen psychofarmaca te onderscheiden:
- benzodiazepinen (tranquillizers)
- neuroleptica
- antidepressiva
- lithium en carbamazepine.

Benzodiazepinen (tranquillizers)

Onder de naam benzodiazepinen wordt een serie middelen geplaatst die angstbestrijdend en versuffend werken. Men spreekt ook wel van tranquillizers, waarbij men soms de benzodiazepinen als 'minor tranquillizers' bestempelt en de neuroleptica als 'major tranquillizers'. Het zijn al met al nogal ongelukkige benamingen. 'Kalmerende middelen' zou wellicht een betere benaming zijn, maar die wordt ook vaak gebruikt voor een bepaald type onschuldige kruidenmengsels.

De term 'benzodiazepinen' is het duidelijkst. Het nadeel van sommige benzodiazepinen is dat ze verslavend zijn en onthoudingsverschijnselen geven bij plotseling stoppen (angst, paniek, trillende handen, spiertrekkingen, epilepsie, verwarring, psychotische reactie). De belangrijkste middelen zijn:
- diazepam (Valium®)
- chloordiazepoxide (Librium®)
- lorazepam (Temesta®)
- oxazepam (Seresta®).

Sommige middelen uit deze groep gebruikt men als slaapmiddel (bijv. Mogadon®) en een aantal benzodiazepinen past men toe als slaapmiddel bij de bestrijding van epilepsie (Valium® en Rivotril®).

Er wordt wel onderscheid gemaakt tussen de kortwerkende

benzodiazepinen (Temesta®, Serenase®) en de langwerkende (Valium®, Librium®). Omdat de kortwerkende middelen heftiger onthoudingsverschijnselen geven, wordt verondersteld dat deze verslavender zijn. Vooral Temesta® heeft op dit gebied een slechte reputatie.

Hoewel van alle psychofarmaca de tranquillizers nog de minst schadelijke bijwerkingen hebben, is het gebruik ervan misschien wel het meest discutabel. Een probleem dat men via tranquillizers te lijf gaat, is vaak via een goede psychosociale begeleiding uitstekend op te lossen. Verder moet men erop bedacht zijn dat bij verstandelijk gehandicapten soms via deze middelen juist onrust en agressie ontstaat in plaats van de beoogde kalmte (paradoxale reactie). Er volgt nu een schematisch overzicht van de voornaamste mogelijke bijwerkingen en hoe daarop gereageerd kan worden. Wij zullen bij elke groep middelen zo'n schema presenteren. De gesuggereerde interventies zijn steeds *mogelijke* interventies en moeten in alle gevallen in overleg met de behandelende arts bepaald en uitgevoerd worden.

Tabel 6.4
Overzicht van bijwerkingen van benzodiazepinen en te nemen maatregelen

bijwerkingen	maatregelen
slaperigheid, sufheid	dosisverlaging
onthoudingsverschijnselen	langzaam minderen
onrust, agressie	stoppen
duizeligheid bij overeindkomen	help de zorgvrager langzaam overeind te komen
misselijkheid	het middel bij de maaltijd of met melk laten innemen

Neuroleptica

De neuroleptica noemt men ook wel de 'antipsychotica'. Deze middelen zijn bij uitstek geschikt om de opvallende symptomen van de psychose (wanen en hallucinaties) te bestrijden. Ze hebben veel minder effect op de minder opvallende symptomen van de psychose, de zogenaamde negatieve symptomen (gevoelsvervlakking, autisme e.d.). Het psychotische is het uitgesproken indicatiegebied van de neuroleptica. Zo is in het geval van schizofrenie het gebruik van neuroleptica zonder meer onmisbaar. Een tweede indicatiegebied is extreme onrust en agressiviteit. In de verstandelijk-gehandicaptenzorg worden deze middelen op grote schaal en langdurig voor dit doel gebruikt.
Hier is de noodzaak om tot gebruik over te gaan veel moeilijker vast te stellen dan bij psychosen. Een onderscheid kan gemaakt worden tussen de 'klassieke' en de 'atypische' neuroleptica. Doorgaans worden de klassieke neuroleptica in drie groepen ingedeeld:

butyrofenonen (en verwante stoffen)
– haloperidol (Haldol®)
– pipamperon (Dipiperon®)

fenothiazinen
– periciazine (Neuleptil®)
– chloorpromazine (Largactil®)
– levomepromazine (Nozinan®)
– thioridazine (Melleril®)

thioxanthenen
– clopentixol (Sordinol®)
– zuclopentixol (Cisordinol®)
– tiotixeen (Navane®)
– chloorprotixeen (Truxal®)

De medicijnen uit de groep fenothiazinen werken tevens sederend (versuffend). Zij worden soms gebruikt om gedragsproblematiek te bestrijden. Daarom spreken we wel over breed-spectrumpsychofarmaca. De andere neuroleptica hebben die versuffende werking veel minder. Fenothiazine-neuroleptica hebben echter meer bijwerkingen dan een aantal neuroleptica uit de butyrofenonengroep en ze kunnen voor complicaties zorgen in combinatie met anti-epileptica. Daarom geeft men om gedragsproblemen te bestrijden meestal de voorkeur aan middelen uit de butyrofenonengroep, bijvoorbeeld Dipiperon® of een tioxanteen als Cisordinol® (dit is een latere versie van Sordinol®).

Bijwerkingen van klassieke neuroleptica

De bijwerkingen van de klassieke neuroleptica vormen een ernstig probleem. Drie belangrijke bijwerkingen worden iets uitvoeriger aan de orde gesteld: motorische bijeffecten, tardieve dyskinesie (een specifieke motorische bijwerking) en het maligne neurolepticasyndroom.

Motorische bijeffecten

Het gebruik van neuroleptica gaat in de meeste gevallen gepaard met motorische bijeffecten. Het gaat meestal om typische bewegingsstoornissen als abnormale bewegingen en trillende handen, bevingen, zogenaamde pseudo-Parkinsonverschijnselen (deze verschijnselen lijken op die van de ziekte van Parkinson). Ter bestrijding van dit soort verschijnselen wordt soms een anti-Parkinsonpreparaat gegeven, zoals Akineton® of Disipal®. Voorzichtigheid daarbij is geboden omdat dit soort middelen tardieve dyskinesie in de hand kunnen werken. Het is doorgaans beter om – indien dat mogelijk is – de dosering van het neurolepticum te verlagen.

Tardieve dyskinesie

De tardieve dyskinesie is misschien het grootste probleem bij het toedienen van neuroleptica. Het beeld ontstaat meestal door het langdurig toedienen van hoge doses fenothiazinen en butyrofenonen. Door emoties wordt het beeld versterkt, bij rust neemt het af. Tardieve dyskinesie komt in twee vormen voor:
- onwillekeurige bewegingen in het mondgebied (lip, tong, kaak)
- onwillekeurige hand- en voetbewegingen. Deze vorm komt vaker bij kinderen voor.

Gericht onderzoek naar tardieve dyskinesie bij verstandelijk gehandicapten is nog nauwelijks gedaan. Een grotere vatbaarheid voor deze bijwerking is wel eens verondersteld. Het is zeker denkbaar dat specifieke reacties optreden. Tardieve dyskinesie ontwikkelt zich zeer langzaam. Vooral bij langdurig gebruik is er een aanzienlijke kans op het optreden van dit beeld (op basis van onderzoeken bij niet-verstandelijk gehandicapten schat men dat ongeveer 25 procent van de zorgvragers er last van heeft).
Tardieve dyskinesie is juist een groot probleem omdat het beeld niet zonder meer verdwijnt bij het staken van het toedienen van neuroleptica. Integendeel: juist verminderen van neuroleptica of het stoppen ermee kan de tardieve dyskinesie oproepen of verergeren (iatrogene ziekte). Neuroleptica zijn de enige stoffen die tardieve dyskinesie tijdelijk kunnen onderdrukken. Zo ontstaat een vicieuze cirkel. Hoe korter de neuroleptische behandeling duurt, hoe meer kans op spontaan herstel van de tardieve dyskinesie. Het is van belang vroegtijdig de verschijnselen van tardieve dyskinesie te signaleren. In het beginstadium is het nog mogelijk om het proces af te wenden.

Maligne neurolepticasyndroom

Over dit syndroom werd tot voor kort steeds gesteld dat het uiterst zeldzaam zou zijn. Opvallend is wel dat hoe meer onderzoek ernaar gedaan wordt, hoe meer het blijkt voor te komen. (Een Amerikaans onderzoek wees uit dat 1,4% van alle nieuwe behandelingen met neuroleptica in één jaar tot dit beeld leidde.)
Het beeld wordt gekenmerkt door hoge koorts, spierstijfheid, benauwdheid, overvloedig zweten, bewegingsstoornissen en bewustzijnsveranderingen (stoornissen in het onwillekeurige zenuwstelsel). Bij niet ingrijpen dreigt dodelijke afloop. Juist vanwege de ernst van dit beeld, is het – ondanks de betrekkelijke zeldzaamheid – van belang bedacht te zijn op de mogelijkheid.

Atypische neuroleptica

De risico's van het gebruik van neuroleptica, vooral het risico van de tardieve dyskinesie, zijn een aanleiding tot een intensieve speurtocht naar middelen die deze bijwerkingen niet hebben. De afgelopen jaren is een aantal nieuwe middelen op de markt verschenen die in die zin 'atypisch' genoemd mogen worden omdat ze in tegenstelling tot de klassieke neuroleptica niet inwerken op de dopaminehuishouding.
De nieuwe middelen veroorzaken minder motorische bijwerkingen. Ze kunnen een alternatief vormen voor mensen die slecht reageren op de klassieke neuroleptica. Bovendien lijken ze positief te werken op 'negatieve symptomen' (apathie, zich terugtrekken enz.). Drie middelen kunnen vermeld worden:

clozapine (Leponex®)
Het is een middel dat zeker in het beginstadium zeer sederend kan werken. Een gevaarlijke mogelijke bijwerking is de remming van het beenmerg waardoor er een tekort kan ontstaan aan witte bloedcellen (leukocyten). Acute ontstekingen, vooral in de keel, kunnen daarop wijzen. Bloedcontrole is in de beginfase noodzakelijk.

olanzapine (Zyprexa®)
Dit middel is verwant aan clozapine, maar zou minder sederend werken.

risperidon (Risperdal®)
Met dit middel worden op dit moment goede resultaten bereikt, al lijkt het op sommigen in het geheel geen uitwerking te hebben. In het begin kunnen hoofdpijn, een slaperig

Tabel 6.5
Overzicht van bijwerkingen van neuroleptica en te nemen maatregelen

bijwerkingen	maatregelen
kortetermijnbewegingsstoornissen: – Parkinsonisme (stijve spieren, licht voorovergebogen, lopen met kleine pasjes, beven, veel speeksel) – dystonie (acute spierkrampen in gezicht, nek, benen, armen) – cathisie (rusteloosheid, trappelbewegingen)	verlaging van dosis of staken met toedienen; anti-Parkinsonmiddelen geven
sufheid en slaperigheid	het middel voor het slapengaan toedienen, overschakelen op een minder sederend middel
lichtgevoeligheid	zon vermijden, beschermende kleding, zonneklep/zonnebril
duizeligheid bij overeindkomen	laat de zorgvrager langzaam overeind komen
vegetatieve verschijnselen: – droge mond – obstipatie – gewichtstoename – wazig zien – moeizaam plassen	vochtbalans en gewicht bijhouden, veel drinken geven, vezelrijk dieet, lichaamsbeweging, uitleggen dat wazig zien na enkele weken verdwijnt
tardieve dyskinesie: – onwillekeurige, onregelmatige bewegingen in het gelaat – kauwproblemen – tongbewegingen – soms onwillekeurige hand/voetbewegingen	onmiddellijk ingrijpen, medicatie staken of minderen, geen anti-Parkinsonmiddelen
maligne neurolepticasyndroom: – plotselinge koorts – bewustzijnsveranderingen – spierstijfheid	acuut medicatie staken
epilepsie	nauwkeurig observeren, vermindering of aanpassing medicatie

gevoel en angst optreden. Ook is er een kleine kans op extrapiramidale stoornissen.

Fabrikanten hebben er veel belang bij dat hun middel veelvuldig gebruikt gaat worden. Daarom moeten enthousiaste verhalen over een bepaald middel met de nodige scepsis aangehoord worden. Meestal is er een lange reeks van jaren nodig voordat een goed beeld ontstaat van de bruikbaarheid van een bepaald preparaat. Inmiddels is een van de nieuwe middelen (Serdolect®) door de inspectie uit de handel gehaald in verband met de kans op hartstoornissen.

Antidepressiva

In het volgende komen drie groepen antidepressiva aan de orde. Deze middelen dienen ter bestrijding van depressie en worden in bepaalde gevallen ook gebruikt bij dysthymie.

Tricyclische antidepressiva

De tricyclische antidepressiva (ook wel de eerste generatie middelen genoemd) hebben in hun chemische structuur drie ringen (tricyclisch). De belangrijkste zijn:
- imipramine (Tofranil®)
- amitriptyline (Tryptizol®, Sarotex®)
- desipramine (Pertofran®)
- dosulepine (Prothiaden®)

Tweede generatie antidepressiva

De tweede generatie antidepressiva is recenter. Deze middelen hebben geen tricyclische chemische structuur maar een tetracyclische structuur (vier ringen), of zijn nog anders samengesteld (Fevarin®, Prozac®).
- mianserine (Tolvon®)
- trazodon (Trazolan®)
- fluvoxamine (Fevarin®)
- fluoxetine (Prozac®)

Tabel 6.6
Overzicht van bijwerkingen van eerste en tweede generatie antidepressiva en te nemen maatregelen

bijwerkingen	maatregelen
hartritmestoornissen	bloeddruk en pols goed observeren, vermindering of aanpassing van medicatie
epilepsie	goed observeren, vermindering of aanpassing van medicatie
vegetatieve verschijnselen: – droge mond – obstipatie – gewichtstoename – wazig zien – moeizaam plassen	vochtbalans en gewicht bijhouden, veel drinken geven, lichaamsbeweging, vezelrijk dieet, uitleggen dat wazig zien na enkele weken verdwijnt
slaperigheid, sufheid	het middel voor het slapengaan toedienen, overschakelen op een minder sederend middel
duizeligheid bij overeind komen	laat de zorgvrager langzaam overeind komen
angst en opwinding	tijdelijk: – een benzodiazepine geven

Deze nieuwe middelen zijn niet altijd beter dan de eerste generatie tricyclische middelen. Ze worden doorgaans als tweede keuze gebruikt als de eerste generatie middelen niet werken. De bijwerkingen van zowel de eerste als de tweede generatie antidepressiva zijn grotendeels dezelfde: hartstoornissen (vooral bij tricyclische middelen), huidaandoeningen, versuffing, droge mond, zweten, duizeligheid, epilepsie (zeker ook bij de tweede generatie middelen), onrust. De tweede generatie antidepressiva zijn wel meestal wat milder in de bijwerkingen. Ze geven minder hartproblemen en ook de anticholinerge werking (droge mond, obstipatie) is minder.
Sommige middelen, zoals Tryptizol®, hebben ook een kalmerende werking.

MAO-remmers

Een geheel ander type antidepressiva zijn de zogenaamde MAO-remmers (monoamine oxydase). Deze middelen kunnen nogal gevaarlijk zijn en werden tot voor kort uitsluitend gebruikt als de andere middelen gefaald hadden. Bij personen met hartziekte, suikerziekte en epilepsie is voorzichtigheid geboden. De combinatie met andere middelen is af te raden. Bovendien is bij veel MAO-remmers een strikt dieet vereist (bijv. geen kaas, bonen, bananen, ananas; dit voedsel kan als gif gaan werken bij het gebruik van een MAO-remmer). Het genoemde voedsel bevat het gif tyramine dat afgebroken wordt door het enzym MAO. De MAO-remmers blokkeren dit proces. MAO-remmers zijn – juist vanwege de risico's – een tijdje uit beeld geweest, maar zijn nu weer in opkomst. Er zijn nu selectieve MAO-remmers beschikbaar (o.a. Aurorix®) waarbij geen dieet meer vereist is.

Lithium en carbamazepine

Lithium (Litiumcarbonaat®, Priadel®, Camcolit®, Litarex®) en carbamazepine (Tegretol®) zijn veel gebruikte middelen bij stemmingsstoornissen. De werking van lithium op dit gebied is al langer bekend, die van carbamazepine, van oorsprong een anti-epilepticum, is nog niet zo lang geleden ontdekt. Beide middelen werken in eerste instantie tegen manie. Daarnaast, bij langdurig gebruik, kunnen ze zowel manie als depressie voorkomen (profylactisch).
Een manie bij verstandelijk gehandicapten wordt ook nogal eens bestreden door het combineren van een neurolepticum (bijv. Haldol®) met lithium. Overigens is zo'n cocktail niet ongevaarlijk: zenuwbeschadiging kan het gevolg zijn, zich uitend in temperatuurstijging en bewustzijnsdaling.

Lithium

De bijwerkingen van lithium zijn ietwat verschillend van de eerder besproken neuroleptica en antidepressiva. Men moet bedacht zijn op nierstoornissen, schildklierstoornissen, kleine spierschokjes in armen en benen, misselijkheid, braken en huiduitslag. Bij lithium is een precieze dosering buitengewoon belangrijk. Een te lage dosering werkt niet en bij een te hoge dosering treedt lithiumvergiftiging op. De symptomen daarvan zijn: lusteloosheid, bewustzijnsverlaging, spiersamentrekkingen, pathologische reflexen, insulten en, in de ergste gevallen, coma en overlijden. Bij een dreigende lithiumvergiftiging kunnen de volgende symptomen optreden: grove tremor, misselijkheid, braken, diarree, dorst en droge mond. Tijdens de instelperiode komen deze symptomen ook wel tijdelijk voor, maar de verschijnselen moeten binnen twee tot drie weken verdwenen zijn. In de beginperiode moet de lithiumspiegel (via bloedonderzoek) frequent bepaald worden.
Naast de aandacht voor bovengenoemde verschijnselen zijn er voor de dagelijkse begeleiding van een zorgvrager die lithium krijgt nog twee belangrijke aandachtspunten:
– Houd een nauwkeurige vochtbalans bij. Zorg ervoor dat de zorgvrager veel drinkt. Wees hierop in het bijzonder bedacht bij warm weer. (Let hierop ook tijdens vakanties.)
– Zorg ervoor dat de zorgvrager dagelijks via de voeding voldoende natrium binnenkrijgt (natriumrijk dieet).

Carbamazepine (Tegretol®)

Carbamazepine wordt over het algemeen bij de juiste dosering (ook bij dit middel moet men in de beginperiode extra attent zijn) goed verdragen. In het begin van de behandeling kunnen tijdelijke bijwerkingen optreden, onder andere verlies van eetlust, slaperigheid, duizeligheid en problemen rond de stoelgang (obstipatie, diarree). Meestal verdwijnen deze bijwerkingen binnen één tot twee weken. Verder zijn bepaalde bloedafwijkingen mogelijk (vermindering van het aantal witte bloedlichaampjes) en in sommige gevallen treden allergische huidreacties op.

6.4.4 Indicatie en conclusie

Psychofarmaca zijn geschikt als omgangsstrategie bij psychose, (manisch-)depressieve toestanden, angsttoestanden en dwangmatig gedrag. In sommige gevallen kunnen neuroleptica gebruikt worden om ernstig probleemgedrag beheersbaar te maken. Veel aandacht moet gegeven worden aan het waarborgen dat het gebruik van deze middelen verantwoord gebeurt. De inbreng van de verpleegkundige – ook bij observatie van de reactie op het middel – is daarbij onmisbaar. Het kan van levensbelang zijn bepaalde symptomen tijdig te signaleren en onmiddellijk de behandelende arts te waarschuwen (zie tabel 6.7).

Tabel 6.7
Overzicht van psychofarmaca: middelen, indicaties en hoofdbijwerkingen

middelen	indicatie	hoofdbijwerkingen
benzodiazepinen – diazepam (Valium®) – chloordiazepoxide (Librium®) – lorazepam (Temesta®) – oxazepam (Seresta®)	angst, onrust	versuffend, verslavend
klassieke neuroleptica *butyrofenonen* – haloperidol (Haldol®) – pipamperon (Dipiperon®) *fenothiazinen* – periciazine (Neuleptil®) – chloorpromazine (Largactil®) – levomepromazine (Nozinan®) – thioridazine (Melleril®) *thioxanthenen* – clopentixol (Sordinol®) – Zuclopentixol (Cisordinol®) – tiotixeen (Navane®) – chloorprotixeen (Truxal®)	psychose, zware gedragsproblemen	bewegingsstoornissen, tardieve dyskinesie, maligne neuroleptica-syndroom
atypische neuroleptica – clozapine (Leponex®) – olanzapine (Zyprexa®) – risperidon (Risperdal®)	psychose	agranulocytose (Leponex®), gewichtstoename, seksuele stoornissen

Tabel 6.7 (vervolg)
Overzicht van psychofarmaca: middelen, indicaties en hoofdbijwerkingen

middelen	indicatie	hoofdbijwerkingen
anti(manie)depressiva tricyclische antidepressiva: – imipramine (Tofranil®) – amitriptyline (Tryptizol®, Sarotex®) – desipramine (Pertofran®) – dosulepine (Prothiaden®) tweede-generatie antidepressiva – mianserine (Tolvon®) – trazodon (Trazolan®) – fluvoxamine (Fevarin®) – fluoxetine (Prozac®)	depressie (in engere zin), soms dysthymie depressie (in engere zin)	hartstoornissen, epilepsie, huidaandoeningen, duizeligheid, onrust
MAO-remmers (niet selectief) – genelzine (Nardi®) – tranylcypromine (Parnate®)	ernstige depressies; als andere middelen niet helpen	bloeddrukschommelingen, leverbeschadiging; levensgevaarlijk in combinatie met bepaalde voedingsmiddelen
MAO-remmers (selectief) – Moclobemide (Aurorix®)	ernstige depressies; als andere middelen niet helpen	slaapstoornissen, rusteloosheid, duizeligheid, droge mond
Anti-manie-stemmingsafvlakkers – lithium (Lithiumcarbonaat®, Priadel®, Camcolit®, Litarex®) – carbamazepine (Tegretol®)	manie, profylactisch, depressie manie, profylactisch, depressie	nierstoornissen, schildklierstoornissen, misselijkheid, huiduitslag, lithiumvergiftiging verlies van eetlust, misselijkheid, hoofdpijn

OPDRACHTEN

A

1. Maak een vergelijking tussen de volgende benaderingen: gentle teaching, gedragsmodificatie, EE en de benadering van Heijkoop.
Analyseer de overeenkomsten en de verschillen. Vergelijk tevens de indicatiegebieden.

2. Speel de volgende situatie na en discussieer daarover:
Een instituutsbewoner wil per se niet uit bed komen. Jij hebt de opdracht hem of haar uit bed te halen.
- Probeer het vanuit een hoog EE-gehalte in je begeleidingsstijl.
- Probeer het vanuit een lage EE.
- Probeer het op de manier van gentle teaching met een lage EE.

3. Neem als uitgangspunt de leefgroep waarbij je werkt of waar je stage hebt gelopen.
- Ga na welke psychofarmaca in welke doseringen gebruikt worden.
- Zoek de middelen in het repertorium op. Stel vast in welke categorie het middel ingedeeld is en inventariseer de hoofd- en bijwerkingen.
- Maak een video-opname van een bewoner die volgens jou lijdt aan tardieve dyskinesie en bespreek deze opname met je lesgroep en een op dit gebied deskundige medicus. (Wees daarbij uiteraard zeer zorgvuldig bij het omgaan met de privacy en de regels dienaangaande.)

4. Bekijk de volgende gevalsbeschrijvingen. Ga op grond van de voorafgaande hoofdstukken na welke diagnose hier gesteld zou kunnen worden en welke begeleidingsstrategie of combinatie van strategieën daarbij aansluit. Beargumenteer je standpunt en ga daarover in discussie met je medestudenten.

Mieke
Mieke is een matig tot ernstig verstandelijk gehandicapt meisje van acht jaar. Ze is het liefst op zichzelf. Spreken doet ze niet, wel stoot ze verschillende klanken uit. Ze heeft de neiging om voortdurend aan voorwerpen en personen te ruiken.
Als je tegen haar praat, lijkt het alsof het niet tot haar doordringt, achteraf blijkt dan vaak dat ze het toch begrepen heeft. Soms is ze om onduidelijke redenen zachtjes aan het lachen. Het komt ook voor dat ze met grote ogen aan het staren is naar een bepaalde plek in de ruimte.
Het moet allemaal heel precies bij haar: het kleed moet recht liggen, het bed moet op een bepaalde manier opgemaakt zijn. Ze kan soms erg overstuur raken bij bepaalde overgangen in het dagprogramma. Ze stampt met haar voeten en gooit soms met voorwerpen. Ze is dan moeilijk tot bedaren te brengen. Ook onverwachte gebeurtenissen zoals een toevallige (zachte) botsing met een medebewoner roepen deze reactie op.

Koos
Koos is een matig verstandelijk gehandicapte man van veertig jaar. Hij beschouwt zijn groepsgenoten (die op een lager ontwikkelingsniveau functioneren dan hij zelf) als 'gek'. Binnen de groep heeft hij een aparte positie: hij maakt veel opmerkingen over andere bewoners, corrigeert ze en geeft opdrachten. Ze mogen bijvoorbeeld niet op

een bepaalde stoel zitten, of ze moeten hun haar maar eens gaan kammen. Als zijn groepsgenoten niet doen wat hij van hen verlangt, slaat en knijpt hij hen.

Hij begrijpt niet waarom hij op dit instituut zit. Hij zou het liefst op kamers willen wonen en timmerman willen worden (hij knutselt graag).

De andere groepsleden zijn erg bang voor hem. Dit heeft geleid tot grote bezorgdheid bij hun familieleden.

Voor de groepsleiding is Koos het beste te hanteren als hij als 'hulpje' mag optreden. Daardoor is hij zichzelf gaan beschouwen als een assistent-groepsleider. In die rol gaat hij veel te ver. Maar als hij door de groepsleiding gecorrigeerd wordt, leidt dit tot heftige conflicten waarbij Koos ook tegenover de groepsleiding handtastelijk wordt. Vorige week is een eerstejaarsleerling door hem bont en blauw geslagen. Zij is zo geschrokken dat ze voorlopig niet meer kan werken.

Mustafa

Mustafa is een twaalfjarige, ernstig verstandelijk gehandicapte jongen. Vanaf zijn tweede jaar vertoont hij een scala aan automutilatieve gedragingen: met zijn hoofd bonken, zichzelf slaan, op zijn handen bijten en zichzelf krabben. Vanaf zijn derde jaar woont hij in het instituut. Zijn zelfverwonding is steeds een groot probleem geweest. Wel zijn er perioden geweest waarin het minder leek te worden. Op dit moment verblijft hij op een aparte kamer, waar hij bijna de hele dag vastgebonden ligt of zit. Zijn gezicht is door automutilatie in het verleden zwaar geschonden. Een nieuw probleem is het gilgedrag: het geluid dat hij uitstoot gaat door merg en been en is zelfs buiten het paviljoen te horen. De groepsleiding is – mede door het voortdurende gillen – aan het einde van haar Latijn.

5   Ga op zoek naar video-opnamen van interactiesituaties met verstandelijk gehandicapten en analyseer deze volgens de in dit hoofdstuk behandelde richtlijnen.
    Maak aan de hand van in dit hoofdstuk besproken richtlijnen een opname van een interactiesituatie en analyseer deze volgens de besproken methodiek.

B

1   In dit hoofdstuk wordt een onderscheid gemaakt tussen omgangs- en behandelstrategieën. Een dergelijk onderscheid roept de vraag op hoe kennis totstandkomt en groeit op het gebied van omgaan en begeleiden van mensen.
    Analyseer de kennisverwervingsdilemma's aan de hand van de begrippen 'inductie' en 'deductie'.

2   In de hoofdstukken 5 en 6 gaat het om allerlei vooral in de verstandelijk-gehandicaptenzorg bruikbare begeleidingsstrategieën. Stel je voor dat jou gevraagd wordt om voor leefgroepmedewerkers intervisie te organiseren op dit gebied.
    Maak hiervoor een plan van aanpak waarbij je ook rekening moet houden met organisatorische haalbaarheid.

3   Zou volgens jou de verpleegkundige niveau 5 een geschikte functionaris zijn om als deskundig, niet-direct betrokkene, vastgelopen processen in leefgroepen weer op gang te helpen?
    Vergelijk hierbij de HBO-verpleegkundige met vertegenwoordigers van andere beroepsgroepen onder wie gedragswetenschappers en medici.

4 Heijkoop gaat uit van spanningsregulatie en gedrag om met spanning om te gaan (coping). De theorie van Roy lijkt van dezelfde opvattingen uit te gaan.
- Maak een vergelijking tussen de theorieën van Roy en Heijkoop, analyseer de overeenkomsten en de verschillen.
- Valt volgens jou de theorie van Heijkoop binnen het gebied van de agogiek of van de verpleegkunde? Beargumenteer je antwoord en probeer daarbij zo scherp mogelijk aan te geven hoe agogiek en verpleegkunde zich tot elkaar verhouden.

HOOFDSTUK 7

Specifieke hulpvragen

LEERDOELEN

Na bestudering van hoofdstuk 7 kan de student:
- beschrijven welke psychische en lichamelijke verschijnselen ouder wordende zorgvragers kunnen vertonen
- aangeven welke aandachtspunten er zijn bij de begeleiding van ouder wordende verstandelijk gehandicapten
- beschrijven hoe de specifieke begeleiding van zintuiglijk of motorisch gehandicapte zorgvragers gestalte kan krijgen
- beschrijven hoe de specifieke begeleiding van autistische zorgvragers gestalte kan krijgen
- aangeven hoe omgegaan kan worden met persoonsgerichte agressie
- beschrijven hoe seksualiteit zich kan uiten afhankelijk van het ontwikkelingsniveau waarop de zorgvrager functioneert
- aangeven welke aandachtspunten er zijn bij de seksuele begeleiding van verstandelijk gehandicapten
- aangeven waarom ziekenhuisopname voor een zorgvrager zeer belastend kan zijn en hoe hij daarbij begeleid kan worden
- beschrijven hoe stervensbegeleiding kan plaatsvinden voor, tijdens en na het overlijden van een zorgvrager.

In de vorige hoofdstukken werd aandacht besteed aan het vaststellen van de hulpvraag en het uitzetten van de basale strategie. Vervolgens werden in de hoofdstukken 5 en 6 het gebruik van aanvullende omgangs- en behandelingsstrategieën besproken. Deze zijn bruikbaar voor de begeleiding van zorgvragers bij wie de hulpvraag vooral ligt op het gebied van gedragsproblemen of emotionele problemen.

In dit hoofdstuk staat eveneens de begeleiding centraal. Het gaat hier om begeleiding in specifieke situaties en om specifieke hulpvragen die niet liggen op het gebied van gedrags- of emotionele problemen. Het hoofdstuk valt in twee delen uiteen:
- De begeleiding van zorgvragers met specifieke hulpvragen. Hier komt de begeleiding aan de orde van ouder wordende en zintuiglijk of motorisch gehandicapten.
- De begeleiding in bijzondere hulpverleningssituaties. De volgende bijzondere situaties worden besproken: voorvallen waarbij persoonsgerichte agressie voorkomt, situaties rond seksualiteit, ziekenhuisopname en sterven.

7.1 Begeleiding van zorgvragers met specifieke hulpvragen

7.1.1 Begeleiding van ouder wordende zorgvragers

Verstandelijk gehandicapten lopen de kans op een vervroegd verouderingsproces. Op een kalenderleeftijd van vijftig jaar kan er al sprake zijn van biologische veroudering. Het verlies van vitaliteit en het achteruitgaan van de zelfredzaamheid kunnen wijzen op een dergelijke versnelde veroudering. Het jaarlijks afnemen van de SRZ (zie hoofdstuk 3) is een goed hulpmiddel om deze veranderingen in beeld te krijgen. Naast de groep vervroegd verouderen die ook wel aangeduid met de term 'functioneel bejaard', heeft de zorg ook te maken met een snel groeiende groep ouderen. De verstandelijk-gehandicaptenzorg volgt hier de algemene demografische tendens.

Het ouder worden gaat gepaard met lichamelijke en psychische verschijnselen. Er volgt nu een bespreking van deze verschijnselen waarvan de mate waarin ze zich voordoen per individu varieert. Een bepaalde categorie aan de orde stellen betekent altijd dat er gegeneraliseerd wordt. Generalisatie doet per definitie geen recht aan het individu. Eenzelfde kanttekening kan gemaakt worden bij de begeleidingsadviezen die gegeven worden. Per persoon moet worden nagegaan of ze al dan niet geldig zijn.

Lichamelijke verschijnselen

De volgende lichamelijke verschijnselen kunnen zich voordoen:

Verlaagde stofwisseling
Een te hoog of te laag gewicht, ouderdomsdiabetes en een gestoorde schildklierwerking kunnen optreden.

Motorische problemen
Door ontkalking van de botten is er een verhoogd risico op botbreuken. Broze botten kunnen leiden tot ingezakte rugwervels wat rugpijn veroorzaakt. Bij verstandelijk gehandicapten kunnen motorische problemen vergroot worden door verminderd functioneren van spieren en gewrichten.

Verminderde orgaanfuncties
Belangrijke organen kunnen min of meer gaan disfunctioneren. De huid wordt minder elastisch, droogt eerder uit en is gevoeliger voor decubitus. Nier- en blaasproblemen, hart- en vaatproblemen en longproblemen kunnen optreden. Een verslechterde peristaltiek van de darmen kan obstipatie veroorzaken.
Op het gebied van de zintuigen treedt achteruitgang op met als gevolg slechtziendheid, staar, blindheid, slechthorendheid of doofheid. Ook de smaak en geur nemen af.

De slaapbehoefte vermindert, waardoor mogelijk slaapproblemen zoals nachtelijke onrust kunnen ontstaan.
Neurologische problemen doen zich regelmatig voor: dementie, ziekte van Parkinson, complicaties ten gevolge van CVA.

Psychische verschijnselen

Een verminderde vitaliteit brengt over het algemeen een behoefte aan meer rust en minder prikkels met zich mee. Concentratieverlies en moeite met prikkelverwerking kunnen zich voordoen. Het geheugen kan het zo nu en dan laten afweten, waarbij het langeretermijngeheugen over het algemeen langer in stand blijft. De belangstelling voor het heden en de toekomst is meestal minder groot dan die voor het verleden. Herinneringen kunnen een grote rol spelen.
Bij zorgvragers met een lange geschiedenis van probleemgedrag kan dit gedrag afnemen. Ook de symptomen van psychosen als schizofrenie neigen minder scherp naar voren te komen.
Evenals bij gewone bejaarden kan ook bij verstandelijk gehandicapten vereenzaming ontstaan. Sleutelpersonen uit de familiekring kunnen weggevallen zijn en datzelfde geldt voor leefgroepgenoten met wie de zorgvrager soms een lange reeks van jaren heeft doorgebracht.
Natuurlijk is het afhankelijk van het niveau van functioneren in hoeverre de zorgvrager besef van dit alles heeft. Maar bij een aantal verstandelijk gehandicapten bestaat zeker besef over de levensfase waarin ze verkeren en het naderende levenseinde.

Aanpassing van de basale strategie

De basale strategie zal in de richting van de specifieke hulpvraag die ouderen stellen aangepast moeten worden.

Sociale omgeving
Begeleiders moeten zich kunnen inleven in de leefwereld van de oudere zorgvrager. Daarvoor is nodig dat men op de hoogte is van zijn levensgeschiedenis. Het uitsluitend werken met zeer jonge begeleiders heeft het nadeel dat er minder gemeenschappelijke levensgeschiedenis aanwezig is. De oudere begeleider die al enige tijd op het instituut werkt,

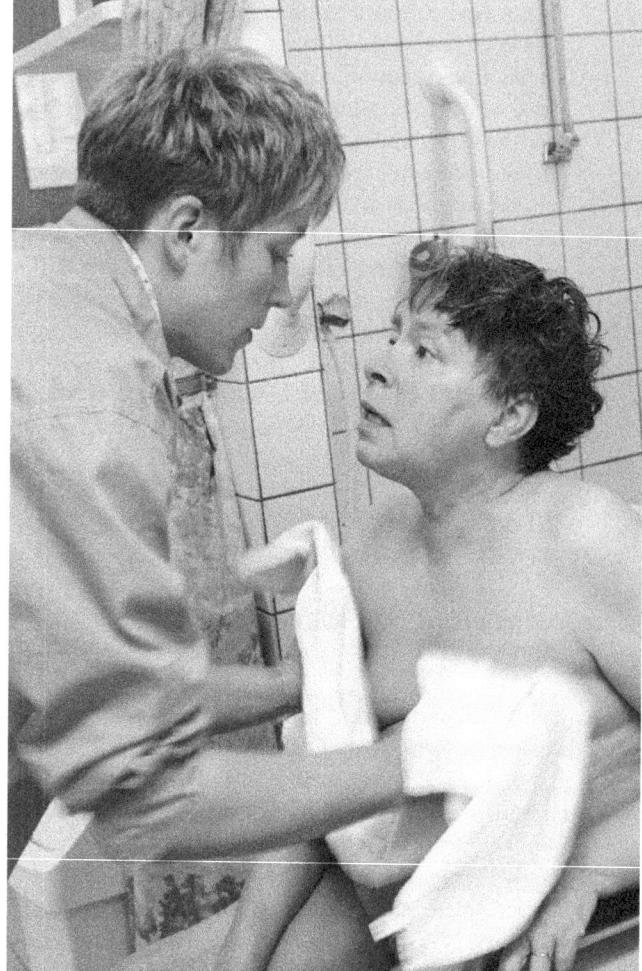

Afbeelding 7.1
Begeleiders moeten zich kunnen inleven in de wereld van de oudere verstandelijk gehandicapte

kent de namen van vroeger en de sfeer van vroeger. Dit is juist zo belangrijk omdat de zorg de afgelopen dertig jaar drastisch gewijzigd is.
De begeleider staat open voor de oudere zorgvrager als hij samen met hem regelmatig over wat er gebeurd is, praat, foto's bekijkt en daarvoor ook de tijd neemt. Er wordt veel van het geduld van de begeleider gevraagd: als hij de zorg-

vrager moet leren accepteren dat deze minder kan dan vroeger, zal hij dit toch eerst zelf moeten accepteren. Bij het communiceren moet hij rekening houden met zintuiglijke en psychische belemmeringen.
Het wegvallen van belangrijke contacten (familieleden, groepsgenoten) kan eenzaamheid veroorzaken. Er moet ruimte worden geschapen voor verwerking. Het bevorderen van vervangende contacten kan een doelstelling zijn bij de begeleiding. In elk geval zal geprobeerd moeten worden bestaande contacten zoveel mogelijk in stand te houden en uit te breiden. Dat laatste verdient doorgaans de voorkeur boven het aangaan van nieuwe contacten.

Materiële omgeving
De inrichting van de materiële omgeving richt zich op het bieden van fysieke en psychische (oriëntatie en veiligheid biedende) ondersteuning.
De volgende suggesties kunnen bruikbaar zijn:

Algemeen
- een overzichtelijke indeling van de woonruimte
- woonruimte gelijkvloers, omdat dan contact met 'buiten' gemakkelijker is
- ruimten aanpassen voor rolstoelen; ook schakelaars, spiegels, en dergelijke op rolstoelhoogte aanbrengen
- rolstoelruimten met oplaadapparatuur
- losliggende vloerbedekking vermijden
- goede verlichting
- via kleurgebruik ruimten en functies van ruimten herkenbaar maken
- beschutte hoekjes in ruimte en tuin
- ruimten vaste indelingen geven
- loopsteunen aanbrengen
- zorgen voor stroef vloeroppervlak
- in de gehele wooneenheid een goed verwarmings- en ventilatiesysteem, in verband met preventie van tocht. Niet te warm, een temperatuur van ongeveer 20 graden is goed
- de woning niet te ver van voorzieningen situeren
- gebruikmaken van foto's en pictogrammen om duidelijkheid te geven over de dagprogrammering en de aanwezigheid van begeleiders.

Woonkamer
- meubilair met armleuningen, aangepast aan de smaak van de zorgvragers
- voldoende lichtpunten
- voldoende ruimte voor activiteiten, wellicht aparte hobbykamer.

Slaapkamer
- eenpersoonskamers
- ruimte om spulletjes en rommeltjes neer te zetten en op te bergen
- aangepaste bedden.

Badkamer
- wc's met steunen, verhoogde pot
- douche met steunen en opklapbaar stoeltje
- een bad met douchebrancard
- voetenwasbak.

Ziekenkamer
Een aparte kamer waarin een (ernstig) zieke zorgvrager zo lang mogelijk thuis verpleegd kan worden. Deze kamer kan ook als sterfruimte dienen. Zo'n ruimte is erg belangrijk, mede in verband met het voorkomen van een ziekenhuisopname.

Activiteiten
Voor basiszorgactiviteiten moet meer tijd worden uitgetrokken. Bij het uitvoeren van verzorgingsactiviteiten is een belangrijk aandachtspunt de zorgvrager te laten doen wat hij nog kan doen. Dat vergt van de verpleegkundige geduld en tact. Dit betekent dat de verzorgende activiteiten een zwaarder accent krijgen in het geheel van de dagprogrammering. Extra verzorgingsmomenten kunnen nodig zijn in verband met incontinentie.
Bij bedverpleging is er een verhoogd risico voor decubitus. Dagelijks baden of bedwassing is noodzakelijk. Er moet goed op worden gelet dat de huid niet rood wordt. Er is meer kans op blaasontsteking. Het wassen van de uitwendige genitaliën moet zorgvuldig en volgens de regels gebeuren, in het bijzonder bij incontinentie voor feces.
Voetverzorging vraagt bij ouderen veel aandacht: likdoorns, kalknagels, hamertenen en doorgezakte voeten komen veel

voor. Goedzittend schoeisel is belangrijk.
Kleding moet gemakkelijk zitten. Er moet rekening worden gehouden met het feit dat de zorgvrager soms zeer aan bepaalde kledingstukken is gehecht. Allerhande hulpmiddelen zijn meestal overvloedig aanwezig: stok, kruk, looprek, rolstoel, gehoorapparaat en bril.
In verband met veel voorkomende slaapproblemen is ook 's nachts begeleiding nodig. Het gaat dan om een geïntensiveerde controle, wisselligging en eventueel extra wassen en verschonen.

De activiteiten in het primaire milieu zijn vaak gericht op gezelligheid. Bij licht tot matig verstandelijk gehandicapten valt te denken aan: meehelpen met huishoudelijk werk (o.a. kookactiviteiten), handenarbeid, muziek en gezelschapsspellen. Individuele activiteiten kunnen zijn het bijhouden van verzamelingen, het inplakken van foto's.
Een bijzondere activiteit is het samenstellen van een levensboek. De levensgeschiedenis wordt vastgelegd via een combinatie van tekst en foto's. Bij deze activiteit snijdt het mes aan verschillende kanten:
– het is een goede manier om contact op te bouwen met de zorgvrager, je begeeft je in zijn leefwereld
– via de verhalen die naar voren komen, leer je de zorgvrager beter kennen
– door het vertellen wat er in zijn leven is gebeurd, leert de zorgvrager zelf allerlei zaken te ordenen uit het verleden, waarmee hij misschien nog worstelt. Het draagt bij aan de verwerking
– het maken van een levensboek is te combineren met allerlei andere activiteiten. In de fase van het verzamelen van gegevens: het bezoeken van mensen en plaatsen uit het verleden. In de fase van het samenstellen: het maken van tekeningen, het vastleggen van het verhaal.

Indien het vermoeden bestaat van verdere geestelijke achteruitgang, bijvoorbeeld bij zorgvragers met het syndroom van Down, is het zaak niet te lang te wachten met deze activiteit. Ook bij ernstig verstandelijk gehandicapten zijn er mogelijkheden een levensboek samen te stellen. De betrokkenheid van de persoon zal op een andere manier vorm krijgen, de omgeving zal bijna alles moeten aanreiken.
Over het algemeen zal gepoogd moeten worden activiteiten, en dus ook contacten in het secundaire milieu, in stand te houden. Naast aangepaste bewegingsactiviteiten valt te denken aan: wandelen, fysiotherapie, wateractiviteiten en dergelijke.
Over het algemeen concentreren de activiteiten zich meer op het primaire milieu. Toch kunnen ook ouderen zeer gebaat zijn bij activiteitenbegeleiding in het secundaire milieu. Ook de keuze om iemand te laten doorwerken op de arbeidsafdeling, bijvoorbeeld in de tuindienst, kan zeer verdedigbaar zijn. Voor nogal wat zorgvragers is hun gevoel voor eigenwaarde verbonden met het werk dat ze doen. Er is niets op tegen ze hiermee door te laten gaan, mits die werkzaamheden aangepast worden aan hun fysieke en psychische spankracht.

7.1.2 Begeleiding van slechthorende en dove zorgvragers

Algemene richtlijnen

– maak eerst oogcontact, begin daarna pas met praten; dus niet tegen iemands rug praten
– niet schreeuwen, dit kan pijnlijk zijn
– articuleer langzaam en duidelijk; dus niet eten of roken tijdens het spreken
– het spreken eventueel ondersteunen met gebaren.

Totale communicatie
In wereld van doven en slechthorenden wordt het begrip 'totale communicatie' gebruikt. Daarmee wordt bedoeld het samengaan van gesproken taal met gebarentaalsystemen. Communicatie is in feite altijd 'totaal' omdat non-verbale en verbale signalen steeds met elkaar samengaan.
Bij dove zorgvragers valt het geluid weg en daardoor verdwijnt een belangrijk communicatiegebied. Deze zorgvragers zijn aangewezen op begeleiders voor wie praten meestal erg belangrijk is.
Mag je tegen een dove zorgvrager praten? Hij verstaat je toch niet. Het is van belang dat je zoveel mogelijk je eigen natuurlijke manier van communiceren vasthoudt. Het blijven praten gaat automatisch gepaard met allerlei vormen van non-verbale communicatie die door de dove zorgvrager wel gesignaleerd worden. Bij dove en slechthorende zorg-

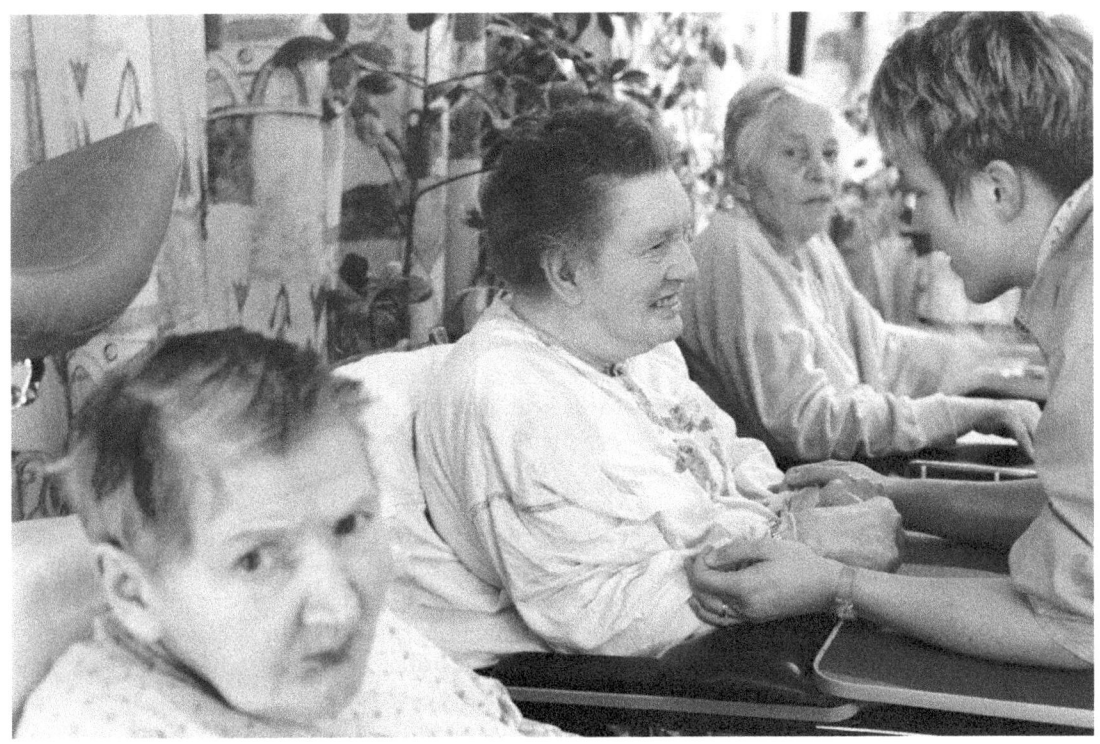

Afbeelding 7.2
Bij het omgaan met dove of slechthorende verstandelijk gehandicapten moet je eerst oogcontact maken

vragers komt het accent te liggen op de non-verbale communicatie. Welke mogelijkheden hier zijn, wordt sterk bepaald door het niveau van functioneren. In alle gevallen is het raadzaam advies van een logopediste in te winnen.

Doven en slechthorenden die lichaamsgebonden en associatief ordenen

Bij zorgvragers die lichaamsgebonden associatief ordenen is het allereerst van belang dat begeleiders de signalen die zij geven herkennen. Die signalen hebben te maken met mimiek, het uiten van bepaalde geluiden, kleine gebaren.
Voordat gericht aan verbetering van communicatie gewerkt wordt, is het verstandig eerst nauwkeurig in kaart te brengen welke betekenis de soms hyperindividuele signalen voor de zorgvrager hebben. Het analyseren van videobeelden is hier een geschikte methode.
Maak voor elke dove/slechthorende zorgvrager een communicatiemap waarin je alle gegevens verzamelt die relevant zijn voor de communicatie.
Dan zijn er voor personen die associatief/structurerend ordenen een beperkt aantal aanvullende communicatieve methoden geschikt:
- foto's en afbeeldingen
- pictogrammen
- gebaren.

De aanvullende communicatiemiddelen zullen over het algemeen op de persoon en de situatie toegesneden moeten worden. Allereerst is het van belang te inventariseren welke begrippen in de leefwereld van de zorgvrager belangrijk zijn. Vervolgens moeten er afbeeldingen gemaakt worden die zo concreet mogelijk zijn. Dus als het gaat om het begrip 'woonruimte' moet een foto gemaakt worden van de eigen woonruimte en niet van zo maar een woning of woonruimte. Pictogrammen mogen niet gestileerd zijn of geabstraheerd, ook hier gaat het om heldere duidelijke plaatjes.

Voor het ontwerpen van gebaren kan de volgende procedure gehanteerd worden:
- Ga precies na welke gebaren de zorgvrager op dit moment uit zichzelf gebruikt. Maak daarbij bij voorkeur gebruik van de hierboven vermelde video-opnamen. Die kunnen laten zien welke gebaren de zorgvrager nu al gebruikt.
- Ontwerp gebaren die in het verlengde liggen van de reeds aanwezige gebaren. Een aandachtspunt daarbij is dat de gebaren zo dicht mogelijk moeten liggen bij dat wat uitgebeeld wordt.
- Zorg ervoor dat iedereen dezelfde gebaren gaat gebruiken. Dat geldt dus niet alleen voor groepsbegeleiders, maar ook voor deskundigen uit het secundaire milieu en voor familie.

De verschillende communicatiemogelijkheden worden steeds in onderlinge combinatie gebruikt.

Doven en slechthorenden die structurerend ordenen

Zorgvragers met gehoorproblemen die structurerend ordenen, kunnen onder andere van de hierboven besproken communicatiemiddelen gebruikmaken.
Er komt wel iets bij. Bij deze zorgvragers is de symboolfunctie zo ver ontwikkeld dat een grotere stilering van pictogrammen mogelijk is. Als het om foto's en afbeeldingen gaat, is deze groep niet gebonden aan de eigen situatie.
Bij personen die ook motorisch gehandicapt zijn, kan gekozen worden voor een communicatiecomputer. Plaatjes of pictogrammen die bijvoorbeeld op de rolstoel bevestigd zijn, worden gekoppeld aan 'spraakuitvoer'. Voor bewoners die structurerend ordenen is het zinnig kennis te nemen van de verschillende bestaande, uitgewerkte gebarentaalsystemen. Individuele vertaling blijft nodig. Zowel bij de keuze als bij het gebruik van de aanvullende communicatiemiddelen moet de zorgvrager zelf zoveel mogelijk betrokken worden.

Doven en slechthorenden die vormgevend ordenen

Doven en slechthorenden die vormgevend ordenen kunnen incidenteel aangetroffen worden in intramurale voorzieningen. Bij hen komen de nog abstractere vormen van communicatie in aanmerking. Deskundig advies van een logopediste is hier onontbeerlijk.

- *Vingerspelling.* Voor vingerspelling bestaan verschillende systemen, ontwikkeld vanuit verschillende achtergronden.
- *Bliss-symbolen.* Dit systeem is ontwikkeld door Charles Bliss. Bliss werkt met getekende symbolen waarbij onder het symbool het woord geschreven wordt.

De symbolen zijn er in verschillende gradaties;
- pictografische symbolen (het symbool is vergelijkbaar met een pictogram)
- ideografische symbolen (deze symbolen zijn abstract)
- internationale symbolen
- willekeurige symbolen
- combinaties.

Gehoortoestellen

Een gehoortoestel bestaat uit een microfoon, een versterker met regelorganen, een telefoon en een batterij. De microfoon zet geluidstrillingen om in elektrische trillingen die versterkt worden en ten slotte door de telefoon weer omgezet worden in geluidstrillingen. Naast een aan/uitschakelaar heeft het gehoortoestel een volumeregelaar en een zogenaamde M/MT/T-schakelaar. In dagelijkse situaties moet deze schakelaar op M (microfoon) staan. In grote ruimten met een ringleiding, te denken valt aan kerken of bioscopen, kan het toestel op T (telefoon) gezet worden. Als in de woonkamer een ringleiding aanwezig is, kan de MT-stand gebruikt worden om te luisteren naar bijvoorbeeld de televisie en tevens contact met anderen te onderhouden.
Er bestaan verschillende typen gehoortoestellen:
- Kasttoestel. Bij dit type is een grote versterking mogelijk. Het toestel is relatief makkelijk te bedienen, waardoor het voor verstandelijk gehandicapten de eerste keus kan zijn. Een oorstukje in het oor met een draad die naar het kastje loopt, stuurt de signalen het oor in. Als er geen oorstukje gedragen kan worden, is het mogelijk om via een vibrator de geluidstrillingen direct naar de schedel te brengen. Daartoe wordt een beugel aan het hoofd op het rotsbeen geplaatst.
- Oorhanger. De oorhanger wordt achter de oorschelp gedragen. Een grote versterking is niet mogelijk. Wanneer het toestel te hard aanstaat, gaat het rondzingen (fluiten).

- Hoorbril. Bij de hoorbril is het hoortoestel ingebouwd in een bril.
- In-het-oor-toestel.

Hoortoestellen moeten regelmatig gecontroleerd worden. Maak het oorstukje en het slangetje regelmatig schoon en let daarbij op de volgende punten:
- doet de batterij het nog (dit is te controleren door de volumeknop omhoog te draaien)
- werken de snoertjes nog (dit is te controleren door het telefoontje van het kasttoestel bij de microfoon te houden)
- staat het toestel op 'aan'
- staat de volumeknop op de juiste stand?

7.1.3 Begeleiding van slechtziende en blinde zorgvragers

De volgende aandachtspunten wat betreft de basale strategie zijn er in de begeleiding van blinde en slechtziende zorgvragers:

Sociale omgeving

In de communicatie met de blinde verstandelijk gehandicapte spelen het tactiele en het auditieve een grote rol. Een grotere gevoeligheid voor verschillende manieren van aanraken en het beter opvangen van allerlei nuances in stembuigingen zijn vaak aanwezig. Het kan tamelijk lang duren voordat de zorgvrager de begeleider gaat herkennen. Veel wisseling van begeleiding is nadelig.
De begeleider zal zoveel mogelijk moeten benoemen bij alles wat hij doet, dit werkt ook stimulerend op de taalontwikkeling. Het tactiele kanaal kan ook gebruikt worden om een soort 'voorwerpentaal' aan te leren. Zo krijgen op Bartimeushage (een gespecialiseerd instituut voor blinde zorgvragers) zorgvragers een boodschappentas mee als ze naar de winkel gaan, een zwempak voor het zwembad, belletjes als ze naar de muziekactiviteit gaan en een beker als ze koffie krijgen. Zo geeft men de zorgvragers letterlijk houvast bij overgangssituaties.

Ruimtelijke omgeving

Bij het indelen van ruimten komen de volgende aandachtspunten naar voren:

- de tactiele herkenbaarheid van ruimten: touwen of stangen langs muren die per ruimte enigszins variëren, verschillende structuur van vloerbedekking per ruimte
- vaste plaatsen voor meubilair
- veiligheid: zorg dat de zorgvrager zich niet kan bezeren aan scherpe voorwerpen, uitstekende drempels en dergelijke
- voor slechtzienden is veel licht en kleur van belang
- buiten: ribbelstroken, geurbeplanting.

De positionering in de ruimte bij het uitvoeren van activiteiten vraagt extra aandacht:
- de ondergrond waarop materiaal staat, mag niet te glad zijn
- een tafelblad dat licht te scherp reflecteert, kan hinderlijk zijn
- het gebruikte materiaal moet voldoende contrasteren met de ondergrond
- de zorgvrager moet zo zitten dat hij zichzelf niet in het licht zit.

Activiteiten

Activiteiten kunnen gericht zijn op oriëntatie in de ruimte. Blinde kinderen maken de kruipfase, die belangrijk is om de wereld te leren kennen, vaak niet goed door. Het gericht gebruik van auditieve signalen kan helpen zich te oriënteren:
- even op de stoel tikken voor de zorgvrager gaat zitten
- een klein belletje op de kapstok geeft aan dat dit de kapstok is
- in de gang wordt op muren getikt: elke muur klinkt weer anders, ook dit geeft houvast
- een bal met een belletje erin maakt het mogelijk de bal te volgen.

Sommige zorgvragers gebruiken hun auditieve vermogens gericht door in de handen te klappen en zo via de akoestiek vast te stellen waar ze zijn.
Bij de activiteitenbegeleiding moeten sterk afleidende prikkels, bijvoorbeeld afkomstig van radio en tv, geweerd worden. Het te gebruiken materiaal moet uitnodigend zijn. Materiaal dat ook auditief werkt, bijvoorbeeld een knikkerbaan, kan bruikbaar zijn.

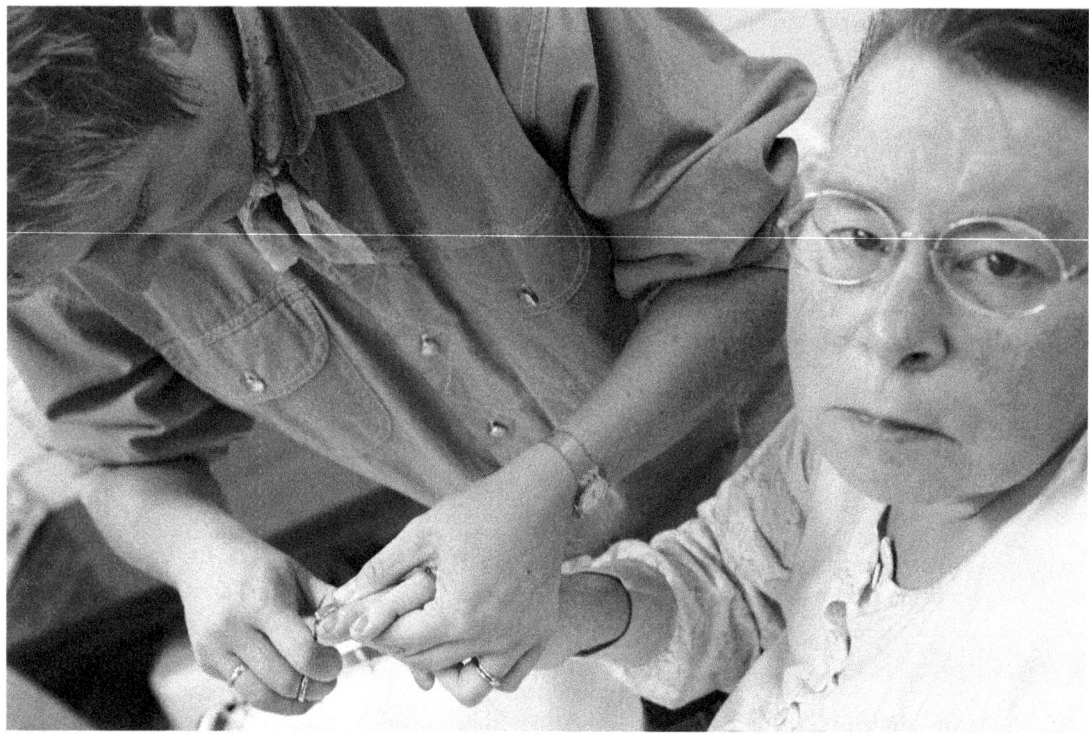

*Afbeelding 7.3
De bril die voor een verstandelijk gehandicapte gekozen wordt, moet tegen een stootje kunnen*

Het gebruik van braille is, over het algemeen, niet weggelegd voor verstandelijk gehandicapten.

Voor slechtziende zorgvragers kan een bril een goed hulpmiddel zijn. Soms is het niet eenvoudig om de zorgvrager te laten wennen aan de bril. Een stap-voor-stapprogramma op basis van operante conditionering (zie hoofdstuk 5) kan een verstandige optie zijn. De bril moet tegen een stootje kunnen (stevig montuur, kunststof 'glazen', veren achter de oren). Een koordje om de bril niet kwijt te raken, kan soms handig zijn. Daarnaast is het praktisch te beschikken over een reservebril.

7.1.4 Begeleiding van motorisch gehandicapte zorgvragers

Veel verstandelijk gehandicapten die in instituten wonen hebben bijkomende motorische handicaps. In de begeleiding zijn er veel uiteenlopende aandachtspunten. Zo moet er bijvoorbeeld bij jeugdige motorisch gehandicapten op gelet worden dat zij, ter voorkoming van heupluxatie, zo weinig mogelijk met de benen scharen.

Basiszorg

De basiszorg voor motorisch gehandicapte zorgvragers en vooral voor spastici heeft heel specifieke facetten. Hier volgt een aantal bijzondere aandachtspunten die vooral ontleend zijn aan Zwets en Kars (1997).

Eten en drinken

Het eten en drinken moet in de eerste plaats in alle rust gebeuren. De houding is een belangrijk aandachtspunt, naast het scheppen van een ontspannen sfeer. Vanwege de moeite die spastische mensen hebben met kauwen, wordt het eten vaak gemalen. Soms kan de zorgvrager met aangepast bestek (zijwaarts gebogen lepel) zelf eten. Vaak zal er bij het eten geholpen moeten worden. Voor het eten zal

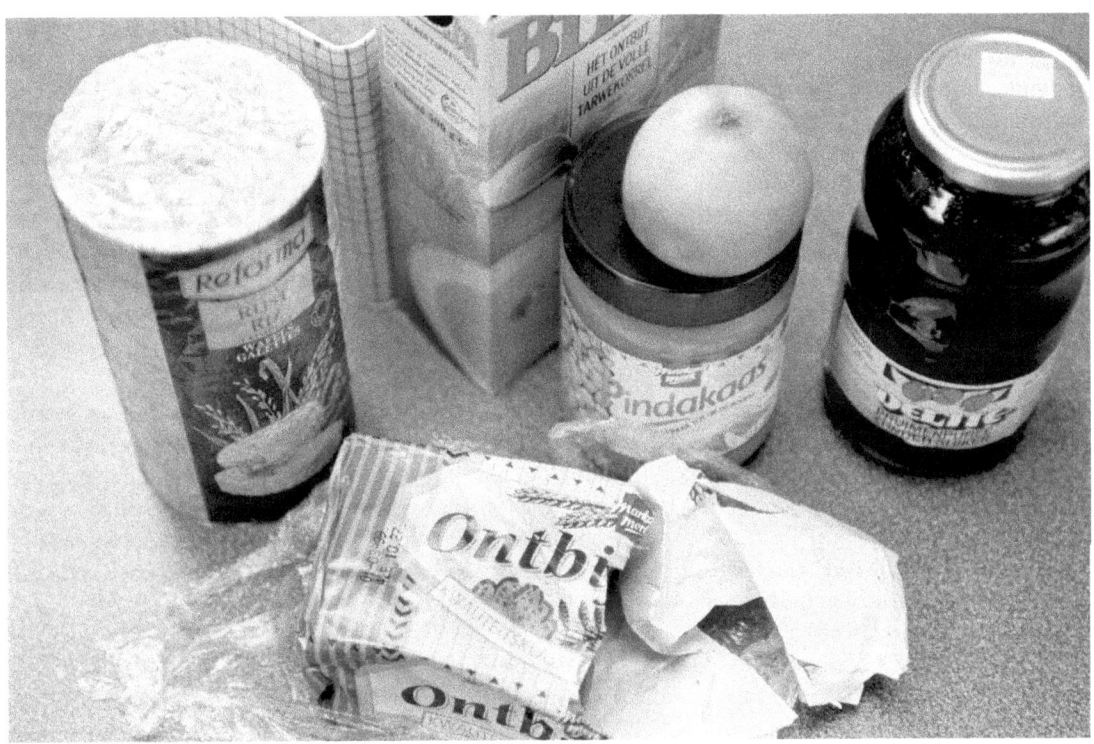

*Afbeelding 7.4
De keuze van het menu moet onder meer gericht zijn op het voorkomen van obstipatie*

ruim de tijd genomen moeten worden. De kans op verslikken is groot. Als er verslikking optreedt, mag je niet op de rug van de zorgvrager slaan. Dat kan een averechts effect hebben als de zorgvrager in een spasme schiet. Beter is het om het hoofd en het bovenlichaam naar voren te buigen en zelf het vastzittende stukje voedsel uit de keel te halen.

Bij de samenstelling van het menu, kan gepoogd worden de lichamelijke conditie te versterken door extra eiwitten toe te voegen. Enige voorzichtigheid bij het toevoegen van ijzer is geboden, omdat hiermee de kans op obstipatie groter wordt.

De zorgvrager moet gestimuleerd worden om veel drinken. Maar te veel melk bevorderd de obstipatie. De keuze voor een halve tot driekwart liter melkproducten bij voorkeur karnemelk of yoghurt is verantwoord.

De keuze van voedsel moet onder meer gericht zijn op het voorkomen van obstipatie. Laxerend zijn: roggebrood, krentenbrood, ontbijtkoek, oude kaas, keukenstroop, pindakaas, peulvruchten, rauwkost, rabarber, kool, prei, ui, knoflook, zemelen, de meeste verse vruchten en noten. Stoppend zijn: witbrood, rijst (uitgezonderd zilvervliesrijst) en banaan.

In sommige gevallen is het noodzakelijk over te schakelen op sondevoeding. Bij sondevoeding wordt een slangetje via de neus in de maag gebracht. Het inbrengen van de sonde mag uitsluitend gebeuren door iemand die hierin bedreven is. Het is geen prettige gebeurtenis voor de zorgvrager en kan aanleiding geven tot spasmen en beschadiging van de slokdarm. Andere complicaties kunnen zijn: het verstoppen van de slang, het ontstaan van een maagbreuk en daardoor mogelijk een (verslik)longontsteking veroorzaken. Bij het geven van sondevoeding moet er bovendien op gelet worden de maag niet te overvullen.

Obstipatie
Obstipatie is een veel voorkomend probleem. Factoren die dit veroorzaken zijn: het vaak krampachtig samentrekken van buikspieren, de ongunstige invloed die dit heeft op de motoriek van de darmen, het gebrek aan beweging en een onderactivering van de darmen vanwege het ontbreken van vezels en cellulosebestanddelen in het voedsel.
Beweging is gunstig om de obstipatie tegen te gaan. Dat geldt ook voor ontspanning, bijvoorbeeld via massage en warme baden en een rustige, veilige leefomgeving.
Het is beter zorgvuldig te zijn met de gewone voeding dan de toevlucht te moeten nemen tot allerlei extra maatregelen. Overigens is het ook weer niet aan te raden altijd laxerend voedsel te geven. Het is beter variatie aan te brengen in een vast patroon. Dit wordt wel eens 'wisseldieet' genoemd
Ondanks veel aandacht voor preventie is het soms nodig de toevlucht te nemen tot medicijnen of klysma's. Lactulose (een siroop van natuurlijke suikers) wordt wel eens toegediend. Dan zijn er de oraal of anaal toe te dienen medicijnen (zetpillen). Beide hebben als nadeel dat de darmen niet geactiveerd worden.
Bij de klysma's is een onderscheid te maken tussen het hoge klysma waarbij vloeistof vrij hoog in de endeldarm wordt ingebracht en het lage klysma, waarbij de vloeistof op een lagere plek ingebracht wordt. Klysma's kunnen buikkrampen veroorzaken en kunnen voor de betrokkene heel vervelend zijn. Bij voorkeur moet het klysma toegediend worden door een vertrouwde verpleegkundige die een grote vaardigheid op dit gebied bezit.
Soms kan via massage van de kringspier het ontlastingsproces op gang gebracht worden. Bij mensen met een verlamming van de kringspier wordt soms, als klysma's niet echt helpen, rectaal toucheren toegepast: het met twee vingers naar buiten halen van de ontlasting.

Huid
Motorisch gehandicapte mensen bewegen zich minder en hebben dikwijls problemen met de doorbloeding. De huid kan erg kwetsbaar zijn. Ter voorkoming van irritaties en infecties moet er nauwkeurig op gelet worden dat huidplooien schoon en droog blijven. Heel licht bestrooien met talkpoeder kan soms worden toegepast. Warmwaterbaden (altijd goed letten op de temperatuur) zijn gunstig voor de doorbloeding, evenals het regelmatig masseren van armen en benen.
Bij ernstige spasticiteit vormt de preventie van decubitus een belangrijk aandachtspunt. Kleding moet los zitten en ruim vallen en zeker niet geplooid zijn. Klittenband kan handig zijn.
Ligt iemand steeds in horizontale positie dan is een aantal aanvullende maatregelen nodig. Hulpmiddelen als schapenvacht, waterzak en geleikussen zijn te gebruiken. Lakens moeten zacht zijn en goed glad getrokken worden. Regelmatig moet de zorgvrager op een andere zij gelegd worden (wisselligging).
Bij licht en matig verstandelijk gehandicapten met een goede armfunctie kan gekozen worden voor een apparaatje met tijdklok dat constateert of er, bijvoorbeeld om de tien minuten, eventjes wordt opgedrukt. Is dat niet gebeurd, dan gaat er een alarmsignaal om de zorgvrager erop te attenderen dat hij moet opdrukken. Om wegglijden te voorkomen is fixatie nodig via gordel of zitbroek.

Gebitsverzorging
De spasticiteit maakt dat het bij de gebitsverzorging moeilijk is om alle hoekjes en gaatjes te bereiken. Een goede verzorging van tanden en kiezen is van groot belang. Bij diepverstandelijk gehandicapten is het ook niet altijd even eenvoudig om vast te stellen of zij kiespijn hebben.

Afkoeling
Vanwege verminderde beweging en slechtere doorbloeding is de kans op afkoeling groter. In badsituaties zal daarop gelet moeten worden. Tussen uit bad halen en afdrogen mag niet te veel tijd zitten. Leg een handdoek op de wasbrancard en gebruik een groot formaat handdoek.
Zorg ervoor dat de zorgvrager in bed op temperatuur blijft. Daarbij kan gebruik gemaakt worden van elektrische dekens. Dit verdient de voorkeur boven het gebruik van een aantal dekens, omdat deze te zwaar kunnen drukken.

Slokdarmpijn (gastro-oesofageale reflux)
Uit recent onderzoek blijkt dat de kans op slokdarmproblemen bij spastische diep en ernstig verstandelijk gehandicapten buitengewoon groot is. Het gaat dan om brandend maagzuur in de slokdarm, de zogenaamde gastro-oesofage-

ale reflux. Dit probleem wordt onvoldoende onderkend. Velen lopen daardoor een ontsteking aan de slokdarm op. Om te kunnen achterhalen of iemand misschien slokdarmpijn heeft, is het niet nodig foto's te nemen. Het is voldoende om gedurende 24 uur de zuurgraad te meten.

Wat betreft de behandeling van dit probeem worden goede resultaten gerapporteerd over omeprazol. Medicamenteuze behandeling kan aangevuld worden met het aanpassen van de voeding. Men kan kleine hoeveelheden verspreid over de dag geven, vast voedsel en vocht niet gelijktijdig geven en prikkelende stoffen (vet, koolzuur, chocolade en koffie) vermijden.

Activiteiten

Bij het uitvoeren van activiteiten is het zoeken van de juiste positie een eerste vereiste. Hoe kan de zorgvrager het meest ontspannen aan de activiteit deelnemen? Is het materiaal goed bereikbaar? Er kan een opstaande rand rond de tafel gemaakt worden op de plaats waar hij nog net met zijn hand kan komen. Sommige aangepaste stoelen hebben een werkblad met rand.

De begeleiding moet erop gericht zijn de zorgvrager niet te ontmoedigen. De werkelijkheid is zeer weerbarstig voor hem en voorkomen moet worden dat hij zich teleurgesteld terugtrekt in zijn eigen wereld. Hij kan er moeite mee hebben om naar een voorwerp te reiken. Zijn handen laten zich niet sturen zoals hij wil. En als hij een voorwerp te pakken krijgt, is het vaak moeilijk om het vast te houden. De volgende aanpassingen (vier V's) kunnen helpen:

- Vastbinden. Als een object met een elastiekje of touwtje vastzit kan de zorgvrager het zelf terughalen als het valt.
- Vasthouden. Een tafel met opstaande rand zorgt ervoor dat materiaal niet uit het handbereik verdwijnt. Antislipmateriaal voorkomt dat voorwerpen wegglijden. Extra handgrepen, verdikte doosjes en voorwerpen vergroten de grip.
  Voorwerpen kunnen ook om de hand worden vastgemaakt, bijvoorbeeld een trommelstok die met een bandje is vastgemaakt. Een magneet die in een stukje gebogen elektriciteitsbuis is ingebracht kan handig zijn om voorwerpen op te pakken, bijvoorbeeld memorykaartjes waaraan een paperclip is geschoven.
- Vastzetten. Een stap verder is het fixeren van voorwerpen op de tafel. Papier kan bijvoorbeeld met plakband worden vastgeplakt. Er kunnen magneetborden en zelfklevend magneetband of klittenband worden gebruikt.
- Vergroten. Een maat groter kan net het verschil uitmaken tussen wel of niet vast te pakken, bijvoorbeeld een grote dobbelsteen, Duplo® in plaats van Lego®, grotere insteekmozaïek enzovoort.

7.1.5 Begeleiding van autistische zorgvragers

Algemene begeleidingsrichtlijnen

Bij de begeleiding van autistische bewoners is het verstandig rekening te houden met het volgende:
- Autisten lijken gevoeliger voor prikkels en de selectie van zintuiglijke informatie is afwijkend: proeven, ruiken, likken, voelen en tasten.
- Het lijkt erop dat ook het prikkelfiltermechanisme anders werkt, waardoor een directe benadering over kan komen als een bombardement aan prikkels.
- Ze reageren heftig op veranderingen in het leefpatroon. Ze hechten aan vaste routines en vaste plekken.
- Het aanleren van zelfredzaamheidshandelingen lijkt veel concentratie te vragen, waardoor er 'vulling' lijkt op te treden die preoccupaties (hardnekkige fixatie op bepaalde gedragingen of voorwerpen) doet verminderen.

De omgang met autistische bewoners kan gericht worden op:
- verminderen van prikkels, soms moet gekozen worden voor een bijna kale leefomgeving
- aanbieden van veel structuur
- afzwakken van de rigiditeit door binnen de vaste patronen kleine variaties aan te brengen
- niet al te rechtstreeks communiceren, vanuit een lage *expressed emotion*
- trainen van zelfredzaamheid, waarbij operante technieken gebruikt kunnen worden (zie hoofdstuk 5)
- communicatie die (in sommige gevallen) niet via het gesproken woord verloopt maar via *verwijzers*.

Verwijzers zijn voorwerpen of afbeeldingen die een specifieke betekenis hebben voor de persoon, bijvoorbeeld: dit kopje wil zeggen: theedrinken. Op sommige afdelingen worden verwijzers opgeborgen in speciaal daarvoor bestemde kastjes, waarbij de voorwerpen via plexiglas zichtbaar blijven. Verwijzers worden onder andere gebruikt als een communicatiemiddel om aan te geven hoe de dag verloopt en zijn als zodanig een methode om structuur te geven.

Specifieke therapieën

Voor autisme zijn specifieke therapieën ontwikkeld. Enige scepsis is hierbij wel gepast: 'therapie' betekent *geneeswijze*, maar autisme (volgens de criteria van de DSM) is tot op heden ongeneeslijk. In hoeverre de hieronder vermelde therapieën leiden tot verbetering, staat niet onomstotelijk vast. Bij elke methode zijn wel positieve resultaten gemeld. Dat is niet verbazingwekkend, omdat autisme net als deze therapieën zeer diverse vormen kan aannemen.

Van de op gedragsmodificatie gebaseerde trainingsprogramma's is de werking wetenschappelijk nog het meest overtuigend aangetoond. Dat wil evenwel niet zeggen dat de overige methoden geen waardevolle elementen zouden kunnen bevatten. Voor een verpleegkundige is enige kennis op dit terrein onontbeerlijk. Ouders zijn vaak goed op de hoogte van wat er mogelijk is en een verpleegkundige moet daarover kunnen meepraten.

Het nu volgende overzicht is een samenvatting van enkele veel toegepaste therapieën.

Therapieën gebaseerd op gedragsmodificatie

TEACH (*Treatment and Education of Autistic and related Communication handicapped CHildren*)
Dit programma is ontwikkeld door Eric Schopler, een autoriteit op autismegebied. Het wordt ook in Nederland veel toegepast. Het richt zich op het bieden van een zeer gestructureerde ontwikkelingsomgeving met veel aandacht voor zelfredzaamheidstraining. Het multidisciplinaire team is, samen met de ouders, verantwoordelijk voor de opzet en uitvoering.

Goldstein
Zie hoofdstuk 5.

Relationeel gerichte therapieën

Son-rise- of option-methode (Kaufman)
Deze methode is ontwikkeld bij door het echtpaar Kaufman bij de opvoeding van hun autistische kind. Aansluitend bij de interesses van het kind en vanuit een totaal accepterende houding wordt consequent gepoogd contact met het kind te krijgen, te beginnen met oogcontact. De methode is zeer indringend en intensief, vrijwilligers ondersteunen de ouders bij de uitvoering ervan. Een nadeel is dat ouders verondersteld worden een training te volgen bij het instituut van Kaufman in Amerika, hetgeen een kostbare aangelegenheid is.

Holdingtherapie
In deze therapie wordt verondersteld dat autisme verband houdt met 'een angstdominerende, emotionele onevenwichtigheid' die zorgt voor vermijdingsgedrag en het afwijzen van contact. Die onevenwichtigheid zou het gevolg zijn van een gebrek aan binding tussen moeder en kind. De behandeling is erop gericht deze binding actief tot stand te brengen door het kind stevig vast te houden en tot oogcontact te brengen. Net zo lang tot de gespannenheid van het kind vermindert en het laat blijken behoefte te hebben aan contact.

Communicatiemethoden

PECS (*Picture Exchange Communication System*)
Dit systeem is gebaseerd op communicatie met plaatjes (afbeeldingen). Het begint ermee de persoon te leren een plaatje te ruilen (*exchange*) voor iets dat hij graag wil hebben. Het aantal plaatjes wordt gaandeweg uitgebreid, net zo lang tot de persoon hele zinnen kan vormen met de plaatjes.

Facilitated Communication (FC)
De persoon wordt via fysieke ondersteuning (hand begeleiden) getraind in het bedienen van een letterbord, plaatjesbord of computer.

Therapieën gericht op stimulering van motoriek en/of sensoriek

Hierbij gaat men uit van de veronderstelling dat gerichte stimulering van zintuigen en/of motoriek leidt tot fundamentele veranderingen in de hersenen.

Auditieve Integratie Therapie (AIT) en Tomatistherapie
Bij deze therapieën veronderstelt men dat een gehoorprobleem ten grondslag ligt aan de gevoeligheid voor geluid bij mensen met een autistische stoornis. Zo'n gehoorprobleem zou op een audiogram zichtbaar worden via sterke pieken. Door filters te gebruiken kunnen deze pieken geëlimineerd worden. De training bestaat uit het luisteren naar gefilterde muziek door koptelefoons. Bij Tomatistherapie wordt via filters de stem van de moeder zoals die klonk in de baarmoeder nagebootst.

Doman-Delacato-therapie
Doman en Delacato ontwikkelden aanvankelijk hun therapie gemeenschappelijk, later gingen ze ieder hun eigen weg. Hun methode bestaat uit een intensieve fysieke training, vooral gericht op de motoriek. De achterliggende gedachte is dat deze activiteiten het beschadigde neurale netwerk kunnen herstellen. Later richtte Delacato zich meer op de stimulering van zintuiglijke ervaringen.

Resultaten
Hoe is het te verklaren dat ouders over het algemeen enthousiast zijn over deze methoden, terwijl de wetenschap sceptisch blijft?
- Wetenschappelijk onderzoek is complex en tijdrovend. Het valt niet uit te sluiten dat er wel degelijk positieve effecten zijn.
- Verbeteringen kunnen toe te schrijven zijn aan andere factoren (voortschrijdende tijd, aandacht) dan aan de therapie op zich.
- Een krachtige factor is de hoop die deze therapieën ouders kunnen bieden. Dat leidt tot vermindering van gevoelens van machteloosheid en tot een andere manier van kijken naar het kind. Dat geeft een tevreden gevoel.

Ook al werken deze therapieën misschien niet zoals sommige wonderdokters beloven, ze helpen ouders wel zich enigszins te verzoenen met de harde werkelijkheid van een definitief gehandicapt kind. Vragen van ouders op dit gebied afdoen met 'shopping' of 'ze zitten in de ontkenningsfase', is te goedkoop en getuigt van weinig respect. Beter is het samen met de ouders na te gaan wat op een verantwoorde manier realiseerbaar is. In uitzonderlijke gevallen kan er een conflict ontstaan als de voorgestelde aanpak zeer intensief is en in de ogen van de begeleiders een te zware belasting betekent voor de bewoner.

7.2 Begeleiding in bijzondere hulpverleningssituaties

Nu volgt een aantal situaties die bijzondere begeleidingsaspecten in zich hebben. Hierbij moet datgene wat in de voorafgaande hoofdstukken naar voren is gekomen, betrokken worden. Het ontwikkelingsniveau maar ook de eerder besproken somatisch-psychosociale problematiek biedt houvast bij het begeleiden van zorgvragers in de nu volgende bijzondere situaties. Dit betekent dat vooral de algemene aandachtspunten aan bod komen die gelden in die situaties.

7.2.1 Omgang met persoonsgerichte agressie

Je kunt als verpleegkundige geconfronteerd worden met zeer moeilijke situaties. Het moeilijkste is wellicht de fysieke bedreiging door een zorgvrager. Zoals al eerder is uiteengezet, gaat psychische problematiek lang niet altijd gepaard met probleemgedrag. Maar er zijn wel degelijk emotioneel kwetsbare zorgvragers die dit gedrag vertonen en binnen die groep zorgvragers bestaat een categorie die zijn agressie richt op personen.
De in de vorige hoofdstukken behandelde strategieën maken het in veel gevallen mogelijk een dergelijke agressie op adequate wijze aan te pakken. Toch kan er ondanks een optimale inzet van begeleiders een situatie ontstaan van acute persoonsgerichte agressie. Hoe kun je als verpleegkundige met zo'n situatie omgaan?
Het nu volgende is in hoofdzaak gebaseerd op het werk van G. Schuur. Een aantal strategieën wordt besproken. Deze moeten gezien worden als een aanvulling op wat reeds eerder naar voren is gekomen over deze materie. Om te beginnen komt weer het omgaan met de eigen emoties aan de orde, dan de posities die begeleider en zorgvrager innemen tijdens de conflictsituatie, vervolgens een aantal technieken die gericht zijn op het voorkomen en omgaan met persoonsgerichte agressie.

De informatie over het onderwerp die hier gegeven wordt, kan dienen als aanvulling op praktijklessen op dit gebied. Dat wil zeggen dat theorie op dit gebied niet voldoende is. Bepaalde manieren van handelen moeten worden ingeoefend via nagebootste praktijksituaties onder begeleiding van een ervaringsdeskundige.

Nogmaals: leren omgaan met de eigen emoties

Zoals al uitvoerig naar voren is gekomen is het omgaan met de eigen emoties essentieel in moeilijke begeleidingssituaties (zie hoofdstuk 6). De mogelijkheden om goed met emoties om te gaan verschillen van nature per persoon, maar zijn voor een deel zeker ook aan te leren. Bij situaties waarin persoonsgerichte agressie een rol speelt is het voorkomen van emotionele besmetting het eerste aandachtspunt. Die besmetting treedt op, als de woedende reactie van een zorgvrager bij de begeleider ook woede, angst of paniek oproept. Die deint dan emotioneel mee met de zorgvrager, waardoor hij laat merken dat hij de situatie niet in de hand heeft. Dit versterkt gevoelens van onzekerheid bij de zorgvrager. Dit alles kan leiden tot een fundamentele aantasting van het zelfvertrouwen van groepsbegeleiders, met burn-out als eindresultaat. Het mag duidelijk zijn dat alle betrokkenen door dit soort situaties grote psychische schade kunnen oplopen.

Ondersteuning vanuit het team

Bespreek incidenten die je als vervelend hebt ervaren steeds met teamgenoten. Ga het niet opkroppen. Zo kun je je emoties kwijt en je geeft elkaar de soms broodnodige steun. Blijf vooral ook lachen met elkaar. Een goed team verhoogt de individuele draagkracht van de afzonderlijke leden aanzienlijk. Van een goed team mag je ook ondersteuning verwachten doordat:
- er duidelijke afspraken zijn over de manier waarop in bepaalde situaties gehandeld moet worden: methodisch werken is noodzakelijk
- er een sfeer is waarin zaken op een constructieve manier aan de orde kunnen komen. Men kijkt daarbij eerder naar wat goed gaat dan naar wat er allemaal verkeerd gaat.

De volgende zaken en vragen kunnen binnen het team aan de orde komen:

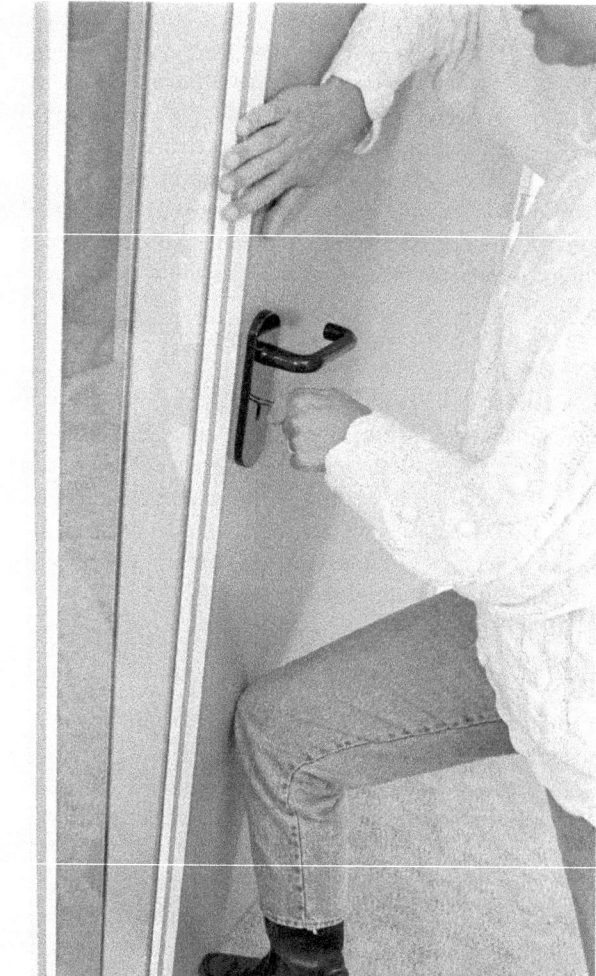

Afbeelding 7.5
Fysieke bedreiging door een zorgvrager is voor een verpleegkundige een moeilijke situatie

- zijn de vooroordelen, verwachtingen en gevoelens van de teamleden ten opzichte van de agressieve zorgvrager gebaseerd op een incident of op een serie incidenten
- in hoeverre is de reputatie die de zorgvrager heeft reëel
- heeft hij wel eens iemand echt aangevallen en wanneer is dit voor het laatst gebeurd
- wanneer is de zorgvrager nooit agressief

- tegen wie is de zorgvrager nooit agressief
- zijn daar bepaalde conclusies aan te verbinden wat betreft de te kiezen begeleidingsstrategie
- wie is niet bang voor de zorgvrager en hoe komt het dat die persoon geen angst heeft
- is er bij één of meer teamleden wel eens een verandering van houding ten opzichte van de zorgvrager opgetreden
- hoe is de ontwikkeling van elk van de teamleden geweest ten aanzien van de gevoelens die men voor de zorgvrager heeft?

Emotiehantering

Ten minste een tweetal emoties spelen in situaties van persoonsgerichte agressie een rol: enerzijds emoties die met angst te maken hebben, anderzijds emoties die te maken hebben met de ervaren onmacht.

Angst

Angst komt het scherpst naar voren in situaties waarin men zich bedreigd voelt. Deze angst (die soms in paniek dreigt over te gaan) kan tegengegaan worden door gebruik te maken van systematische desensitisatie. Aanvullend is een drietal specifieke angstremmers te noemen:

Ontspanning
In hoofdstuk 6 is besproken hoe je via ontspanning angst kunt wegwerken. Zoals uitgelegd is, kun je de ontspanning koppelen aan een sleutelwoord (bijv. 'ontspan'). Gebruik dit in situaties die angst oproepen.
Niet altijd is er voldoende tijd om een ontspanningsoefening te doen. De (volgende) verkorte oefening kan nuttig zijn:
- adem diep in door de mond
- vier maal niet ademen (ongeveer zeven seconden)
- adem langzaam uit
- denk bij het uitademen aan iets prettigs.

Het blijven praten (desnoods zingen) heeft ook een kalmerend effect. Al benoem je op een beschrijvende manier alleen maar wat je aan het doen bent. De ademhaling gaat door en stokt dus niet.

Alarmsysteem
Als in een leefgroep een waarschuwingssysteem (via een knop) aanwezig is, geeft dat al een geruststellend gevoel. Je weet dat, als het er echt op aan komt, je onmiddellijk hulp krijgt en daardoor ben je rustiger. Voorwaarde is wel dat er iemand komt opdagen als je op de knop drukt.

Vaardigheden om met agressie om te gaan
Volg een cursus 'geweldloos omgaan met agressief gedrag'. Leer verdedigingstechnieken die binnen vechtsporten ontwikkeld zijn. Je kunt dan adequaat optreden in bepaalde situaties, maar anderzijds weet je ook dat je adequaat kunt

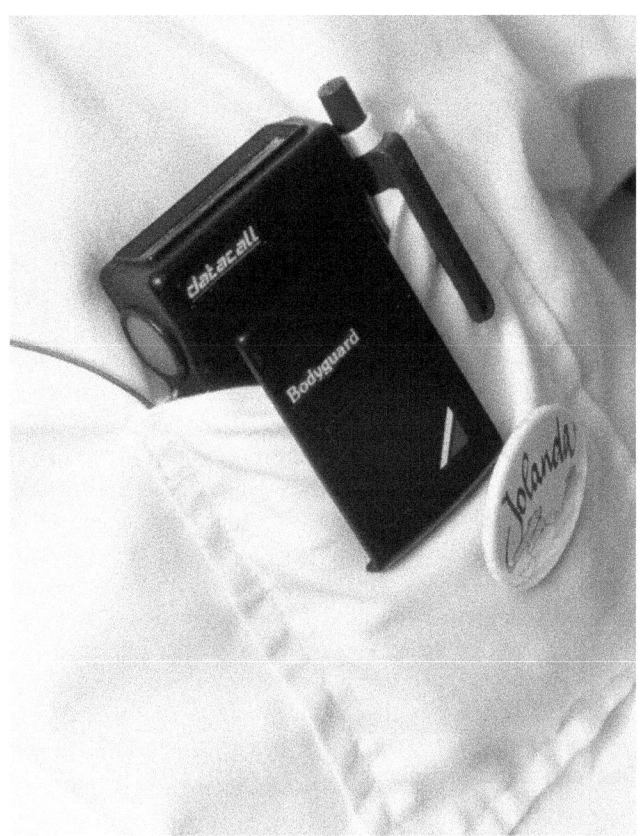

Afbeelding 7.6
Een alarmsysteem op de afdeling kan de begeleiders een veilig gevoel geven

optreden. Daar gaat het in dit verband vooral om. Van de wetenschap dat je het aankunt, gaat een grote angstremmende werking uit. Het gevolg zal zijn dat je rustiger in de situatie staat en daardoor de geleerde technieken niet zo vaak hoeft toe te passen.

Onmacht

Het is altijd zeer teleurstellend als een conflict geëscaleerd is of als je het gevoel hebt bepaalde situaties niet aan te kunnen. Je kunt je wanhopig voelen. Het ervaren van onmacht kan ambivalente gevoelens oproepen ten opzichte van zorgvragers maar ook ten opzichte van jezelf. Het gaat erom dat je gebeurtenissen en situaties anders leert interpreteren (zie 'emotiehantering').

De positie van begeleider en zorgvrager tijdens het conflict

Bij het ontstaan van het conflict neemt de zorgvrager het initiatief tot agressief gedrag. Hij neemt als het ware de leiding van de situatie in handen. De verpleegkundige of groepsleider reageert op de actie van de zorgvrager: hij wordt daarbij in de volgende rol gedwongen.
De aandacht van de begeleider moet er in eerste instantie op gericht zijn het initiatief weer in handen te krijgen. Dat is niet zo eenvoudig, omdat de begeleider onder een geweldige spanning kan staan: hij kan het gevoel hebben in het nauw gedreven te worden. Het controle krijgen over jezelf is een eerste aandachtspunt. Probeer diep adem te halen en je te concentreren. Gebruik bijvoorbeeld de hierboven vermelde ontspanningstechniek. Blijf rustig praten. Ga niet smeken. Probeer te voorkomen dat je in de slachtofferrol terechtkomt. Probeer vervolgens – vanuit die geconcentreerde houding – de situatie te wijzigen. Daarvoor zijn de volgende deëscalerende technieken te gebruiken.

Deëscalerende technieken

Pacing
Bij *pacing* loopt de verpleegkundige met de onrustige zorgvrager mee. De verpleegkundige raakt de zorgvrager niet aan, maar spreekt hem rustig en vriendelijk toe. Dit lopen (er moet wel voldoende ruimte zijn) kan kalmerend werken en openingen bieden voor contact.

Herinterpretatie
Als de verpleegkundige een andere betekenis kan geven aan de situatie en de zorgvrager daarin mee kan krijgen, leidt dit tot abrupte spanningsvermindering. De verpleegkundige komt tevens uit de slachtofferrol en neemt de leidende rol over. Voorbeelden van herinterpretatie van situaties:
- Een zorgvrager dreigt een steen te gooien. Begeleider: "Wat een prachtige steen, daar gaan we iets heel moois van maken."
- Een zorgvrager komt woedend op de begeleider afstormen. Begeleider: "Jij kunt rennen zeg, zullen we een wedstrijd doen?"

Humor
Humor kan de spanning op het cruciale moment breken. Dit moet dan natuurlijk wel humor zijn die niet ten koste van de zorgvrager gaat. Ook de situatie krijgt – als neveneffect – een andere betekenis.
Voorbeeld: een zorgvrager gooit een beeldje kapot. Begeleider: "Gelukkig zijn we van dat rotbeeld af, ik heb het nooit durven weggooien." De weerstand die de zorgvrager denkt op te roepen ontstaat niet. Daarmee wordt een machtsstrijd voorkomen. Het is vervolgens wel zaak dat de begeleider ingaat op het probleem dat de zorgvrager heeft. Het gedrag is een signaal dat er iets mis is. De begeleider moet de inhoud van het signaal negeren maar niet de betekenis ervan.

Verbijsteren
Iemands verwachtingen doorbreken (zoals in het vorige voorbeeld) kan verbijstering of verbazing creëren die de spanning van het moment kan doorbreken. Je kunt opeens heel hard een sinterklaasliedje gaan zingen, iets merkwaardigs doen (bijv. op handen en voeten een hondje nadoen) of heel hard roepen. Het is bij dit soort gedrag wel van belang het gedrag zo uit te voeren dat het niet paniekerig of angstig overkomt.

Praten
In combinatie met de andere technieken kan van praten een kalmerend effect uitgaan. Blijf praten en praten. Probeer een

minimaal contact tot stand te brengen. Het winnen van tijd is al heel belangrijk.

Naam noemen en zelfpresentatie
Noem luid de naam van de zorgvrager en herhaal die steeds. Het voortdurend roepen van de naam verhoogt de kans op een minimaal contact. Het noemen van de naam kan gecombineerd worden met zelfpresentatie: de verpleegkundige zegt voortdurend: "Ik ben..."

Vragen stellen
Als er een minimaal contact tot stand gebracht is, kun je vragen gaan stellen. Stel reeksen korte vragen waarbij alleen maar 'ja' of 'nee' geantwoord kan worden. Als de zorgvrager op vragen ingaat, moet je via soortgelijke korte vragen naar een andere situatie toewerken. Voorbeelden van dit type vragen:
- heb je Jan gezien
- regent 't buiten
- heb je limonade gehad
- heb je dorst
- wil je limonade?

Bij het gebruik van dit soort technieken is er een kans dat je de dreiging kunt afwenden. Het kan evenwel voorkomen dat, ondanks je inspanningen, toch direct tegen jou gerichte agressie ontstaat. Als dat het geval is, zul je moeten reageren. Maar hoe?

Omgaan met acute persoonsgerichte agressie
De volgende technieken kunnen bruikbaar zijn als je fysiek wordt aangevallen.

Afweergebaren
Bij direct op jou gerichte agressie kun je op twee manieren de aanval afweren:
- strek je armen naar voren met opgestoken handen
- richt je armen zijwaarts naar beneden met naar boven gerichte geopende handen.

Omarmen
Een belangrijk principe is de afstand tussen jou en de zorgvrager zo klein mogelijk houden. De slagkracht wordt daardoor als het ware in de kiem gesmoord. De kleinst mogelijke afstand ontstaat wanneer je de zorgvrager omarmt. Het op een niet-dreigende manier omarmen kan tevens een verbijsterende werking hebben en op die manier de situatie de-escaleren. Als er geschopt wordt, kun je zo de effectiviteit van het schoppen beduidend verminderen.

Sollen
Als je zo dicht mogelijk bij de zorgvrager blijft kan een fysieke confrontatie optreden waarbij een worsteling dreigt. In zo'n situatie kan de verpleegkundige een lichte tegendruk geven en vervolgens langzaam meegaan met de beweging. Dat voorkomt niet alleen lichamelijke schade maar werkt ook ontspannend. Daarbij moet hij er wel voor zorgen overeind te blijven. Omdat de weerstand ontbreekt, volgt een afname van spanning en deëscalatie.

De toepassing van de besproken technieken zal moeten plaatsvinden vanuit een goede basale houding. Verder moet aandacht besteed worden aan de begeleiding van (leerling-)verpleegkundigen die met bovenbesproken gedrag geconfronteerd worden. De begeleider zal moeten leren hoe hij met z'n eigen emoties het beste kan omgaan. Het gaat daarbij naast angst ook om gevoelens van machteloosheid, het gevoel gefaald te hebben, twijfel aan eigen capaciteiten. De begeleider zal moeten leren deze overmachtssituaties anders te interpreteren en niet te veel te betrekken op de eigen persoon.

7.2.2 Seksualiteit

De lichamelijke ontwikkeling van verstandelijk gehandicapten hoeft niet af te wijken van de normale ontwikkeling. Dit houdt ook in dat zij seksuele gevoelens en impulsen kennen en daarmee vaak geen raad weten. Nu kan seksualiteit breed of smal omschreven worden. Sommigen noemen elke vorm van aanraking al seksualiteit en Freud zag zelfs elk kunstwerk als gesublimeerde seksualiteit. Deze versluierende manier om met het onderwerp om te gaan, is niet echt verhelderend. Bij de uitwerking van het onderwerp wordt in het nu volgende gekozen voor de genitale seksualiteit die zich al dan niet op anderen kan richten.
Halverwege de jaren zeventig voltrok zich een omwenteling in het denken over seksualiteit bij verstandelijk gehandicap-

Intussen lijken de verwachtingen ietwat bijgesteld in de richting van de realiteit. De winst is evenwel de algemene erkenning dat verstandelijk gehandicapten seksuele behoeften kunnen hebben.

De vraag hoe moet worden omgegaan met de seksualiteit van verstandelijk gehandicapte zorgvragers moet gerelateerd worden aan de hulpvraag waarover via het diagnostisch proces consensus is bereikt. Het is dus een zaak die geïndividualiseerd moet worden en waarover niet te veel gegeneraliseerd kan worden. Overigens zal in een aantal instituten ook het instituutsbeleid kunnen meespelen. Bijvoorbeeld: in een streng protestants-christelijk instituut kan men moeite hebben met het aanvaarden van homofiele relaties. In de meeste gevallen bieden de instituutskaders echter voldoende ruimte voor uiteenlopend beleid.

Veel moeilijker kan het zijn om als begeleiders op één lijn te komen. Leefgroepmedewerkers kunnen sterk onderling verschillen in hun opvattingen over dit onderwerp. Ook zijn er regelmatig meningsverschillen tussen familie c.q. wettelijke vertegenwoordigers en leefgroepmedewerkers. Er ontstaat dan een spanningsveld waarin met behoedzaamheid en met respect voor elkaars opvattingen gehandeld zal moeten worden.

Gerichtheid van de seksualiteit

Bij zorgvragers die voornamelijk lichaamsgebonden en/of associatief ordenen is de seksualiteit op het eigen lichaam gericht. Het aanraken van eigen geslachtsdelen kan lustgevoel opleveren. Bij sommigen lijkt dat ingebed te zijn in het geheel van het lichamelijke, bij anderen is er een directe gerichtheid op de geslachtsdelen. Een aantal zorgvragers kan zichzelf bevredigen.

Zorgvragers die laag tot gemiddeld structurerend ordenen kunnen ook belangstelling hebben voor anderen. Weliswaar is het veelal voor hen niet mogelijk om zich voldoende in een ander te verplaatsen om een gelijkwaardige relatie op te bouwen. Voor de begeleiders blijft het zaak om niet hun eigen behoeften en opvattingen te projecteren op de zorgvragers. Voor veel zorgvragers is het voldoende om een vriend of vriendin te hebben en daar hand in hand mee te zitten en te zoenen.

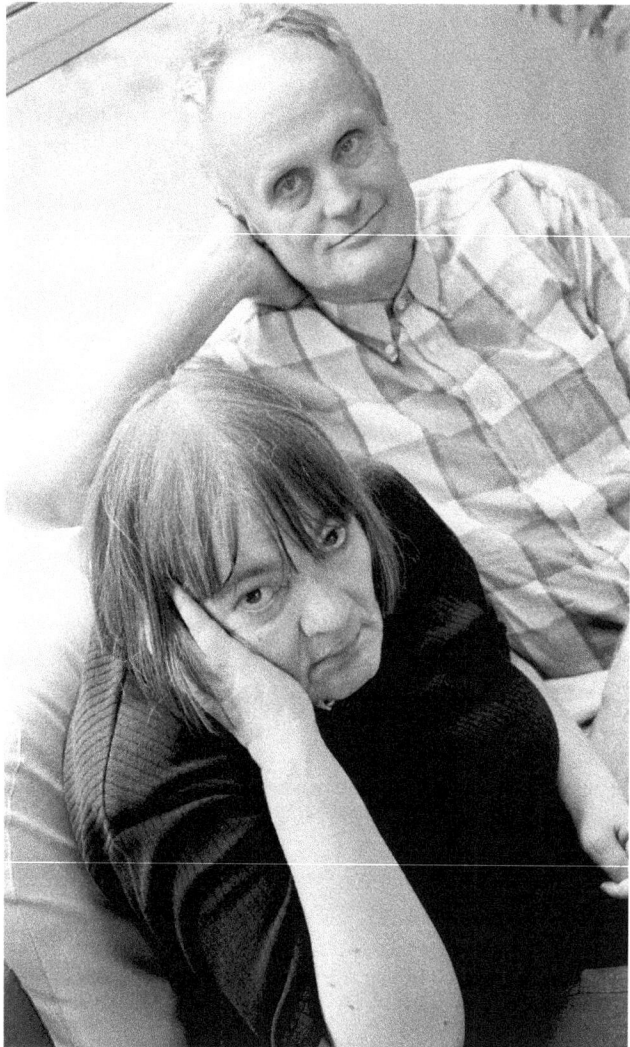

Afbeelding 7.7
Voor veel verstandelijk gehandicapten is het voldoende om met een vriend of vriendin hand in hand op de bank te zitten of te zoenen

ten. Leek het voor die tijd zo dat seksualiteit afwezig was of hooguit als problematisch beschreven werd, daarna was de kreet: "zwakzinnigen hebben recht op seksualiteit". Wat dit dan inhield werd per instituut vastgelegd in ietwat vage, positief bedoelde beleidsnota's.

Zorgvragers die voornamelijk hoog structurerend of vormgevend ordenen mogen in staat worden geacht een meer blijvende relatie op te bouwen. Het sociaal-emotioneel niveau zal hier bepalend zijn.

Seksuele begeleiding

De begeleiding op seksueel gebied is afhankelijk van het ontwikkelingsniveau waarop de zorgvrager functioneert. Bij diep en ernstig verstandelijk gehandicapten is die begeleiding individueel en non-verbaal. Begeleiding bij zelfbevrediging is soms nodig. Dat betreft dan het reguleren van de zelfbevrediging, op welke momenten en plaatsen dit kan gebeuren, en incidenteel helpen bij het masturberen.

Begeleiding op seksueel gebied van matig en licht verstandelijk gehandicapten kan op elk moment van de dag op een natuurlijke manier plaatsvinden. Er kunnen allerlei aanleidingen zijn om over seksuele zaken te praten. In onze maatschappij wordt er op dit gebied ook niet veel meer te raden overgelaten. Tijdschriften, televisieprogramma's en posters zijn overal aanwezig en geven letterlijk veel bloot. Het kan voor begeleiders een taak zijn deze prikkels enigszins te reguleren. Op een natuurlijke, vanzelfsprekende manier over deze zaken praten verdient de voorkeur.

In sommige gevallen kan gekozen worden voor expliciete voorlichting. Dit moet gebeuren in heldere concrete taal. De kans op misverstanden is aanwezig. Zo was er een meisje dat na een voorlichtingsgesprek nog weken tegen iedereen vertelde: "Weet je dat ik een kippenei in mijn buik heb?" Op voorlichtingsgebied is speciaal op verstandelijk gehandicapten afgestemd materiaal ontwikkeld (platenboeken, video's). Het trouwen van leefgroepmedewerkers of familieleden, kan aanleiding zijn tot vragen als: "Kan ik ook trouwen en kinderen krijgen?" Over het algemeen is het aan te raden hierover niet op een gemakkelijke manier vaag te doen, maar een realistische toekomstverwachting te geven. Dit moet uiteraard ingebed worden in het geheel van de sociaal-emotionele begeleiding, waarbij het totstandkomen van een positief zelfbeeld een aandachtspunt zal zijn.

Het concreet begeleiden van seksueel contact tussen twee mensen heeft iets paradoxaals. Het intieme karakter van het gebeuren laat zich moeilijk begeleiden. Veel kan bespreekbaar gemaakt worden, maar is het ook wenselijk dat de begeleider in de slaapkamer aanwezig is?

Het gebeurt ook dikwijls dat zorgvragers laten blijken verliefd te zijn op leefgroepmedewerkers. Dat kan soms heel ver gaan. Bij de begeleider spelen ook eigen gevoelens mee. Verwacht moet worden dat deze gevoelens op een professionele manier gehanteerd worden. Dat wil onder meer zeggen dat het nastreven van eigen lustbevrediging altijd taboe is, hoe dit verder ook gerationaliseerd wordt.

Naast een aantal matig tot licht verstandelijk gehandicapten die een partner hebben gevonden en die een seksueel bevredigend leven leiden, is er een aanzienlijke groep die op zoek blijft en die vereenzaamt. Het is wat zuur om gedetailleerd voorlichting te krijgen en veel verantwoorde begeleiding te moeten ondergaan, zonder de gelegenheid te krijgen om het eens met een vriendje of vriendinnetje te mogen uitproberen. Vooral bij mannelijke zorgvragers kan de nood hoog oplopen. In sommige gevallen kan dan gekozen worden voor betaalde seksuele dienstverlening.

Zwangerschapspreventie

Al dan niet getrouwd samenwonen, is zeker voor een aantal verstandelijk gehandicapten haalbaar. Een andere vraag is of er ook kinderen mogen komen. Die vraag geldt overigens net zo goed voor hen die geen vaste partner hebben maar wel seksuele contacten. Het antwoord zal in praktisch alle gevallen 'nee' moeten zijn. Iemand die verstandelijk gehandicapt is, kan de verantwoordelijkheid om een kind op te voeden bijna nooit aan. Is dat wel het geval, dan is het de vraag of die persoon verstandelijk gehandicapt is.

Overigens ligt hier wel een ethisch dilemma: voor velen die niet-verstandelijk gehandicapt zijn, is het (of lijkt het) volkomen onverantwoord dat ze kinderen 'nemen', maar er zal niemand zijn die dat ter discussie stelt. Omdat het nu gaat om verstandelijk gehandicapten, menen anderen wel te mogen bepalen dat zij geen kinderen mogen krijgen. Dat is zo, maar het ontslaat de begeleiders niet om hier hun verantwoordelijkheid te nemen. Mensen die steunen op de begeleiding van anderen – en dat zijn verstandelijk gehandicapten – worden overvraagd als van hen verwacht wordt een kind op te voeden.

Preventiemaatregelen zijn nodig waarbij de prikpil en sterilisatie het meest voor de hand liggen. Sterilisatie is de voorkeursmaatregel, waarbij de zorgvrager wel goed geïnformeerd en begeleid moet worden.

Seksueel misbruik

Er zijn gevallen waarin het te verantwoorden is een zorgvrager te helpen met masturberen. Ook zijn er situaties denkbaar waarin op verantwoorde manier besloten wordt iemand te leren masturberen. Een meisje dat zichzelf telkens verwond door allerlei voorwerpen in haar vagina te stoppen, kan misschien gebaat zijn bij een dergelijke aanpak.
Als de sfeer in een team zo zou zijn dat vanzelfsprekend geacht wordt dat een begeleider een zorgvrager helpt met masturberen, heeft daarmee een niet-acceptabele grensoverschrijding plaatsgevonden. Op dit gebied liggen persoonlijke grenzen die altijd gerespecteerd dienen te worden. Zodra iemand zich gebruikt voelt, is er sprake van seksueel misbruik.
Veel groter risico lopen de verstandelijk gehandicapten zelf. Hun handicap maakt hen uitermate kwetsbaar. Tal van gegevens wijzen erop dat seksueel misbruik van verstandelijk gehandicapten schokkend veel voorkomt. De mogelijkheden om dit te signaleren en aan te pakken, zijn daarbij veel beperkter dan bij niet-verstandelijk gehandicapten. De begeleiders hebben op dit gebied een grote verantwoordelijkheid. Er zijn ten minste drie potentiële groepen daders te noemen:
- *Leefgroepmedewerkers*. Genitaal contact tussen begeleiders en zorgvragers is altijd volstrekt onacceptabel. Zelfs in het geval dat dit zou plaatsvinden met wederzijdse instemming, is er nog sprake van verwerpelijk, onprofessioneel gedrag.
- *Familie*. Zoals incest in de gehele maatschappij een groot probleem vormt, geldt dat te meer voor misbruik van verstandelijk gehandicapte meisjes door hun vader of andere familieleden.
- *Medezorgvragers*. Ongewenste contacten, vergezeld met bedreigingen of geweld kunnen ook van medezorgvragers uitgaan.

Het probleem is dat de misbruikte zorgvragers vaak moeilijk bespreekbaar kunnen maken wat er gebeurd is. Toch zijn non-verbale signalen aanwezig die moeilijk anders te interpreteren zijn. De aanpak van dit soort zaken vergt zowel een grote voorzichtigheid als doortastendheid.

7.2.3 Ziekenhuisopname

Speciale aandacht vraagt het omgaan met ziekenhuisopname. Voor oudere en zeer kwetsbare zorgvragers geldt de vuistregel: alleen als het absoluut noodzakelijk is, wordt iemand opgenomen in het ziekenhuis. Als zo'n geval zich voordoet, dan moet de verblijfsduur in het ziekenhuis tot een acceptabel minimum beperkt blijven. Zo snel mogelijk weer terug naar de woongroep is het parool.
Vooral voor hen die voornamelijk associatief ordenen kan een ziekenhuis zeer verwarrend werken. Verplaats je eens in de zorgvrager:
"Al die vreemde mensen die niet weten hoe ze met je moeten omgaan. Ze zitten aan en in je lichaam. Het wassen en eten gebeurt op de verkeerde momenten, aankleden is blijkbaar niet nodig. Opeens begint je bed te bewegen en word je met bed en al van de kamer gereden. Ze worden boos als je begint te schreeuwen en ze binden je vast als je eruit wilt. Je gaat lange gangen door, bochten om en je ziet alles op z'n kop. Ze gaan weer aan je zitten, je gaat weer gangen door. Lig je daar weer. Als je uit bed gaat om even om de hoek van de deur te kijken, worden ze boos en binden ze je weer vast."
Toch zijn er situaties waarin ziekenhuisopname onvermijdelijk is. Dan geldt wel een aantal aandachtspunten. De verpleging in het ziekenhuis dient bij voorkeur uitgevoerd te worden door verpleegkundigen van de eigen woonafdeling. Ziekenhuisopname is voor deze groep zorgvragers buitengewoon risicovol. Psychisch kan de opname zeer belastend zijn, waardoor het gehele geestelijk en lichamelijk welzijn op het spel kan staan. Bij een ingreep onder volledige narcose bestaat er een aanzienlijke kans op delirium. Ook het oplopen van ziekenhuisinfecties is bepaald niet denkbeeldig. Hetgeen hier gesteld wordt voor oudere en zeer kwetsbare verstandelijk gehandicapten, geldt in zekere mate ook voor andere categorieën verstandelijk gehandicapten. Vanwege hun lichamelijke kwetsbaarheid hebben verstandelijk gehandicapten meer kans om in het ziekenhuis opgenomen te worden. Veel hangt af van het niveau van functioneren en de psychische spankracht.

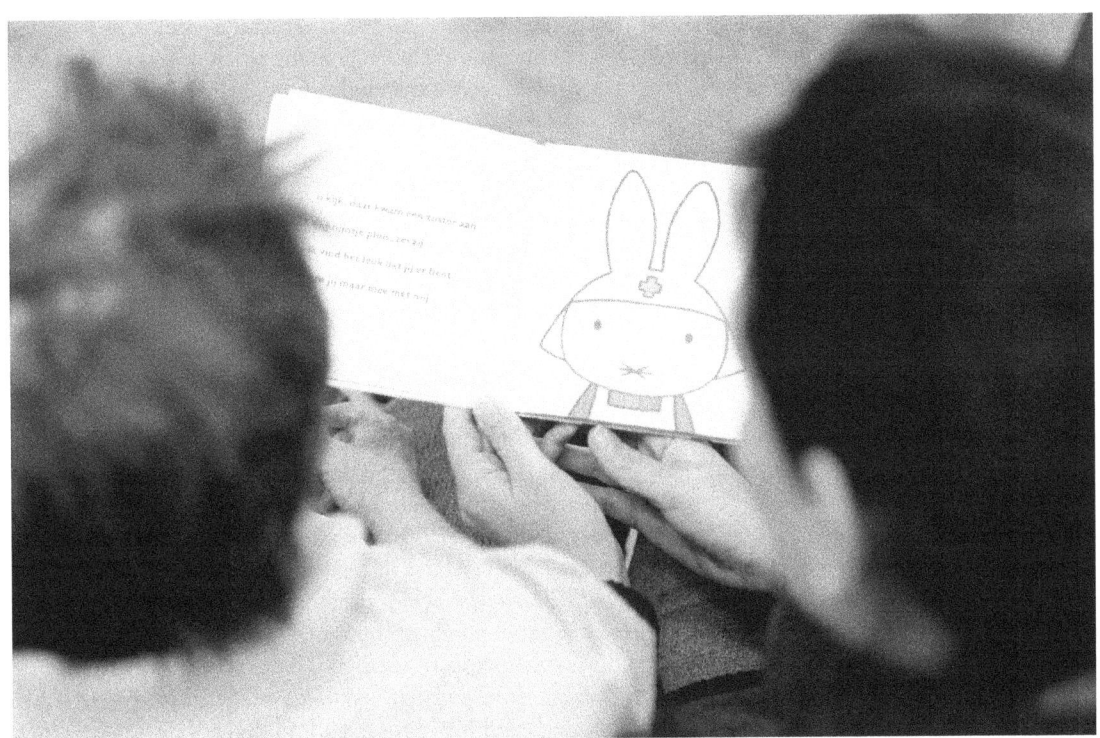

*Afbeelding 7.8
Onderzoek in het ziekenhuis is voor de verstandelijk gehandicapte zeer beangstigend; concrete, beschrijvende communicatie is hierbij vereist*

Indien het haalbaar geacht wordt moet de zorgvrager voorbereid worden. Dit kan door van tevoren het ziekenhuis en vooral de plek waar hij verpleegd zal worden te bezoeken in gezelschap van een vertrouwd persoon. Boekjes kunnen ook helpen. Het materiaal dat is ontwikkeld om kinderen te begeleiden bij ziekenhuisopname kan geschikt zijn. Daarnaast is er ook materiaal dat specifiek is ontwikkeld voor verstandelijk gehandicapten. Het zo concreet mogelijk van te voren bespreken wat er gaat gebeuren is bij hen die minimaal structurerend kunnen ordenen, mogelijk.

Tijdens het uitvoeren van allerlei onderzoek is een concrete, beschrijvende communicatie vereist. De begeleidende verpleegkundige heeft hier een rol, zeker als de uitvoerende arts tekortschietend communicatief gedrag vertoont. Over het algemeen is het aan te raden open en niet verdoezelend met de feiten om te gaan. Dus op de vraag of een injectie zeer doet, gewoon zeggen: "Ja, de prik doet eventjes erg zeer." En niet: "Je voelt er niets van."

Een goed overleg met het ziekenhuispersoneel is nodig, zeker in de minder optimale situatie als de ziekenhuisverpleging niet door de eigen verpleegkundigen uitgevoerd kan worden. Dat betreft vragen over:
- de communicatie met de zorgvrager (hoe ga je met hem om; hoe geef je veiligheid)
- vertrouwde voorwerpen (mag de zorgvrager knuffeldieren meenemen)
- de verzorging (speciale aandachtspunten bij het wassen, drinken en eten geven)
- de voorkeur voor bepaald voedsel of drinken.

Een eigen kamer zal in veel gevallen nodig zijn, soms ook Zweedse banden en andere hulpmiddelen. Een dagprogramma, dat ook weer begeleid kan worden door vertrouwde begeleiders, is te overwegen. Met ziekenhuisregels (zoals bezoektijden) moet in een open overleg creatief omgesprongen worden.

Een punt van aandacht betreft de geneeskundige behandeling. De behandeling zal doorgesproken moeten worden met ouders of wettelijke vertegenwoordigers. Als die er niet zijn, zullen leefgroepmedewerkers extra attent moeten zijn om te bewaken dat de voorgestelde behandelingen ook echt in het belang van de zorgvrager zijn. Dat betreft:
- Het doen van onderzoek. Als het onderzoek pijnlijk en ingrijpend is, moet goed worden overwogen of dat onderzoek wel echt noodzakelijk is.
- Het behandelen. In een aantal gevallen verdient niet behandelen de voorkeur boven wel behandelen. Het vragen om een second opinion kan overwogen worden. Dan zijn er behandelingen waarbij vraagtekens gezet kunnen worden: het volstoppen met kalmerende middelen om onrust te bestrijden, het blijven doorgaan met toedienen van antibiotica, terwijl deze geen effect op de koorts lijken te hebben, enzovoort.

Verpleegkundigen zullen in veel gevallen de discussie moeten aangaan in het belang van zorgvragers die niet voor zichzelf kunnen opkomen. Daarmee zijn ze een onmisbare steun voor ziekenhuisspecialisten, met wie over het algemeen goed samengewerkt kan worden, indien de communicatie open en constructief verloopt.

7.2.4 Stervensbegeleiding

Als het om stervensbegeleiding gaat is het zinvol allereerst verschillende personen te onderscheiden die voor begeleiding in aanmerking komen. Vier categorieën zijn te noemen:
- De zorgvrager zelf. Voor zover dat gezien het niveau van functioneren mogelijk is en aangepast aan dat niveau, moet die begeleiding gestalte krijgen.
- Familie. Van het begin af aan zal de verpleegkundige voorwaarden moeten scheppen voor optimale betrokkenheid van familie.
- Groepsgenoten. Voor groepsgenoten kan het overlijden van iemand met wie zij soms gedurende een lange reeks van jaren samengewoond hebben, zeer ingrijpend zijn. Ook hiervoor geldt dat de begeleiding afgestemd zal moeten worden op het niveau van functioneren.
- Leefgroepmedewerkers. In de verstandelijk-gehandicaptenzorg werken en leren een aanzienlijke groep zeer jonge mensen. Velen zullen nog nooit een overlijden van nabij hebben meegemaakt. Ook bij hen kan het overlijden van een zorgvrager diepe indrukken achterlaten.

De inhoud van de stervensbegeleiding varieert afhankelijk van de fase die doorgemaakt wordt. Er zijn drie momenten te onderscheiden: voor, tijdens en na het sterven van de zorgvrager. Bij de nu volgende bespreking van dit onderwerp komen die drie momenten aan de orde.

Vóór het overlijden

De begeleiding voorafgaand aan het overlijden begint al lang voordat er van overlijden sprake is. In de meeste leefgroepen zijn wel huisdieren (cavia's, konijnen of vogeltjes) aanwezig. Het overlijden van deze dieren kan heel concreet – en dat is zeer belangrijk bij verstandelijk gehandicapten – duidelijk maken wat dood inhoudt. Ook het begraven van deze dieren, met enige ceremonie, laat zien hoe met dood en verlies omgegaan kan worden. Het overlijden van ouders of andere naasten kan heel concrete vragen oproepen (is het onder de grond niet donker en koud).
Soms is het ook weer verbazingwekkend hoe laconiek sommigen het overlijden van een naaste beleven. Ook hier kan weer een klassieke fout van verpleegkundigen optreden, namelijk dat zij te veel hun eigen gevoelens en referentiekader projecteren in zorgvragers. Voor menig leefgroepmedewerker is de dood een onbegrijpelijk en verbijsterend mysterie. Het kan schokkend zijn als een verstandelijk gehandicapte erg laconiek reageert op het overlijden van bijvoorbeeld zijn moeder. Hierbij bestaat overigens ook nog de mogelijkheid dat onder deze reactie andere gevoelens schuilgaan. Soms komt het verdriet pas jaren later naar boven.
Een hiermee verwant probleem ontstaat als de leefgroepmedewerker er een heel andere levensovertuiging op nahoudt dan de zorgvrager. Bijvoorbeeld: de begeleider denkt dat de dood het definitieve einde is, terwijl de zorgvrager denkt dat het na de dood pas echt begint. De begeleider moet hiermee op een tactische en respectvolle manier omgaan. Dit betekent vaak meegaan in de beleving van de zorgvrager, zonder dat daarmee eigen opvattingen verloochend hoeven te worden. Voorstellingen over een mogelijke hemel dienen ook

aangepast te worden aan het bevattingsvermogen van de zorgvrager. Het 'in een engelenkoor Gods lof mogen zingen' is als beeld minder geschikt dan bijvoorbeeld 'chips eten en limonade drinken'.

De dood is een realiteit die niet ontkend hoeft te worden. Ook de zorgvrager zelf mag weten dat hij gaat sterven. Bij ernstig en diep-verstandelijk gehandicapten (zij die lichaamsgebonden of associatief ordenen) zal dit meestal niet haalbaar zijn. Dat geldt ook voor het bespreekbaar maken van het overlijden met leefgroepgenoten.
Sterven kan angst met zich meebrengen, voor de zorgvrager zelf en zijn omgeving, maar die angst hoeft niet altijd weggenomen te worden. De aanwezigheid van mensen die dicht bij de zorgvrager staan kan troosten.
Iets anders is de angst voor pijn. Die pijn moet met alle beschikbare middelen bestreden worden. Het kan verlichtend werken als de begeleider laat blijken dat hij zich op dit gebied volledig voor de zorgvrager zal inzetten.
Angst voor hellevuur en verdoemenis brengt de begeleider in een dilemma. Dit komt voor, zeker bij oudere zorgvragers die vanuit een bepaalde traditie zijn opgevoed. In het team zal besproken moeten worden hoe hiermee omgegaan kan worden. Daarbij kan het op een menswaardige manier mogen sterven wel eens zwaarder wegen dan het onverkort respecteren van alle facetten van een bepaalde levensovertuiging.

Medebepalend voor de manier waarop met dit soort problemen wordt omgegaan is de familie. Het is in alle gevallen van groot belang de familie van meet af aan volledig te betrekken bij alle beslissingen, uiteraard indien de familie betrokken wenst te worden.
Dat geldt eveneens voor uiterst moeilijke beslissingen die voorafgaand aan het overlijden moeten worden genomen. In hoeverre moet gepoogd worden het leven zo lang mogelijk te rekken? Mag iemand die daaraan toe is ook sterven? Omdat het gaat om mensen die over het algemeen wilsonbekwaam zijn, vereisen beslissingen hieromtrent de grootst mogelijke zorgvuldigheid. Hoewel de arts een sleutelrol speelt hierbij, gaat het toch niet om een medische zaak, maar om een ethische zaak. Een arts kan derhalve dit soort besluiten niet op eigen houtje nemen, maar zal heel goed moeten overleggen met betrokkenen.

Tijdens het overlijden

Doodgaan kan overal en altijd gebeuren. Soms komt de dood zo onverwacht dat er niets te plannen of regelen valt. Wat hier opgemerkt wordt, geldt voor die situaties waarin wel iets te organiseren valt.
Het overlijden dient bij voorkeur in een vertrouwde omgeving plaats te vinden. De huiselijkheid en herkenbaarheid zullen verwarring en onzekerheid verminderen. Verpleegkundige zorg kan uitstekend op de leefgroep gegeven worden. Er bestaan dan ook weinig redelijke argumenten die sterven in het ziekenhuis verdedigbaar maken. Wel zijn er vaak weerstanden aanwezig, omdat men bijvoorbeeld tegen de verantwoordelijkheid opziet.
In de sterffase verdient het aanbeveling de zorgvrager te omringen met personen die hem dierbaar zijn. Voor familieleden zullen overnachtingsmogelijkheden binnen het instituut gecreëerd moeten worden. Ook groepsgenoten hebben het recht betrokken te worden (naar draagkracht) bij het overlijden.
Onervaren leefgroepmedewerkers zullen opgevangen en begeleid moeten worden. Hun mogelijke angst en verwardheid mag de situatie niet nog gecompliceerder maken.
Bij katholieke zorgvragers is het van belang het sacrament van de stervende te laten toedienen. De betrokken priester zal zijn taalgebruik moeten afstemmen op de zorgvrager. Het is belangrijk om deze gebeurtenis met alle betrokkenen te delen: familie, begeleiders en zorgvragers. Het samen meemaken van dit afscheidsritueel is heilzaam ook in verband met de rouwverwerking.

Na het overlijden

Het overlijden van een zorgvrager brengt onder andere een aantal praktische problemen met zich mee:
– wie moet gewaarschuwd worden (collega's, instituutsfunctionarissen)
– wie vertelt het de familie
– wie vertelt het de andere zorgvragers
– wie legt de zorgvrager af
– blijft het lichaam op de leefgroep of wordt het overgebracht naar een mortuarium

- is er koelapparatuur beschikbaar
- wie regelt de begrafenis?

Het is verstandig over dit soort zaken van tevoren nagedacht te hebben. De meeste instituten beschikken over draaiboeken die wel regelmatig moeten worden bijgesteld en aangepast aan nieuwe situaties. Daarbij is er zeer veel mogelijk, als de betrokkenen het maar eens kunnen worden over hetgeen wenselijk is.

Als het enigszins haalbaar is, verdient het de voorkeur het dode lichaam op de leefgroep houden. Allerlei activiteiten worden daarmee gemakkelijker: samen met de medezorgvragers voelen hoe het lichaam koud wordt, bloemen gaan plukken en op de kist leggen. Het is overigens, als overgang, beter het lichaam ten minste één dag op bed te laten liggen voor het gekist wordt. Ook hier gaat het weer om een concrete handeling waarbij medezorgvragers ingeschakeld kunnen worden (bijv. het vastdraaien van de handvatten).

In overleg met de familie zal de begrafenis vormgegeven moeten worden. Ook hier is weer een aandachtspunt om de medezorgvragers op een concrete manier te betrekken bij de gebeurtenis.

Na de begrafenis is nazorg een aandachtspunt. Ouders of andere familieleden hebben vaak jarenlang contact gehad met instituutsmedewerkers en zorgvragers. Het is zaak ook na de begrafenis het contact te blijven onderhouden. Familie kan trouwens erg verschillend reageren. Het komt voor dat de familie het overlijden ervaart als het verlossing uit een zwaar lijden en zelfs met verbazing reageert als begeleiders verdriet tonen. Begeleiders kunnen zich daardoor gekwetst voelen.

Het betrekken van medezorgvragers bij het opruimen van de bezittingen van de overledene kan overwogen worden, alsmede het geven van een persoonlijk aandenken aan groepsgenoten. Verder kunnen foto's en andere zichtbare tekenen een aanleiding zijn om regelmatig te praten over wat er is gebeurd. De lievelingsstoel van de overledene mag rustig even leeg blijven, zoals het ook goed is dat de plek van de overledene niet te snel ingenomen wordt door een nieuwe zorgvrager. Het maken van tekeningen en deze bij het graf achterlaten, kan het afscheid vergemakkelijken.

Praat als team ook met elkaar over wat het overlijden van de zorgvrager emotioneel met je gedaan heeft en geef steun aan collega's die het moeilijk hebben.

OPDRACHTEN

A

1. Maak een plan voor het samenstellen van een levensboek voor een ouder wordende zorgvrager. Neem daarvoor iemand van de groep waarin je stage loopt of werkt, die nog geen levensboek heeft.
Bespreek het plan in de lesgroep en in je team. Voer het plan uit en bespreek daarna je ervaringen binnen de lesgroep.

2. Maak een gebarentaalprogramma voor een dove zorgvrager die associatief ordent op basis van de theorie over aanleerprogramma's uit hoofdstuk 5.

3. De groep wordt verdeeld in groepjes van twee. Eén van beiden wordt geblinddoekt.
   - De 'blinde' wordt door het gebouw geleid bij voorkeur via trappen en/of lift.
   - In de lesruimte aangekomen gaat de 'begeleider' met hem of haar spelen met aan de hand van door de begeleider geselecteerd spelmateriaal.

   Wissel na enige tijd van rol.

   Nabespreekpunten:
   - Hoe heb je het niet kunnen zien ervaren
   - Wat vond je goed in de begeleiding inclusief de communicatie en wat vond je minder geslaagd
   - Hoe heb je het spelmateriaal ervaren
   - Vond je dat het spelmateriaal en het gekozen spel geschikt was voor een blinde?

4. Deelkwalificatie 302 behandelt de basiszorg. Dit generieke deel van de opleiding heb je waarschijnlijk al met voldoende resultaat afgesloten.
   - Ga na welke elementen van 303 in het bijzonder van belang zijn bij het verlenen van zorg aan motorisch gehandicapte verstandelijk gehandicapten.
   - Maak een uitwerking van die elementen en benoem daarbij alle aandachtspunten die specifiek zijn voor deze groep zorgvragers.

5. Voer een discussie over seksualiteit van verstandelijk gehandicapten. Waar liggen volgens jou de mogelijkheden en de knelpunten?

6. Stel, je vermoedt dat een zorgvrager van jouw groep seksueel misbruikt wordt. Hoe ga je met dit gegeven op een planmatige manier om? Breng daarbij alles in kaart wat in zo'n situatie zou moeten gebeuren.

7. Wissel ervaringen uit op het gebied van stervensbegeleiding bij verstandelijk gehandicapten. Vertel daarbij zo concreet mogelijk wat je precies hebt meegemaakt op welke momenten. Gebruik de theorie van dit hoofdstuk als houvast.

B

1. Stel je voor dat je de opdracht krijgt een nieuw te bouwen afdeling voor oudere verstandelijk gehandicapten op te zetten. Maak een plan van eisen voor het opzetten van zo'n afdeling.

2. Hoe zou volgens jou een instituutsdraaiboek ten aanzien van het overlijden van een zorgvrager opgesteld moeten worden?
Welke beslissingen zouden op welk niveau van de organisatie genomen kunnen worden?

HOOFDSTUK 8

Organisatie van de zorg voor mensen met een verstandelijke handicap

LEERDOELEN

Na bestudering van hoofdstuk 8 kan de student:
- een schets geven van de voorzieningenstructuur die bestaat voor verstandelijk gehandicapte zorgvragers
- de wettelijke regelingen die van belang zijn voor verstandelijk gehandicapte zorgvragers beschrijven
- aangeven hoe wettelijke regelingen toegepast worden in de zorgverlening aan verstandelijk gehandicapten.

Dit hoofdstuk valt in twee delen uiteen:
- een schets van de voorzieningenstructuur
- wettelijke regelingen die van belang zijn voor de zorg aan verstandelijk gehandicapten.

Het eerste deel begint met een schets van de organisatie per regio, daarna komt de voorzieningenstructuur aan de orde. Daarbij wordt de volgende indeling gehanteerd:
- woonvoorzieningen (primair milieu)
- voorzieningen voor onderwijs en dagbesteding (secundair milieu)
- ondersteunende voorzieningen
- belangenbehartigingsorganisaties.

8.1 Voorzieningenstructuur

8.1.1 Regionale organisatie

Van belang bij de voorzieningenstructuur is de verdeling van Nederland in 42 zorgregio's, waarbinnen wordt samengewerkt door de verschillende organisaties. Hoe de samenwerking precies gestalte krijgt, kan per regio min of meer verschillend zijn. Enigszins verwarrend is de terminologie die per regio kan verschillen.

In elke regio bestaat een Regionale Organisatie Zorgregistratie, vaak aangeduid met ROZ. De samenwerking krijgt vooral gestalte bij het regelen van een opname in een bepaalde voorziening. De aanvraag daarvoor komt in eerste instantie binnen bij de Sociaal-Pedagogische Dienst (zie par. 8.1.4). Samen met de zorgvrager of zijn wettelijke vertegenwoordigers komt de consulent van de SPD tot een eerste verduidelijking van de zorgvraag. Vervolgens ondersteunt hij de zorgvrager bij het realiseren van de gewenste zorg.

Belangrijk is de rol van de MEE (vroeger SPD) bij plaatsing in een voorziening. De volgende procedure wordt gehanteerd. Nadat de intake heeft plaatsgevonden door de consulent van de SPD wordt de aanvraag voorgelegd aan de indicatiecommissie. Deze commissie is samengesteld uit een maatschappelijk werkende, een orthopedagoog of psycholoog en een arts. De commissie probeert in overleg met alle betrokkenen tot een exacte formulering van de hulpvraag te komen. De aldus geformuleerde hulpvraag wordt vervolgens voorgelegd aan eveneens regionaal opererende plaatsingsteams, in sommige regio's aangeduid met RIPAT (Regionale Indicatie- en Plaatsings Advies Team). In dit team zijn vertegenwoordigd: de SPD, de zorgverzekeraars en de voorzieningen. Het team doet voorstellen om een zorgvrager te plaatsen in een bepaalde voorziening. De instituten houden de eindbeslissing, maar kunnen door het plaatsingsteam wel aangesproken worden op hun beleid.

Plaatsing is geen eenvoudige zaak, omdat er lange wachtlijsten zijn voor GVT's, inrichtingen en dagverblijven. De opkomst van het persoonsgebonden budget (zie bij wettelijke regelingen) zal de komende jaren de positie van de zorgvrager bij dit proces sterk verbeteren.

8.1.2 Woonvoorzieningen (primair milieu)

Inrichtingen voor verstandelijk-gehandicaptenzorg

Het van oudsher geldende onderscheid tussen intramurale, semimurale en extramurale voorzieningen is aan erosie onderhevig. Dit proces wordt wel met 'ontschotting' beteld. Toch is in het voorzieningennetwerk nog altijd duidelijk het verschil tussen inrichtingen en anderssoortige voorzieningen zichtbaar.

De inrichtingen zijn wel veranderd. Wonen vindt niet alleen plaats op het klassieke inrichtingsterrein maar ook, ondersteund vanuit de inrichting, in gevarieerde woonvoorzieningen. Dat proces is al begonnen in de jaren zeventig toen de eerste fasehuizen en sociowoningen ontstonden. De fasehuizen waren vooral bedoeld als tussenstap naar gezinsvervangende tehuizen. De sociowoningen hebben zich ontwikkeld in een grote variatie: van woningen gelegen aan de rand van

het instituutsterrein tot gewone huizen verspreid over – vooral nieuwe – woonwijken.
Een andere variant is het instituutsterrein geschikt maken voor bewoning door niet-verstandelijk gehandicapten. Dat laatste wordt wel 'verdunning' genoemd. Deze term is afkomstig uit de woelige jaren zeventig-inrichting Dennendal. In de instituten woont men tegenwoordig in groepen van ongeveer acht bewoners. Voor de meesten is een eigen kamer beschikbaar. Binnen de instituten is nog steeds een staf aanwezig van gedragswetenschappers, artsen en paramedische beroepsfunctionarissen. Ook zijn er materiële voorzieningen, zoals activiteitencentra, zwembaden, en dergelijke. Deze voorzieningen worden steeds vaker ingezet als 'deeltijdverstrekkingen', zoals dagactivering voor niet-instituutsbewoners en naschoolse opvang.
De gebouwen worden ook gebruikt voor logeermogelijkheden, vakantievoorzieningen, crisisopvang en andere taken. De situatie kan overigens per instituut verschillen.
De verantwoordelijkheid voor organisatie en uitvoering van zorg ligt veel sterker bij de leefgroepmedewerkers dan in de vroegere inrichting waar van bovenaf alles geregeld werd. De populatie van de inrichting is ook veranderd. De extra kwetsbare mensen komen in de inrichtingen terecht. Dat zijn:
– de groep diep en ernstig verstandelijk gehandicapten
– zorgvragers met zintuiglijke en/of motorische handicaps die intensieve verpleegkundige zorg nodig hebben
– zorgvragers met bijkomende psychische stoornissen
– zorgvragers met ernstige gedragsproblemen.

Een ander onderscheid kan gemaakt worden tussen algemene inrichtingen met vooral een regionale functie, en inrichtingen met een specifieke functie of bestemd voor een bepaalde categorie. Dat onderscheid is vloeiend, omdat de meeste algemene inrichtingen speciale aandachtsgebieden kennen. Categorieën of speciale aandachtsgebieden kunnen zijn:
– zintuiglijke en/of motorische handicaps
– autistische en daaraan verwante stoornissen
– gedragsproblemen en psychiatrische stoornissen (er bestaan vijf instituten met plaatsen voor sterk gedragsgestoorde licht verstandelijk gehandicapten (SGLVG); daarnaast zijn er VIC-projecten (very intensive care-projecten) waarbij bewoners met gedragsstoornissen zeer professioneel en gericht behandeld worden)
– moeilijk te bestrijden vormen van epilepsie.

Sommige instituten, bijvoorbeeld de antroposofische, opereren vanuit een specifieke levensovertuiging en kunnen daardoor een bovenregionale functie hebben.
De hedendaagse inrichting heeft talrijke open verbindingen met de maatschappij. Er is veel deskundigheid op een breed terrein aanwezig en velen zijn betrokken bij het bepalen en toetsen van de kwaliteit van de hulpverlening. De hedendaagse inrichting heeft de potentie om uitstekende zorg te bieden. Van een totale institutie, zoals Goffman die voor ogen had (zie hoofdstuk 2), is in het geheel geen sprake.

Gezinsvervangende tehuizen (GVT's), dependances en begeleid zelfstandig wonen

De AWBZ-erkenning van het gezinsvervangend tehuis (GVT) in 1976 heeft geleid tot forse groei van deze voorziening. Bestonden er in 1974 tweehonderd GVT's, in 1996 waren het er zeshonderd. Bij de erkenning is het aantal bewonersplaatsen op 24 gesteld.
Vanuit de GVT's ontwikkelden zich woonvormen voor kleine groepen bewoners, de dependances. In deze voorzieningen wonen vier tot zes bewoners samen in een gewoon huis, organisatorisch verbonden aan een GVT maar ruimtelijk daarvan gescheiden.

Binnen de GVT's zelf ontstonden weer groepen van zes tot acht bewoners. Dit is eenzelfde ontwikkeling als die binnen de inrichtingen heeft plaatsgevonden.
Ruimtelijk vlak naast de GVT's gelegen ontstonden zogenaamde nevenlocaties, een soort aanleunwoningen, waardoor de bewoners veel verbindingen hielden met het GVT.
In 1988 vond erkenning plaats van een nieuwe woonvorm die toen al enige jaren in ontwikkeling was: het begeleid zelfstandig wonen (BZW). Voor deze vorm komen hoofdzakelijk licht verstandelijk gehandicapten in aanmerking.

Kortverblijftehuizen, logeer- en weekendhuizen

Tijdelijke verblijfsvoorzieningen zoals kortverblijftehuizen en logeerhuizen vallen over het algemeen onder de instellingen die ook GVT's beheren. Maar en aansluitend op de ont-

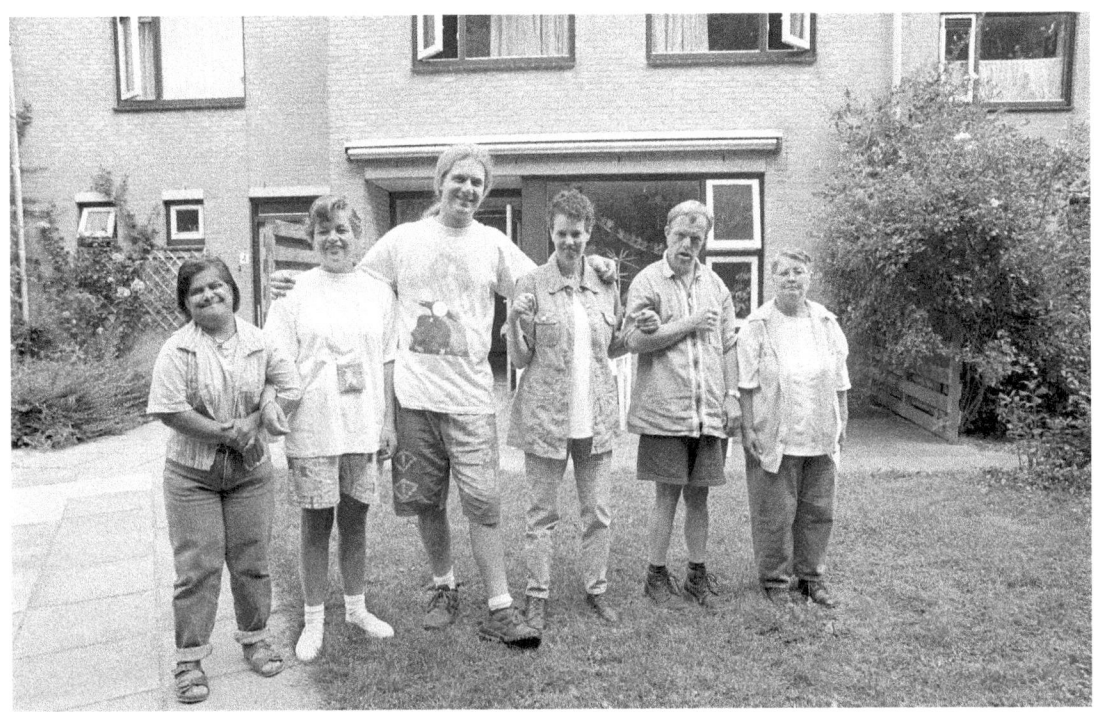

*Afbeelding 8.1
Binnen een gezinsvervangend tehuis wonen kleine groepen verstandelijk gehandicapten in een gewoon huis*

schottingstendens gaan ook inrichtingen er steeds meer toe over dit soort voorzieningen in het leven te roepen. Deze voorzieningen hebben vooral een gezinsondersteunende functie.

Pleeggezinnen
Het plaatsen van verstandelijk gehandicapte baby's in inrichtingen is niet wenselijk. In voorkomende gevallen is opname in een pleeggezin de meest aangewezen weg. Het is niet altijd eenvoudig om een goed pleeggezin te vinden. Ook gaan ouders lang niet altijd akkoord met plaatsing in een pleeggezin.
Ouders die zelf afkomstig zijn uit het veld van de verstandelijk-gehandicaptenzorg kiezen soms bewust voor het opnemen van een verstandelijk gehandicapt kind in hun gezin. De William Schrikker Stichting te Diemen houdt zich in het bijzonder bezig met plaatsing van verstandelijk gehandicapten (van nul tot achttien jaar) in pleeggezinnen.

Leefgemeenschappen
Gemeenschappen waarin verschillende mensen onder wie verstandelijk gehandicapten samenwonen, worden wel gezien als een alternatief voor het wonen in inrichtingen of in GVT's. De in Canada ontstane maar over de hele wereld verbreidde 'Ark-gemeenschappen', zijn daarvan een bekend voorbeeld. Deze gemeenschappen die zijn gesticht door Jean Vanier hebben een religieuze achtergrond. De eerste Ark-gemeenschappen ontstonden vanuit rooms-katholieke kloostergemeenschappen. Het leven delen op basis van gelijkwaardigheid was het uitgangspunt.
Ark-gemeenschappen hebben een voorkeur voor het opnemen van gedragsgestoorde, emotioneel zwaar beschadigde mensen. De manier van omgang is enigszins vergelijkbaar met gentle teaching. De levensbeschouwelijke achtergrond van deze gemeenschappen kan variëren naar gelang de plaats waar ze ontstaan: er zijn eveneens protestants-christelijke en islamitisch georiënteerde gemeenschappen. Ook in Nederland is de Ark-gemeenschap actief.

8.1.3 Voorzieningen voor onderwijs en dagbesteding

Dagcentrum voor kinderen (KDC)
Het dagcentrum voor kinderen met een verstandelijke of meervoudige handicap (KDC) begeleidt kinderen tot zeventien jaar en ondersteunt ouders bij de opvoeding. De activiteiten vinden dus niet steeds plaats op één locatie. Vanuit het KDC kunnen kinderen worden voorbereid op het speciaal onderwijs of instituutsplaatsing. Binnen het KDC wordt veelal in groepjes van ongeveer acht kinderen gewerkt.

Dagverblijven voor volwassenen (DVO)
De afkorting DVO voor dagverblijf voor ouderen is nog steeds in gebruik. In feite gaat het om dagbesteding voor personen vanaf vijftien jaar en is de term 'oudere' hier verwarrend. Het DVO biedt gevarieerde dagbesteding voor verschillende categorieën deelnemers: individueel gerichte snoezelactiviteiten, arbeidsmatige bezigheden of activiteiten speciaal voor ouderen. DVO-bezoekers wonen meestal thuis of in een gezinsvervangend tehuis.

Speciaal onderwijs
Voor kinderen geldt formeel gesproken een leerplicht. Daarvan worden, via een ontheffingsregeling, ernstig en diepverstandelijk gehandicapten uitgezonderd.
Het speciaal onderwijs voor verstandelijk gehandicapten vindt hoofdzakelijk plaats op de ZMLK-scholen (zeer moeilijk lerende kinderen). Daarnaast is er nog de MLK-school (moeilijk lerende kinderen) voor licht verstandelijk gehandicapten en zwakbegaafden. De MLK-school maakt een snelle ontwikkeling door.
Voor deze vorm van onderwijs is samen met de LOM (leer- en opvoedingsmoeilijkheden) en de IOBK (in hun ontwikkeling bedreigde kleuters) het project 'Weer samen naar school' opgezet. In het kader daarvan zijn samenwerkingsprojecten gestart tussen voornoemde schooltypen en het reguliere onderwijs. Onlangs (augustus 1998) is een deel van het budget voor speciaal onderwijs overgeheveld naar het reguliere onderwijs. Gewerkt wordt met leerlinggebonden budgetten waarmee de extra zorg die een leerling in het reguliere onderwijs nodig heeft, bekostigd kan worden. Deze ontwikkeling zal de komende jaren doorzetten. Naar verwachting zal dit proces op den duur ook invloed gaan uitoefenen op het ZMLK-onderwijs.
De ZMLK-school is vooral bestemd voor matig verstandelijk gehandicapten. Overigens zijn er geen duidelijke grenzen wat het niveau betreft: het toelatingsbeleid kan per school verschillen. Over het algemeen is het wel zo dat de scholen die verbonden zijn aan instituten kinderen van lager niveau opnemen dan de scholen die in de maatschappij functioneren.

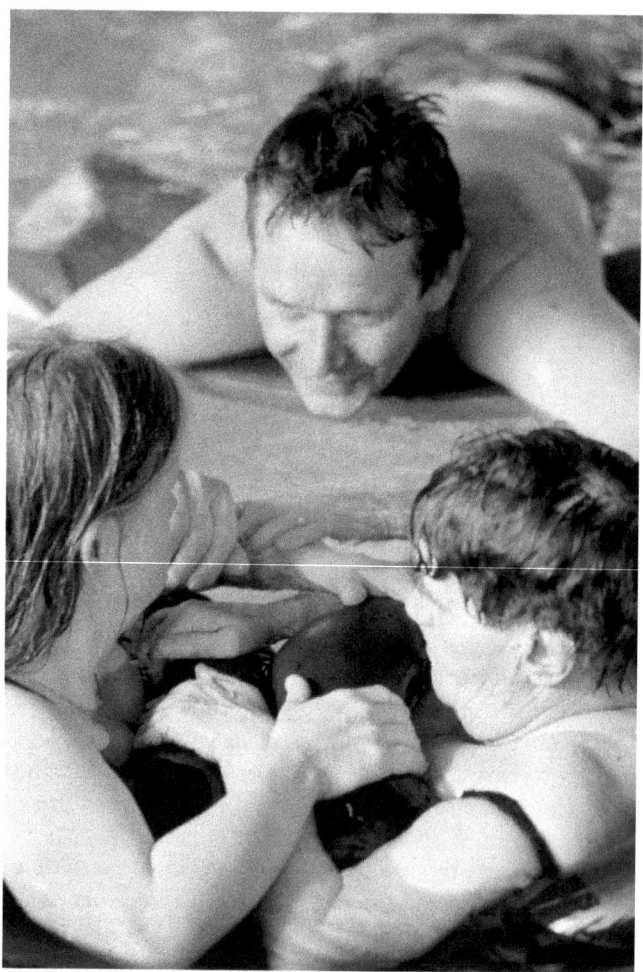

Afbeelding 8.2
In het ZMLK-onderwijs richt men zich op het zelfstandig functioneren, bijvoorbeeld door het leren zwemmen

Men richt zich in het ZMLK-onderwijs meer op het zelfstandig leren functioneren dan op vakken als lezen, rekenen en schrijven. Zwemmen en gymnastiek krijgen veel aandacht en daarnaast alles wat te maken heeft met sociale vaardigheden. Dat houdt in:
- verzorging van het uiterlijk (haar, schoenen, kleding)
- taal- en spraakvorming via allerlei spelletjes
- huishoudelijke werkzaamheden (koken, wassen, schoonmaken, afwassen)
- zich goed kunnen gedragen in gezelschap (zichzelf voorstellen)
- zelfstandig reizen, klokkijken, en dergelijke
- aandacht voor feesten (carnaval, Kerstmis)
- wereldverkenning.

Vaak wordt er gewerkt in projectvorm, eten koken wordt bijvoorbeeld verbonden met inkopen doen en kennis over voedsel verzamelen. Het leren lezen gebeurt in eerste instantie in de vorm van 'signaallezen'. Dit is het herkennen van veelvoorkomende woorden die op allerlei bordjes in de maatschappij aan te treffen zijn (zoals wc, ingang, uitgang, duwen e.d.) Wie echt kan leren lezen, wordt dit ook wel aangeleerd, maar dit is niet voor elke leerling van de ZMLK-school weggelegd. Het vak rekenen krijgt ook een praktische invulling, namelijk op een eenvoudige manier met geld leren omgaan.
Vaak blijven de kinderen langer op deze school dan op een gewone basisschool gebruikelijk is (soms tot achttien à twintig jaar). Bij het verlaten van de school wordt een rapport opgesteld met een advies voor de toekomst. Dat schoolverlaten kan in sommige gevallen lang duren. Dikwijls is het moeilijk een goed vervolg te vinden op de ZMLK-school. Een vervolgschool er niet voor deze groep. Leerlingen kunnen terechtkomen op een sociale werkplaats of ze krijgen een eenvoudige taak op het instituut of in de maatschappij. Helaas wordt het voor verstandelijk gehandicapten steeds moeilijker om betaalde arbeid te vinden binnen onze maatschappij. Heel wat ZMLK-schoolverlaters komen terecht op een DVO. Het ontbreken van als zinvol ervaren arbeid is een factor die negatief kan werken op iemands zelfbeeld en is als zodanig weer een bron van psychische problematiek.

Sociale werkvoorziening

Voor een aantal verstandelijk gehandicapten biedt de sociale werkvoorziening mogelijkheden om betaald werk te verrichten. De werknemer die werkzaamheden verricht in dit kader is in dienst van de gemeente, werkzaam in een sociale werkvoorzieningsbedrijf. Een andere mogelijkheid is detachering bij een gewone werkgever. De werknemer is dan formeel in dienst van de gemeente, maar werkt feitelijk in een gewone werkomgeving. Het gaat altijd om werkzaamheden onder aangepaste omstandigheden.
Vanaf 1 januari 1998 is een nieuwe vorm van SW-arbeid mogelijk: de SW-werknemer kan in dienst treden van een gewone werkgever. De werknemer krijgt dan wel specifieke begeleiding. Dit wordt 'begeleid werken' genoemd. In zo'n geval geeft de gemeente subsidie aan de werkgever.

Een belangrijke rol bij de sociale werkvoorziening wordt gespeeld door de indicatiecommissie. De taken van de indicatiecommissie bestaan uit het op basis van bepaalde criteria vaststellen of aangemelde personen behoren tot de doelgroep, het vaststellen of iemand in aanmerking komt voor begeleid werken of scholing en het indelen van de aspirant-werknemers naar zwaarte van arbeidshandicap.
Er worden drie arbeidshandicapklassen onderscheiden: licht, matig en ernstig. Die arbeidshandicapklassen zijn niet vergelijkbaar met de verschillende niveaus van verstandelijke handicap. Het minimumvereiste om toegelaten te worden tot de sociale werkvoorziening bestaat uit het in staat worden geacht tot het leveren van regelmatige arbeid, zonder verstoring van de arbeidsomgeving. Daarnaast moet het zo zijn dat de persoon door lichamelijke, verstandelijke of psychische beperkingen uitsluitend onder aangepaste omstandigheden tot regelmatige arbeid in staat is.
Als iemand in geschikt wordt geacht voor werk in een sociale werkvoorzieningsbedrijf, wordt hij eerst geplaatst op de test- en trainingsafdeling. Dit is een observatieafdeling waar de aankomende werknemer meestal een aantal weken verblijft. Daar wordt nagegaan welke vorm van werk het meest geschikt is voor de betreffende persoon. Vervolgens wordt hij geplaatst op een van de afdelingen.
De arbeid die verricht wordt op een sociale werkplaats draagt meestal een routinematig karakter, bijvoorbeeld dozen inpakken, emmers beugelen, etiketten opplakken of

fietswielen voorzien van spaken. Het laatste voorbeeld laat zien dat soms ook iets ingewikkelder werkzaamheden verricht worden.

Zorgboerderijen

In de jaren zeventig ontstonden vanuit ideële overwegingen de zogenaamde boerderijprojecten. De afgelopen jaren is het aantal boerderijen danig gegroeid en naar verwachting zullen er over enkele jaren ongeveer vijfhonderd zorgboerderijen zijn. De combinatie van hard werken, strak ritme en samenwerken in een team waarbij niemand gemist kan worden, blijkt een bijzonder heilzame werking te hebben. Veel van de boerderijen werken met een gemengde groep werknemers. Naast de verstandelijk gehandicapten werken er ook psychiatrische zorgvragers, voormalig drugsverslaafden en in sommige gevallen zelfs ex-gedetineerden.
Veel zorgboerderijen werken volgens de biologisch-dynamische principes.
De 'zorgwerkbegeleiders' worden over het algemeen betaald uit de opbrengsten van de boerderij, terwijl de verstandelijk gehandicapten betaald worden door verzekeringsmaatschappijen en via persoonsgebonden budgetten.

Jobcoaching en begeleid werken-projecten

Een nieuwe ontwikkeling is die van de *jobcoaching*. De verstandelijk gehandicapte werknemer krijgt een speciale begeleider toegewezen, de jobcoach. Deze helpt met het zoeken naar een baan, het eventueel opleiden en trainen voor die baan, en hij begeleidt de werknemer zodanig dat hij zijn werk langdurig kan behouden.
Jobcoaching is over het algemeen gericht op het verwerven van een betaalde baan. Bij begeleid werken gaat het om het vinden van een passende werkplek die ook in het vrijwilligerswerk kan liggen. De begeleider (die ook wel jobcoach genoemd wordt) zoekt samen met de verstandelijk gehandicapte werknemer naar geschikte werkzaamheden. Jobcoaching geschiedt meestal in samenwerking tussen arbeidsbureaus, bedrijfsverenigingen, SPD's en dagverblijven.

8.1.4 Ondersteunende voorzieningen

MEE

De MEE is een nieuwe naam voor de Sociaal Pedagogische Diensten (SPD). Deze zijn ontstaan in de jaren twintig met het doel de nazorg voor leerlingen uit het buitengewoon onderwijs. Die nazorg bestond dan vooral uit maatschappelijke zorg: iemand helpen een plaats te vinden in de samenleving. Door hem en zijn gezinsmilieu te ondersteunen streefde men dit na, lang voordat de term 'integratie' populair werd.
Vanuit de MEE vindt de ambulante hulp- en dienstverlening plaats ten behoeve van verstandelijk gehandicapten en hun omgeving. Deze diensten spelen bij de regionale coördinatie van zorg een belangrijke rol.
Een facet van dit werk is de praktisch pedagogische gezinsbegeleiding (PPG). Die begeleiding kan de vorm aannemen van praktische ondersteuning en soms van gerichte hulp bij de opvoeding in de vorm van 'home training'. Voor deze hometraining bestaan verschillende trainingsprogramma's, meestal gebaseerd op een stap-voor-stapstructuur.

Consulententeams

Indien er problemen ontstaan rond de zorg voor een bepaalde zorgvrager kan de instelling een beroep doen op een consulententeam. Dit team ondersteunt tijdelijk het leefgroepteam. Bij vastgelopen situaties wordt het voor alle betrokkenen steeds moeilijker om alternatieven, nieuwe openingen te ontdekken. Buitenstaanders die fris in de situatie duiken, kunnen nieuwe perspectieven mee helpen ontwikkelen. Als werkwijze wordt veelal video-interactieanalyse gehanteerd (zie hoofdstuk 5). Het consulententeam werkt ondersteunend, dat wil ook zeggen dat de opzet en uitvoering van de begeleiding een verantwoordelijkheid is van de instituutsmedewerkers.

Voorlichting en deskundigheidsbevordering

Er bestaat een aantal landelijk opererende organisaties die zich bezighouden met voorlichting.
Het NGBZ (Nederlands Genootschap tot Bestudering van Zwakzinnigheid) verenigt allen die professioneel werken in de zorg voor verstandelijk gehandicapten. Het genootschap wisselt informatie uit, organiseert studiebijeenkomsten en verzorgt publicaties.
Regionaal en provinciaal bestaan er informatiecentra voor gehandicapten. Een aantal daarvan gebruiken de benaming IDC (Informatie en Documentatiecentrum).

Nederlandse Sportbond voor mensen met een verstandelijke handicap (NSG)

Op het gebied van de organisatie van vrijetijdsactiviteiten is de NSG een belangrijke organisatie. De bond beschikt over een districtennetwerk waarin consulenten actief zijn. Daarnaast verzorgt de NSG cursussen voor: recreatiesportleider, begeleider sport, recreatiezwemleider en coördinator sport.

Tijdschriften

Op tijdschriftengebied zijn er ten eerste de periodieken voor verstandelijk gehandicapten. *Okee* is een maandelijks verschijnende krant die in eenvoudige en begrijpelijke taal informatie geeft over onderwerpen als werken, vrije tijd, wonen en relaties. *Blits* is een thematisch opgezet, rijk geïllustreerd tijdschrift met een audiocassette die aanvullende informatie geeft. Het verschijnt zes keer per jaar. *Zet 'm op* is een maandelijks verschijnend gesproken tijdschrift. De cassette van zestig minuten is opgebouwd rond een thema.

Dan zijn er de tijdschriften voor de begeleiders. Het door het Bisschop Bekkers Instituut uitgegeven *Nederlands Tijdschrift voor Zwakzinnigenzorg* (NTZ) heeft een wetenschappelijk karakter. Het publiceert resultaten van onderzoek en bespreekt wetenschappelijke publicaties op het gebied van verstandelijk-gehandicaptenzorg. Het tijdschrift *Klik* is vooral bestemd voor leefgroepmedewerkers en vormt een goede spiegel van alles wat actueel is in de zorg. Vanuit de ouderverenigingen zijn er: *Raakpunt* van het VOGG, en het contactblad *Philadelphia*.

8.1.5 Belangenbehartigingsorganisaties

Er is een organisatie van verstandelijk gehandicapten en er is een uitgebreid netwerk van ouder- of familieorganisaties.

Verstandelijk gehandicapten

Een nieuw fenomeen, overigens geheel in overeenstemming met de maatschappelijke ontwikkelingen, is de oprichting van een vereniging die tot doel heeft verstandelijk gehandicapten zelf hun belangen te laten behartigen. De belangenvereniging van mensen met een verstandelijke handicap heet 'Onderling Sterk'.

Ouders en familie

Ouderverenigingen bieden hun leden zowel individuele als collectieve ondersteuning. Zij verlenen ouders juridisch en financieel advies. Ze geven informatie over allerlei voorzieningen. Op collectief terrein oefenen zij druk uit op de politiek om via aangepaste wetgeving en verruiming van financiële mogelijkheden een optimale zorgverlening te realiseren. De verenigingen bieden op regionaal niveau gelegenheden aan ouders om elkaar te ontmoeten en emotioneel te steunen.

Er zijn twee grote landelijke ouderverenigingen: de VOGG (Vereniging van Ouders en Verwanten van mensen met een verstandelijke handicap) en Philadelphia, een protestants-christelijke vereniging van ouders, familie en vrienden van mensen met een verstandelijke handicap. Daarnaast beschikt het protestants-christelijke volksdeel nog over een aantal kleine specifieke verenigingen waarvan 'Dit Koningskind', uit de gereformeerde kring de bekendste is. De landelijke ouderverenigingen werken samen in de Federatie van Ouderverenigingen (FVO).

Elke inrichting heeft een eigen oudervereniging. De term 'familieraad' wordt hier wel gebruikt. Deze inrichtingsgebonden verenigingen werken samen in het WOI (Werkverband van Ouder- en familieverenigingen in Instellingen).

Daarnaast bestaan er ouderorganisaties die het syndroom of het ziektebeeld waaraan hun kind lijdt als uitgangspunt nemen. Zo is er de Prader Willi/Angelman Vereniging (PWAV) en de Vereniging Cornelia de Lange Syndroom (CdLS).

8.2 Wettelijke regelingen

In het nu volgende komen de belangrijkste wettelijke regelingen aan de orde en hun specifieke betekenis voor de verstandelijk-gehandicaptenzorg.

Tabel 8.1
Capaciteit instellingen verstandelijk gehandicapten (bron: Staat van gezondheidszorg. Een rapportage over kwaliteit en toegankelijkheid. Inspectie voor de Volksgezondheid, Ministerie VWS, Rijswijk, 1997)

instellingen (24-uurszorg)	aantal instellingen	aantal bewoners
intramurale instellingen voor verstandelijk-gehandicaptenzorg		
algemene instellingen voor verstandelijk gehandicapten	130	30.285
instellingen voor jeugdige, licht verstandelijk gehandicapten	22	2.094
instellingen voor meervoudig gehandicapten	9	1.197
observatieklinieken	1	120
semi-murale instellingen		
Gezinsvervangende Tehuizen, dependances en neveninstellingen	559	14.875
Kinder GezinsVervangende Tehuizen	23	484
Kort Verblijf Tehuizen	6	206
Logeerhuizen	22	215
totaal		48.328

instellingen (niet 24-uurszorg, scholen, dagbesteding)		
Dagcentra voor kinderen	108	4.086
Dagcentra voor volwassenen	230	11.301
Scholen voor Zeer Moeilijk Lerende Kinderen en Voortgezet Speciaal Onderwijs (VSO)	129	6.003
Scholen voor Moeilijk Lerende Kinderen en VSO[1]	237	23.649
Sociaal Pedagogische Diensten	36	
– Maatschappelijk werk[2]		5.493
– Praktische Pedagogische Thuisbegeleiding		1.460
– Sociale Werkvoorziening		20.100

1 Gegevens van de commissie leerlinggebonden financiering van het Ministerie van Onderwijs, Cultuur en Wetenschappen (1-1-1994)

2 Hier wordt het schoolmaatschappelijk werk bedoeld en de daadwerkelijke cliëntenuren voor praktisch pedagogisch gezinsbegeleiding (PPG). Niet wordt aangegeven de tijdsbesteding in het kader van de dienstverlening (informatie, advies, deelname aan het zorgregistratiesysteem, en dergelijke).

8.2.1 Wet op de geneeskundige behandelingsovereenkomst (WGBO)

De WGBO regelt dat uitsluitend behandeld mag worden als de betreffende zorgvrager toestemming heeft gegeven op grond van informatie (informed consent). Onder twaalf jaar moet de ouder of voogd toestemming geven. Voor de groep tussen de twaalf en zestien jaar geldt dat zowel de ouder of voogd als de zorgvrager zelf toestemming moeten geven, vanaf zestien jaar wordt de zorgvrager als wilsbekwaam beschouwd, dat wil zeggen dat hij in staat wordt geacht tot een redelijke waardering van zijn belangen.
Als dat toch niet het geval is, beslist tot het achttiende jaar de ouder of voogd. Boven de achttien jaar is iemand zelf verantwoordelijk, tenzij er een beschermingsmaatregel (curatele, mentoraat of beschermingsbewind) van toepassing is.

8.2.2 Wet bijzondere opnamen psychiatrische ziekenhuizen (Wet BOPZ)

De Wet BOPZ (1994) is de vervanging van de Krankzinnigenwet uit 1884. De wet geldt voor intramurale voorzieningen, onder andere voor psychiatrische instellingen, psychogeriatrische verpleeghuizen en instituten voor verstandelijk gehandicapten. Bewoners van gezinsvervangende tehuizen vallen niet onder de wet.
Er wordt een onderscheid gemaakt tussen personen die vrijwillig opgenomen zijn, personen die zich daartegen verzetten en personen bij wie noch bereidheid noch bezwaar lijkt te bestaan. Onder die laatste categorie vallen veel verstandelijk gehandicapte zorgvragers.
Alle personen die voor 17 januari 1994 zijn opgenomen, worden geacht vrijwillig te zijn opgenomen. Dat wil zeggen dat ze het instituut op elk door hen gewenst moment mogen verlaten. Het betekent tevens dat het zorgplan (of behandelplan) pas kan worden uitgevoerd nadat de betrokkene ermee ingestemd heeft. Hier geldt het 'informed consent' van de WGBO.
Drie aspecten van de Wet BOPZ zijn van belang voor de verstandelijk-gehandicaptenzorg: de opname, het omgaan met dwangmaatregelen en het klachtrecht.

Opname
Bij zorgvragers die jonger zijn dan twaalf jaar beslissen de ouders of voogden. Het oordeel van de betrokkene zelf speelt juridisch geen rol. Als de betrokkene ouder is dan twaalf jaar en bezwaar maakt tegen de opname is opname slechts mogelijk door bij de rechtbank een rechterlijke machtiging (RM) aan te vragen of door een verzoek aan de burgemeester tot inbewaringstelling (IBS). Het laatste gebeurt als acute opname nodig is. Zo'n opname is alleen mogelijk als er sprake is van een stoornis van de geestvermogens die een gevaar oplevert (voor de betrokkene zelf of voor anderen), dat niet op een andere manier dan inrichtingsopname voorkomen kan worden.
Bij zorgvragers bij wie noch bereidheid noch bezwaar lijkt te bestaan loopt de procedure via de indicatiecommissie (zie par. 8.1.1). Deze commissie werkt volgens een protocol dat door SOMA is opgesteld. De indicatiecommissie moet de betrokkene eerst schriftelijk op de hoogte stellen van het feit dat hij bezwaar kan maken tegen opneming. Dan volgt een huisbezoek waarover gerapporteerd moet worden. In de rapportage moeten onder meer de volgende punten worden aangegeven:
- de aard van de stoornis van de geestvermogens
- de redenen waarom de betrokkene zich niet kan handhaven buiten een instituut
- de wijze waarop de betrokkene is meegedeeld dat hij bezwaar kan maken tegen opneming
- de reactie van betrokkene op de mededeling dat hij bezwaar kan maken.

Behandeling
Bij hen die vrijwillig (voor 17 januari 1994) zijn opgenomen is het zonder toestemming van de betrokkene niet mogelijk om vrijheidsbeperkende maatregelen door te voeren. Is dit toch nodig dan moet de BOPZ-indicatiecommissie daarover adviseren. Voor degenen die via de indicatiecommissie zijn opgenomen en voor degenen die niet-vrijwillig zijn opgenomen geldt dat onmiddellijk na opname in overleg met de betrokkene een zorgplan opgesteld moet worden. Als de betrokkene niet in staat is om te overleggen, wordt het zorgplan opgesteld in overleg met zijn wettelijke vertegenwoordiger. Als die wettelijke vertegenwoordiger ontbreekt, vindt het overleg plaats met naaste familieleden. Tevens

moet worden vastgelegd wie verantwoordelijk is voor de behandeling (zorgverlening).

Behandeling zonder toestemming is niet mogelijk. Zelfs als de wettelijke vertegenwoordiger wel toestemming geeft, mag niet behandeld worden als de betrokkene zich verzet. Hij kan ook altijd een eerder gegeven instemming met het zorgplan weer intrekken.

Wat betreft vrijheidsbeperkende maatregelen zijn er twee mogelijkheden:
- De vrijheidsbeperkende maatregelen zijn opgenomen in het zorgplan. In dat geval moet in het zorgplan een aantal zaken zijn beschreven: de reden, de aard, de doelstelling, hoe vaak de maatregel wordt toegepast, de termijn en de evaluatie van de maatregel.
De toepassing van de dwangbehandeling moet gemeld worden aan de directeur van de instelling, de inspecteur voor de gezondheidszorg en de (wettelijke) vertegenwoordiger van de hulpvrager.
- De maatregel is niet opgenomen in het zorgplan. Het gaat dan om noodsituaties waarin acuut opgetreden moet worden. In zo'n geval spreken we van 'middelen en maatregelen' (M&M). In noodsituaties mogen uitsluitend de volgende middelen en maatregelen worden toegepast:
  - afzondering: het insluiten in een prikkelarme, speciaal daarvoor bestemde eenpersoonskamer
  - separatie: het insluiten in een als separatieverblijf ingerichte ruimte
  - fixatie: het fysiek beperken van de bewegingsvrijheid via bijvoorbeeld Zweedse banden, speciale handschoenen en vastzetten op een stoel
  - medicatie: het gaat dan om het toedienen van gedragsbeïnvloedende medicatie
  - toediening van vocht en voeding: het parenteraal (langs een andere weg dan het darmkanaal) toedienen van vocht en voeding.

De toepassing van middelen en maatregelen moet gemeld worden aan de regionale inspecteur voor de volksgezondheid en aan de (wettelijke) vertegenwoordiger van de hulpvrager.

Klachtrecht
Klachten via de Wet BOPZ kunnen uitsluitend ingediend worden over de volgende vijf situaties:
- de beslissing dat de zorgvrager niet in staat is zijn wil te bepalen
- de beslissing een behandeling toe te passen waartegen de zorgvrager of diens vertegenwoordiger zich verzet
- de toepassing van middelen en maatregelen
- de beslissing tot beperken van bezoekrecht, bewegingsvrijheid en telefoonverkeer
- het niet uitvoeren van het overeengekomen zorgplan.

8.2.3 Kwaliteitswet zorginstellingen

Alle zorginstellingen zijn verplicht te voldoen aan de eisen die de Kwaliteitswet zorginstellingen stelt. Die eisen zijn in bewoordingen geformuleerd die soms voor verschillende uitleg vatbaar zijn. Zo moet de zorg doeltreffend, doelmatig en cliëntgericht zijn. Er moet voldoende en capabel personeel aanwezig zijn, de instelling is verplicht om kwaliteitssystemen op te zetten en jaarlijks verantwoording af te leggen over de kwaliteit van de verleende zorg. Deze wet regelt uitsluitend globaal de kwaliteit van zorg. Bij meningsverschillen zal de rechter moeten uitmaken wat nu wel of geen kwaliteit van zorg is.

8.2.4 Persoonsgebonden budget (PGB)

Het persoonsgebonden budget valt onder de AWBZ, dat wil zeggen dat deze regeling in theorie voor iedereen beschikbaar zou moeten zijn. Het gaat om een afgebakende subsidieregeling. In de praktijk kan slechts een beperkt aantal mensen van deze regeling profiteren.
Per regio is een zorgverzekeraar verantwoordelijk voor de uitvoering van het PGB. Het toekennen van een bepaald bedrag, alsmede het vaststellen van de hoogte daarvan, geschiedt op bindend advies van een indicatiecommissie. De praktische gang van zaken wordt afgehandeld door een erkende vereniging voor budgethouders. Bij toekenning van een budget is men verplicht lid te worden van een dergelijke vereniging.
Hoewel er zich rond het PGB nog veel praktische problemen voordoen, zijn de ervaringen die zijn opgedaan in de zorg

voor verstandelijk gehandicapten tot nu toe uitermate positief.

8.2.5 Beschermingsregelingen (curatele, mentoraat, beschermingsbewind)

Voor verstandelijk gehandicapten is de wetgeving van belang die betrekking heeft op wilsonbekwaamheid. De juridische ouderlijke verantwoordelijkheid vervalt als de verstandelijk gehandicapte achttien jaar oud is. Veel verstandelijk gehandicapten zijn dan niet in staat om zelf hun belangen te behartigen. In dat geval zijn er drie mogelijkheden: curatele, mentoraat en beschermingsbewind.
Bij *curatele* wordt iemand volledig handelingsonbekwaam. Het is de zwaarste van de drie maatregelen. Dit betekent dat iemand bijvoorbeeld het stemrecht kwijt is en ook geen testament kan maken. *Bewindvoering* heeft uitsluitend betrekking op het beheer van geld en goederen, terwijl *mentoraat* uitsluitend immateriële zaken betreft, vooral de begeleiding van de verstandelijk gehandicapte. Direct betrokken of behandelende hulpverleners en personeel van de inrichting waar de zorgvrager verblijft, kunnen niet tot mentor benoemd worden.
Curatele is meestal definitief, bewindvoering en mentoraat zijn ook tijdelijk mogelijk. Bewindvoering kan over meer personen verdeeld worden; er bestaat ook stichtingsbewindvoering. Bij bewindvoering kan bovendien afgesproken worden wat precies onder de bewindvoering valt.
Een onder curatelestelling moet worden aangevraagd bij de arrondissementsrechtbank. Een advocaat is in alle gevallen nodig. Onder bewindstelling en mentoraat worden beide ingesteld door de kantonrechter. Een verzoek aan de kantonrechter, vergezeld met verklaringen van deskundigen betreffende de aard van de verstandelijke handicap en daaraan toegevoegde verklaringen van familieleden dat zij accoord gaan met het instellen van het mentoraat en/of de bewindvoering, is voor de rechter voldoende om tot een positief besluit te komen. Als één of meer familieleden zich verzetten tegen de beslissing, zal de zaak tijdens een rechtszitting behandeld worden.

8.2.6 Wet klachtrecht cliënten zorgsector (WKCZ)

Om zorginstellingen te dwingen serieus met klachten om te gaan, is elke instelling verplicht een klachtencommissie in het leven te roepen. De klachtbehandeling is anders dan die via de klachtenregeling die in de Wet BOPZ is opgenomen. De belangrijkste verschillen zijn: de werkingssfeer van de WKCZ omvat de gehele zorgsector, terwijl de BOPZ-klachtregeling alleen betrekking heeft op intramurale voorzieningen. De WKCZ schrijft een commissie van drie leden voor met een onafhankelijke voorzitter, de Wet BOPZ schrijft ook een commissie van drie leden voor onder wie een jurist, maar de eis van een onafhankelijke voorzitter wordt niet gesteld.
Het BOPZ-klachtrecht regelt dat de commissie binnen twee weken het bestuur van de instelling moet adviseren; het bestuur beslist uiterlijk op de tweede dag daarna. De WKCZ-commissie adviseert binnen een door de zorgaanbieder te bepalen termijn. De zorgaanbieder moet uiterlijk een maand daarna beslissen.

8.2.7 Wet medezeggenschap cliënten zorginstellingen (WMCZ)

In 1996 is de Wet medezeggenschap cliënten zorginstellingen (WMCZ) in werking getreden. Zorginstellingen zijn verplicht een cliëntenraad in het leven te roepen. Die cliëntenraad heeft als opdracht het behartigen van de belangen van de bewoners van de instelling. Bewoners zouden zoveel mogelijk zelf aan die cliëntenraad moeten deelnemen. In de praktijk komt het erop neer dat familie en wettelijke vertegenwoordigers deelnemen aan deze raad.

8.2.8 Wet sociale werkvoorziening (WSW)

Op 1 januari 1998 trad de Wet sociale werkvoorziening in werking. De bedoeling van de wet is ruimte bieden aan gemeenten om een werkgelegenheidsbeleid te voeren dat op de behoeften van het individu kan worden toegesneden. Dat betekent onder andere dat het gemakkelijker wordt arbeid voor gehandicapten in het reguliere bedrijfsleven te realiseren. De hoofdpunten in de wet zijn: een nauwkeurige omschrijving van de doelgroep, ruimere mogelijkheden voor tewerkstelling en een onafhankelijke en objectieve beoordeling van geschiktheid voor de verschillende vormen van sociale werkvoorziening. Voor dat laatste zijn indicatiecommissies in het leven geroepen.

8.3 Adressen

Federatie van Ouderverenigingen (FVO)
Maliebaan 71-H
Postbus 85276
3508 AG Utrecht
www.fvo.nl

Vereniging van Ouders en Verwanten van mensen met een verstandelijke handicap (VOGG)
Maliebaan 71-H
Postbus 85274
3508 AG Utrecht
www.vogg.nl

Philadelphia, P.C.-vereniging voor mensen met een verstandelijke handicap, hun ouders, familie en vrienden
Maliebaan 71-L
Postbus 85278
3508 AG Utrecht
www.verenigingphiladelphia.nl

Dit Koningskind, Vereniging van Gereformeerde mensen met een handicap, hun ouders en vrienden
Maliebaan 71-M
Postbus 85275
3508 AG Utrecht
www.fvo.nl/html/body_koningskind.htm

Werkverband van Ouder- en Familieverenigingen in instellingen voor mensen met een verstandelijke handicap (WOI)
Maliebaan 71-K
Postbus 85272
3508 AG Utrecht
www.fvo.nl/html/body_woi.htm

MEE, landelijke vereniging van organisaties voor onafhankelijke, laagdrempelige cliëntondersteuning aan mensen met een handicap, functiebeperking of chronische ziekte
Maliebaan 71-F
Postbus 85271
3508 AG Utrecht
www.meenederland.nl

NebasNsg, Nederlandse sportorganisatie voor mensen met een beperking
Regulierenring 2[b]
Postbus 200
3980 CE Bunnik
www.nebas.nl

ngbz, Vereniging voor de deskundigheidsbevordering in de zorg voor mensen met een verstandelijke handicap
Catharijnesingel 47
Postbus 19152
3501 DD Utrecht
www.ngbz.nl

Cedris
F. van Vlissingenkade 1
3521 AA Utrecht
www.cedris.nl

OPDRACHTEN

A

1. Leg verbanden tussen de in hoofdstuk 1 geschetste geschiedenis van de zorg en het huidige netwerk van voorzieningen.

2. Ga na hoe de voorzieningenstructuur de huidige opvattingen over zorg weerspiegelt.

3. Vergelijk de volgende praktijksituaties:
   - Een bewoner wil 's morgens niet uit bed komen en wordt gedwongen om op te staan.
   - Het team besluit om het roken van een bewoner in te dammen. Hij mag niet meer roken dan 5 sigaretten per dag.

   Geldt de regeling van de BOPZ omtrent vrijheidsbeperkende maatregelen in deze gevallen? Vergelijk beide situaties en beargumenteer je antwoord.

4. Een licht verstandelijk gehandicapte met schizofrenie verzet zich tegen medicamenteuze behandeling. Is het mogelijk om tot depotmedicatie over te gaan? Motiveer je antwoord.

5. Er wordt wel eens gesteld dat het, gezien de WGBO, de Kwaliteitswet en de Wet BOPZ niet meer nodig is om via curatorschap of mentoraat de niet-materiële belangen van de zorgvrager te behartigen.
   Geef op grond van argumenten aan in hoeverre je het al dan niet eens kunt zijn met deze stelling.

B

1. Onderzoek de voorzieningenstructuur in een aantal Europese landen: bijvoorbeeld Zweden, Frankrijk, Duitsland, Italië en in een aantal niet-Europese landen: Verenigde Staten en Canada.
   Analyseer de overeenkomsten en verschillen en trek daar conclusies uit.

2. Het is heel goed mogelijk dat de Wet BOPZ en de Kwaliteitswet zorginstellingen op gespannen voet met elkaar komen te staan.
   - Bedenk een voorbeeld waarin dat het geval is.
   - Welke juridische en andere mogelijkheden heeft de zorgverlener in dat geval tot zijn beschikking?

3. De Kwaliteitswet schrijft het opzetten van kwaliteitssystemen voor.
   - Wat is een kwaliteitssysteem en hoe ziet dat er uit?
   - Welke specifieke elementen zouden moeten worden opgenomen in een kwaliteitssysteem voor de intramurale verstandelijk-gehandicaptenzorg?

Literatuur

Deze lijst bevat een beperkt aantal leessuggesties voor verdere verdieping. Het is dus geen totaaloverzicht van alle literatuur waarop dit boek gebaseerd is. De auteur is bereid literatuurverantwoording te geven aan ieder die daarom vraagt. Tevens houdt hij zich aanbevolen voor eventuele opmerkingen over dit boek (g.t.m.burger@saxion.nl).

Bosch, E. (1994). *Visie en attitude. Respectvolle bejegening van mensen met een verstandelijke handicap.* Baarn: Nelissen.

Došen, A. (1990). *Psychische en gedragsstoornissen bij zwakzinnigen. Een ontwikkelingsdynamische benadering.* Meppel: Boom.

Gemert, G.H. van & Minderaa, R.B. (red.) (1997). *Zorg voor mensen met een verstandelijke handicap.* (4e herz. dr.). Assen: Van Gorcum.

Heijkoop, J. (1995). *Vastgelopen. Anders kijken naar mensen met een verstandelijke handicap.* (2e dr.). Baarn: Nelissen.

Hermsen, P. & Meer, J. van der (1998). *Verplegen van mensen met een verstandelijke handicap.* Twello: Van Tricht.

Kars, H. & Zwets, J.H.J.(1995). *Bewegingsproblemen van zwakzinnige mensen.* Houten/Diegem: Bohn Stafleu Van Loghum.

Kars, H. & Zwets, J.H.J.(1997). *Medische zorg voor mensen met een verstandelijke handicap.* Houten/Diegem: Bohn Stafleu Van Loghum.

Kleijntjens, C. e.a. (1994). *Professionele zorg vanuit Z-verpleegkundig perspectief, 1B.* Leiden: Spruyt, Van Mantgem & De Does.

Kraijer, D.W. (1994). *Zwakzinnigheid, autisme en aan autisme verwante stoornissen. Classificatie, diagnostiek, prevalentie, specifieke problematiek, opvoeding en behandeling.* (2e herz. dr.). Lisse: Swets & Zeitlinger.

Kraijer, D.W. & Plas J.J. (1997). *Psychodiagnostiek in de zorg voor verstandelijk gehandicapte mensen. Classificatie, test- en schaalgebruik.* Lisse: Swets & Zeitlinger.

Mans, J. (1998). *Zin der zotheid: vijf eeuwen cultuurgeschiedenis van zotten, onnozelen en zwakzinnigen.* Amsterdam: Bakker.

Pelt, G. van (1990). *De zwakzinnigeninrichting. Leefgemeenschap & organisatie.* (2e herz. dr.). Lochem: De Tijdstroom.

Stap, J. van der, Torenbeek, K. (1995). *Gedrag en ontwikkeling vanuit Z-verpleegkundig perspectief.* Leiden: Spruyt, Van Mantgem & De Does.

Timmers-Huigens, D. (1995). *Mogelijkheden voor verstandelijk gehandicapten. Een weg naar vreugde beleven.* Utrecht: Lemma.

Register

AAMR (American Association on Mental Retardation) 20
aandachtstekortstoornis met hyperactiviteit (ADHD) 39
aanleerprogramma's 115
aanval, tonisch-klonische 33
Abendsberg 4
absence 33
adaptiefase 46
ADHD 39
affectief neutraal 145
afweergebaren 194
AIT (Auditieve Integratie Therapie) 191
alarmsysteem 193
Alzheimer, ziekte van 15, 156
American Association on Mental Retardation (AAMR) 20
analyse, functionele 112
Angelman-syndroom 17
angst 193
angsthiërarchie 114
angstremmers 111, 113, 114, 148
angststoornis 52
ankeren 149
antagonismen 12
antidepressiva 166, 171
–, tricyclische 171
anti-epileptica 166
antipsychotica *zie* neuroleptica
arbeid 96
arbeidshandicapklassen 211
Ark-gemeenschappen 209
associatief ordenen 23, 82, 83
athetose 35
atypische neuroleptica 169
Auditieve Integratie Therapie (AIT) 191
autisme 40, 143, 189
Autisme en Verwante Stoornissenschaal voor Zwakzinnigen (AVZ) 68

automutilatie 17, 51, 94, 130
aversieve stimuli 125
Aveyron, Wilde van 4
AVZ (Autisme en Verwante Stoornissenschaal voor Zwakzinnigen) 68

basiszorg 93, 181, 186
Batten-Spielmeyer-Vogt, ziekte van 20
beeldcommunicatieve speltherapie 136
begeleidingsstrategieën, relationele 131
begrafenis 202
bekrachtiging 109 e.v., 118, 120, 123
benzodiazepinen 167
beschermingsbewind 217
bevestigen 128
bewindvoering 217
bijbel 3
blinden 185
Bliss-symbolen 184
BOPZ-indicatiecommissie 215
botontkalking 35
butyrofenonen 168

carbamazepine 172
chaining 118
chorea 35
choreoathetose 35
cognitieve technieken 150
cognitieve therapie 135
Communicatie Profiel Z (CPZ) 67
community care 9
community support 9
computertomografie (CT) 61
conditionering, respondente (klassieke) 7, 107
–, operante 7, 114
contactstoornis 48
contracturen 35
Cornelia de Lange-syndroom 18

CPZ (Communicatie Profiel Z) 67
Cretinisme 4
cri-du-chat-syndroom 13, 18
CT-scan 61
curatele 217

dagcentrum voor kinderen 210
dagverblijf voor volwassenen 210
Darwin, Charles 5
debiel 6, 11
decubitus 179
defectvisie 7
dementie 39
Dementieschaal voor Verstandelijk Gehandicapten (DVZ) 68
Dennendal-affaire 7
desensitisatie, systematische 113
dexamethasonsuppressietest 44
diagnostiek, integrale 69 e.v.
dialoog 129
diep-verstandelijk gehandicapten 99
diplegie 35
dolhuizen 4
Doman-Delacato-therapie 191
Dosen, A. 46, 67
double-bind-theorie 141
doven 183
Down, Langdon 5
Down, syndroom van 13, 14
DSM IV 20
DVZ (Dementieschaal voor Verstandelijk Gehandicapten) 68
dyskinesie, tardieve 169
dysthymie 52

Edwards, syndroom van 13, 19
EE (expressed emotion) 141
EE-houding 143
elektro-aversietherapie 125

emotiehantering 193
empowerment 9
epilepsie 33, 166
–, partiële 33
ervaringsordening 23
eugenetische visie 8
expressed emotion (EE) 141
extinctie 110, 122

Facilitated Communication (FC) 190
facomatosen 18
fading 118
familie 90
familieanamnese 61
familieparticipatie 91
FC (Facilitated Communication) 190
fenylketonurie (PKU) 6, 17
fragiele-X-syndroom 13, 15
functionele analyse 112

Galton, Francis 5
gastro-oesofageale reflux 36, 37, 188
gebarentaal 184
gebitsverzorging 188
gedragskosten 124
gedragsmodificatie 107, 111, 112, 190
gedragsoefening 120
geelzucht 13
gehoorstoornissen 36
gehoortoestellen 184
geleide fantasie 150
generalisatie 108
genetische afwijkingen 13
gentle teaching 127
gezichtsstoornissen 36
gezinsvervangend tehuis 208
gezondheidspatronen van Gordon 25, 62
gillen 130
Goddart 5
Goffman 55
Goldstein 119
Gordon, gezondheidspatronen van 25, 62
groepsgrootte 88
groepssamenstelling 89
Groot, Hugo de 4
Guggenbühl 4
handelingsonbekwaamheid 217

hartproblemen 37
hechting 48
hechtingsproblematiek 134
hechtingspsychose 49
Heijkoop, Jacques 151, 157
hemiplegie 35
herbelevingstrategie 147
herinterpretatie 194
heupluxatie 36
holdingtherapie 190
hormonale problemen 34
hospitalisatie 55
huishoudelijk werk 95
humor 194
hydrocephalus 34
hyperthyreoïdie 38
hypothyreoïdie 38

ICD 10, 20
identiteitsproblemen 137
idioot 6, 11
imbeciel 6, 11
inbewaringstelling 215
individualisatiefase 47
infectieziekten 12
inhaalstrategie 132
inrichtingsneurose 55
inrichtingssyndroom 55, 56, 57
integrale diagnostiek 69 e.v.
intensieve teambegeleiding 156
International Classification of Diseases (ICD) 20
Itard 4

jobcoaching 212

Kallikak, Familie 5
klachtrecht 216
klassieke conditionering 107
Klik 213
klysma 188
Koetsveld, Van 5
Koningskind, Dit 213
koran 3
kortverblijfhuizen 208
Kwaliteitswet zorginstellingen 216
kyfose 36

Lange, Cornelia de 6
Lange, de zie inhaalstrategie 132
leefgemeenschappen 209
leefgroepmedewerkers 89
leefomgeving 84, 87
leefsfeer 97
leertheoretische speltherapie 136
Lesh-Nyhan-syndrom 17
levensboek 182
levensverhaal 64
lichaamsgebonden ordening 23, 82, 81
lithium 172
logeerhuizen 208
Luther, Maarten 4

Malthus, Thomas Robert 5
MAO-remmers 172
masturberen 197, 198
materiële omgeving 96 e.v.
MEE 6, 207, 212
mentoraat 217
middelen en maatregelen 216
milieu, primaire 88, 93
–, secundaire 90, 96
–, tertiaire 90, 96
MLK-scholen 210
modeling 119
motorische stoornissen 34
muziek 95

nanda 74
NAO 20
Nederlands Genootschap tot Bestudering van Zwakzinnigheid (NGBZ) 213
negeren 122
neurofibramatosis 18
neuroleptica 166, 168
–, atypische 169
neurotransmitters 165
NGBZ (Nederlands Genootschap tot Bestudering van Zwakzinnigheid) 213
NIC 74
non-verbale signalen 81
normalisatiebeginsel 7, 54, 85, 96
normalisatievertaling 99

observatie 152

observatieschalen 65
obstipatie 179, 188
Okee 213
oligofrenie 6, 11
omarmen 195
omgeving, leef- 84, 87
–, materiële 96 e.v.
–, sociale 88
ontspanningsactiviteiten 95
ontwikkelingsdepressie 48
oorzaken verstandelijke handicaps 12
operante conditionering 114
option-methode 190
ordening, associatieve 23, 82
–, lichaamsgebonden 23, 82
–, structurerende 23, 82
–, vormgevende 23, 82
ouderdomsdiabetes 179
oudere verstandelijk gehandicapten 179
ouderparticipatie 91
ouders 90
overcorrectie 125
overvragen 77, 85
overvragingssyndroom 53

pacing 194
paradoxale reactie bij verstandelijk gehandicapten 168
participatie 129
partiële epilepsie 33
Patau, syndroom van 13
PDD (pervasive development disorder) 40
PDD-NOS 41, 42
PECS (Picture Exchange Communication System) 190
persoonlijk ontwikkelingsplan (POP) 75, 77
persoonsgebonden budget (PGB) 9, 216
persoonsgerichte agressie 191
pervasive development disorder (PDD) 40
Pet met de Z 7
PGB (persoonsgebonden budget) 9, 216
Philadelphia 213
pica 51
Picture Exchange Communication System (PECS) 190
pijn 32
PIMRA 68

Pinel 4
PKU (fenylketonurie) 6, 17
plannen van de zorg 74
pleeggezin 209
POP (persoonlijk ontwikkelingsplan) 75, 77
Prader-Willi-syndroom 16
prenatale oorzaken 12
primaire milieu 88, 93
privacy 97
probleemgedrag 130, 155
proces 129
projectie 146
psychofarmaca 165
–, overzicht 173
psychomotorische therapie 135
psychotherapie 134
quadriplegie 35

raakpunt 213
radioactieve straling 12
rationeel emotieve therapie (RET) 150
rechterlijke machtiging 215
Regionale Indicatie en Plaatsings Advies Team (RIPAT) 207
Regionale Organisatie Zorgregistratie (ROZ) 207
relatietherapie 131
relationele begeleidingsstrategieën 131
respondente (klassieke) conditionering 107, 112, 113, 148
RET (rationeel emotieve therapie) 150
Rett-syndroom 19
RIPAT (Regionale Indicatie en Plaatsings Advies Team) 207
Rogers 135
ROZ (Regionale Organisatie Zorgregistratie) 207
rumineren 51
Sanfilippo, syndroom van 20
Schaal voor Motoriek bij Zwakzinnigen (SMZ) 67
schildklierafwijkingen 37
schizofrenie 42, 142
scoliose 36
secundaire milieu 90, 96
seksualiteit 195
SEO (Sociaal-Emotionele Ontwikkelingslijst) 67
separatie 5
Séquin 4
SGZ (Storend Gedragschaal voor Zwakzinnigen) 67
shaping 117
signaleringsplan 9, 75 e.v.
Skinner-box 109
slechthorenden 183
slechtzienden 185
sluisgedrag 140, 164
SMZ (Schaal voor Motoriek bij Zwakzinnigen) 67
snoezelen 95
Sociaal-Emotionele Ontwikkelingslijst (SEO) 67
sociale omgeving 88
Sociale Redzaamheidschaal voor Zwakzinnigen (SRZ) 65
sociale werkvoorziening 211
socialisatiefase 46
sollen 195
sondevoeding 187
son-rise-methode 190
spanningsregulatie 152
speciaal onderwijs 210
spelletjes 95
speltherapie 135, 136
–, beeldcommunicatieve 136
–, cognitieve 135
–, leertheoretische 136
–, psychomotorische 135
–, relatie- 131
spina bifida 34
SRZ (Sociale Redzaamheidschaal voor Zwakzinnigen) 65
SRZ-score 115
stap-voor-stapprogramma 117
Steinert, ziekte van 20
stemmingsstoornis 43
sterilisatie 198
stervensbegeleiding 200
stimulusregulatie 84
stimulusselectie 83
Storend Gedragschaal voor Zwakzinnigen (SGZ) 67
straf 110

strafprocedures 124
structurerende ordening 23, 82
structurering 82
Sturge-Weber, ziekte van 18
syndroom van Cornelia de Lange 18
syndroom van Down 13
syndroom van Edwards 13, 19
syndroom van Patau 13
syndroom van Sanfilippo 20
systematische desensitisatie 113

tandenknarsen 94
tardieve dyskinesie 169
TEACH (Treatment and education of Autistic and related Communication handicapped Children) 190
Temperamentschaal voor Zwakzinnigen (TVZ) 67
tertiaire milieu 90, 96
tijdschriften verstandelijk-gehandicaptenzorg 213
time-out 124
Timmers-Huigens, Dorothea 21, 62, 64, 82
tonisch-klonische aanval 33
totale communicatie 182
totale institutie 55
tranquillizers *zie* benzodiazepinen
transfertraining 120
TVZ (Temperamentschaal voor Zwakzinnigen) 67

vcf-syndroom 18
verbijsteren 194
vergiftigingen 12
Verlichtingsidealen 4
verwerkingsproblemen 137
verwerkingsproces 145
verwijzers 189
videocamera 159
video-interactieanalyse 156 e.v.
vingerspelling 184
visualisatie 149
VOGG (Vereniging van Ouders en Verwanten van mensen met een verstandelijke handicap) 213
Von Recklinghausen, ziekte van 18

vormgevende ordening 23, 82
vrijwilligers 92

weekendhuizen 208
weglopen 131
Wet BOPZ 215
Wet klachtrecht cliënten zorgsector 217
Wet maatschappelijke ondersteuning 10
Wet medezeggenschap cliënten zorginstellingen 217
Wet sociale werkvoorziening 217
William Schrikker Stichting 209
Williams-Beurden-syndroom 18

zelfbeschermend gedrag 153
zelfcontrole 152
zelfcontrolebenadering 151
zelfvertrouwen 152
zelfverwondend gedrag *zie* automutilatie
ziekenhuisopname 198
ziekte van Alzheimer 15
ziekte van Batten-Spielmeyer-Vogt 20
ziekte van Steinert 20
ziekte van Sturge-Weber 18
ziekte van Von Recklinghausen 18
zindelijkheidstrainingsprogramma 116
zingeving 81
ZMLK-scholen 210
zorgboerderij 212
zwakzinnig 11
zwangerschapspreventie 197

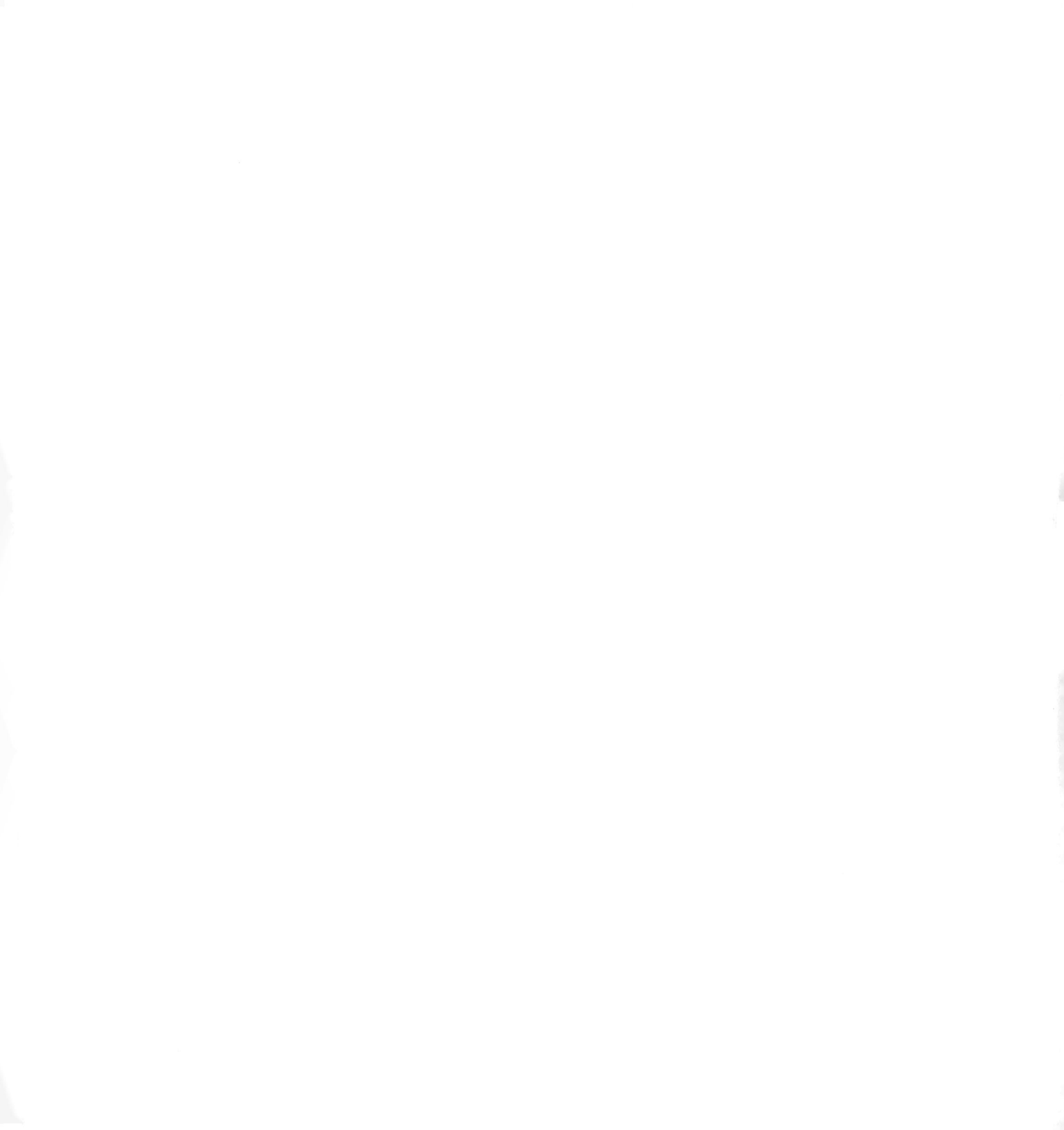

GPSR Compliance

The European Union's (EU) General Product Safety Regulation (GPSR) is a set of rules that requires consumer products to be safe and our obligations to ensure this.

If you have any concerns about our products, you can contact us on

ProductSafety@springernature.com

In case Publisher is established outside the EU, the EU authorized representative is:

Springer Nature Customer Service Center GmbH
Europaplatz 3
69115 Heidelberg, Germany

www.ingramcontent.com/pod-product-compliance
Ingram Content Group UK Ltd.
Pitfield, Milton Keynes, MK11 3LW, UK
UKHW051248180426
11947UKWH00020B/1598